U0233837

强国读本系列

健康中国学习读本

全国爱国卫生运动委员会办公室

国 家 卫 生 健 康 委 员 会

人民出版社

策划编辑：吴继平

责任编辑：吴继平　吴广庆　翟金明
　　　　　刘　畅　王璐瑶　贾　珍

封面设计：汪　莹

图书在版编目（CIP）数据

健康中国学习读本／全国爱国卫生运动委员会办公室，国家卫生健康委员会 组织编写 . -- 北京：人民出版社，2024.7. --（强国读本系列图书）. -- ISBN 978 - 7 - 01 - 026667 - 1

I. R199.2

中国国家版本馆 CIP 数据核字第 2024X6U708 号

健康中国学习读本

JIANKANG ZHONGGUO XUEXI DUBEN

全国爱国卫生运动委员会办公室
　　　　　　　　　　　　　　　　组织编写
国 家 卫 生 健 康 委 员 会

人民出版社 出版发行

（100706　北京市东城区隆福寺街 99 号）

北京汇林印务有限公司印刷　新华书店经销

2024 年 7 月第 1 版　2024 年 7 月北京第 1 次印刷

开本：710 毫米 ×1000 毫米 1/16　印张：21.5

字数：248 千字

ISBN 978 - 7 - 01 - 026667 - 1　定价：68.00 元

邮购地址 100706　北京市东城区隆福寺街 99 号

人民东方图书销售中心　电话（010）65250042　65289539

前　言

　　人民健康是民族昌盛和国家富强的重要标志。党中央、国务院历来高度重视维护和促进人民群众健康。习近平总书记深刻指出："没有全民健康，就没有全面小康"，"健康是幸福生活最重要的指标，健康是1，其他是后面的0，没有1，再多的0也没有意义"。党的十八大以来，以习近平同志为核心的党中央坚持以人民为中心的发展思想，始终把保障人民生命安全和身体健康放在第一位，作出实施健康中国战略的重大决策部署，党中央、国务院召开新世纪以来第一次全国卫生与健康大会，明确新时代党的卫生健康工作方针，印发实施《"健康中国2030"规划纲要》，并从全方位干预健康影响因素、维护全生命周期健康、防控重大疾病出发，组织实施健康中国行动，这标志着卫生健康事业迈向了新征程，全民健康促进进入了新时代。

　　近年来，在党中央、国务院的坚强领导下，各地各部门认真贯彻落实健康中国战略部署，牢固树立大卫生、大健康的观念，着眼于满足人民对美好生活的向往，突出疾病预防和健康促进，稳步推进健康中国建设重点任务，多措并举实施健康中国行动，加快推动从以治病为中心转向以人民健康为中心。经过共同努力，推进健康中国建设取得明显阶段性成效，我国健康促进政策体系基本建立，多部门协同、省市县联动推进的工作局面基本形成，全社会积极支持、参与的氛围日益浓厚。我国人均预期寿命已增长到 78.2 岁（2021 年）。截至 2023 年底，孕产妇死亡率降至 15.1/10 万，婴儿死亡率降到 4.5‰，5 岁以下儿童死亡率降至 6.2‰，居民健康素养水平提高到 29.7%。我国已建成世界上规模最大的卫生健康服务体系和基本医疗保障网，居民主要健康指标居于中高收入国家前列，人民群众健康得到全方位全生命周期保障，为我国如期全面建成小康社会、实现第一个百年奋斗目标，开启全面建设社会主义现代化国家新征程发挥了重要作用。我国抗击新冠疫情取得重大决定性胜利，充分展现了中国共产党领导和我国社会主义制度的显著优势，也充分反映了近年来推进健康中国建设工作所取得的明显成效。

党的二十大明确了新时代新征程的使命任务，擘画了中国式现代化的宏伟蓝图，强调把保障人民健康放在优先发展的战略位置，完善人民健康促进政策，明确了未来一段时期推进健康中国建设的重点任务，并把到 2035 年"建成健康中国"作为全面建设社会主义现代化国家的阶段性目标之一。面对世界百年未有之大变局，面向推进中国式现代化的历史使命，推进健康中国建设面临新形势新任务新要求，特别是经历了新冠疫情，全社会前所未有地关注健康、追求健康、维护健康，给推进健康中国建设带来了重大机遇，也赋予了我们更光荣的使命和责任。为贯彻落实党的二十大决策部署，2023 年 10 月，国务院调整设立了新一届全国爱国卫生运动委员会，明确由全国爱卫会负责统筹推进落实健康中国战略，实施健康中国行动，这是新时代各级爱卫会的重大任务。国家卫生健康委积极承担全国爱卫会职责，并在委内专门成立了健康中国行动领导小组，进一步强化统筹协调、整合力量资源，为深入开展健康中国行动、推进健康中国建设提供强有力的组织保障。

推进健康中国建设，是全面建成社会主义现代化强国的重要基础，是更好地满足人民群众日益增长的健康需求的必然要求。为深入学习贯彻习近平总书记关于健康中国重要论述和党的二十大精神，更好地推进健康中国建设，全国爱卫办、国家卫生健康委专门组织编写了《健康中国学习读本》，供广大党员干部和社会各界学习使用。站在新的历史起点上，我们要在习近平新时代中国特色社会主义思想的指引下，按照党中央、国务院的决策部署，始终坚持以人民健康为中心，贯彻落实新时代党的卫生健康工作方针，牢固树立大卫生、大健康的理念，充分发挥爱国卫生运动的优势，凝心聚力、共建共享，深入开展健康中国行动和爱国卫生运动，全力推进健康中国建设，不断提高全体人民健康水平，努力为实现强国建设、民族复兴伟业筑牢健康根基。

本书编写组

目　录

总　论
以习近平新时代中国特色社会主义
思想为指导推进健康中国建设

健康是促进人的全面发展的必然要求，是经济社会发展的基础条件，是民族昌盛和国家富强的重要标志，也是广大人民群众的共同追求。党的十八大以来，以习近平同志为核心的党中央从党和国家事业全局和中华民族长远发展出发，顺应人民群众健康新期盼，作出推进健康中国建设的决策部署，提出了一系列新理念新思想新要求，深刻回答了健康中国建设的重大意义、目标任务、基本要求和举措路径。以习近平新时代中国特色社会主义思想为指导，深刻理解和把握习近平总书记关于健康中国建设的重要论述，对于统筹解决关系人民健康的重大和长远问题、开辟健康中国建设新局面具有重要意义。

一、加强党对卫生健康工作的全面领导

（一）维护和保障人民健康是党的初心使命的鲜明体现

近代以后，我国逐步成为半殖民地半封建社会，疫病横行，缺医少药，人民体质普遍羸弱，被西方讥讽为"东亚病夫"。2016 年，

习近平总书记在全国卫生与健康大会上指出："我们党从成立起就把保障人民健康同争取民族独立、人民解放的事业紧紧联系在一起。"早在党的第二次全国代表大会上，我们党就把保护劳动者健康和福利写入党的纲领。1931 年，我们党在江西瑞金创办了第一份专业报纸《健康报》，宣传党的卫生工作主张，向群众传播健康防病知识。1932年 3 月，中华苏维埃共和国人民委员会发布第二号训令《强固阶级战争的力量实行防疫的卫生运动》，掀起了"灌输卫生常识于一般劳苦群众"的卫生防疫运动，有效保障了苏区军民健康。新中国成立后，毛泽东同志在为中央起草的《中共中央关于加强卫生防疫和医疗工作指示》中指出："今后必须把卫生、防疫和一般医疗工作看作一项重大的政治任务，极力发展这项工作。"1960 年 3 月，毛泽东同志亲自起草了《中共中央关于卫生工作的指示》，一再提醒各级党委的主要负责同志要重视卫生工作，领导同志要亲自挂帅，明确要求各级党委和各有关部门党组，一年内"要为卫生工作开会四次，每季一次，每次三四小时即够，不要太长。以后年年如此"。

习近平同志始终高度重视卫生健康工作。2003 年 9 月，他在浙江省抗击非典先进表彰大会上就指出，"没有健康就没有小康；没有卫生现代化，就没有整个社会的现代化"，深刻揭示了人民健康与经济社会发展之间的辩证关系。之后，他又在中共浙江省委十一届八次全会上作出了加快推进"卫生强省"建设的战略决策，富有远见地将卫生强省作为浙江省发展战略的重要组成部分。党的十八大以来，习近平总书记从党和国家事业全局出发，旗帜鲜明地把保障人民健康放在优先发展的战略位置，将健康中国建设纳入社会主义现代化国家建设总体布局。新冠疫情防控更是人民至上、生命至上理念的生动实践。坚持为人民健康服务，是中国共产党领导下我国卫生健康事业一以贯之坚持的基本价值取向、历史责任和奋斗目标。

（二）加强党的全面领导是推进健康中国建设的根本保证

中国共产党领导是中国特色社会主义最本质的特征，是中国特色社会主义制度的最大优势。推进健康中国建设是中国特色社会主义事业的重要组成部分，加强党的全面领导，确保党始终成为坚强领导核心，是推进健康中国建设的根本保证。健康中国建设时间跨度长，涵盖健康生活、健康服务、健康保障、健康环境、健康产业等多方面任务，涉及医疗卫生、体育健身、食品药品、环境保护、公共安全等诸多部门和领域，关系到改革发展稳定大局，关系到群众最关心最直接最现实的利益问题，是一项长期、复杂、艰巨、影响深刻而广泛的社会系统工程。同时，健康中国建设也是一场涉及生产方式、生活方式、思维方式和价值观念的革命性变革，涉及复杂的利益主体，需要冲破思想观念束缚、破除利益固化藩篱、清除体制机制障碍，统筹好社会力量、平衡好社会利益、调节好社会关系、规范好社会行为、引导好社会预期，只有始终坚持和加强党的全面领导，确保党总揽全局、协调各方的领导核心作用，才能确保党中央、国务院关于健康中国建设的战略布局不走形、重大部署不变样。

党的二十大是在全党全国各族人民迈上全面建设社会主义现代化国家新征程、向第二个百年奋斗目标进军的关键时刻召开的十分重要的大会，习近平总书记在党的二十大报告中明确把"坚持和加强党的全面领导"作为全面建设社会主义现代化国家必须牢牢把握的重大原则，要求坚决维护党中央权威和集中统一领导，把党的领导落实到党和国家事业各领域各方面各环节，作出"推进健康中国建设"重大部署，为新时代推进健康中国建设指明了前进方向、提供了根本遵循。党的二十大通过的《中国共产党章程(修正案)》，旗帜鲜明地把"医院"作为党的基层组织建设的重要内容，明确要求"企业、农村、机关、学校、医院、科研院所、街道社区、社会组织、人民解放军连队和其他基层单位，凡是有正式党员三人以上的，都应当成立党的基层组织"，对进一步坚持和加强党对卫生健康工作的领导夯实了组织基础。

二、坚持把保障人民健康放在优先发展的战略位置

健康优先是健康中国的核心理念，是以人民为中心的发展思想的内在要求，也是我们党的性质与宗旨在卫生健康领域的具体体现。早在2016年全国卫生与健康大会上，习近平总书记就明确要求"各级党委和政府要增强责任感和紧迫感，把人民健康放在优先发展的战略地位"。《"健康中国2030"规划纲要》将"健康优先"确定为首要原则。我国打赢疫情防控的人民战争、总体战、阻击战，进一步彰显了党中央把人民生命安全和身体健康放在第一位的坚强决心。2020年9月，习近平总书记在教育文化卫生体育领域专家代表座谈会上再次强调"要把人民健康放在优先发展战略地位"，并要求"加快建立完善制度体系"。党的十九届五中全会作出全面推进健康中国建设的决策部署，要求"把保障人民健康放在优先发展的战略位置"。党的二十大再次重申"把保障人民健康放在优先发展的战略位置"，并要求"完善人民健康促进政策"。健康优先发展，是实现"两个一百年"奋斗目标的战略选择，是经济社会发展的必然要求，也是卫生健康发展理

论的新飞跃。

（一）准确把握卫生健康在现代化全局中的基础性地位和重要支撑作用

人民健康既是重大民生问题，也是关系经济社会发展全局的战略性问题。党的十八大以来，习近平总书记先后对卫生健康作出一系列重要论述，指出"人民身体健康是全面建成小康社会的重要内涵，是每一个人成长和实现幸福生活的重要基础"，强调"拥有健康的人民意味着拥有更强大的综合国力和可持续发展能力。如果人民健康水平低下，如果群众患病得不到及时救助，如果疾病控制不力、传染病流行，不仅人民生活水平和质量会受到重大影响，而且社会会付出沉重代价"，强调"经济要发展，健康要上去。人民群众的获得感、幸福感、安全感都离不开健康"，深刻揭示了人民健康与经济社会发展之间的辩证统一关系。2020 年 6 月，习近平总书记再次强调，"人类健康是社会文明进步的基础"，"人民安全是国家安全的基石"，"在实现'两个一百年'奋斗目标的历史进程中，发展卫生健康事业始终处于基础性地位，同国家整体战略紧密衔接，发挥着重要支撑作用"，系统阐明了卫生健康事业在党和国家事业全局中的地位和作用。2021 年 3 月，习近平总书记在福建考察时提出"健康是幸福生活最重要的指标，健康是 1，其他是后面的 0，没有 1，再多的 0 也没有意义"，强调"现代化最重要的指标还是人民健康，这是人民幸福生活的基础。把这件事抓牢，人民至上、生命至上应该是全党全社会必须牢牢树立的一个理念"。习近平总书记用朴素的语言阐释了健康在现代化建设全局中的基础性地位和全局性作用，阐明了健康优先是中国式现代化的鲜明特征，标志着我们党对卫生健康重大价值和作用的认识达到了新高度。

（二）准确把握把保障人民健康放在优先发展的战略位置的基本要求

健康优先是健康中国的核心理念，更加凸显了我们党发展为了人民、发展依靠人民、发展成果由人民共享的执政理念，是实现"两个一百年"奋斗目标的战略选择，是经济社会发展的必然要求，是卫生健康发展理论的新飞跃。坚持健康优先，就是要把提高人民的健康福祉作为发展的重要目的，把保障人民健康作为全面建设社会主义现代化国家的重要内涵和基本目标任务，加快把健康融入所有政策，实现健康和经济社会良性协调发展。2020 年 6 月 1 日起实施的《中华人民共和国基本医疗卫生与健康促进法》以法律形式明确了健康优先的法理基础、责任主体和基本要求，要求"各级人民政府应当把人民健康放在优先发展的战略地位，将健康理念融入各项政策"，"建立健康影响评估制度，将公民主要健康指标改善情况纳入政府目标责任考核"，为建立健康优先发展制度体系提供了法治保障。当前，落实把保障人民健康放在优先发展的战略位置要求，关键是要加快建立完善制度体系，明确核心要义与基本要求，强化各级党委、政府的人民健康主体责任，把"健康优先"切实体现在发展理念、发展规划、公共政策、投入保障、评价考核等各方面，建立有效的激励约束机制，推动政府、社会和个人形成有利于健康的生活方式、生产方式、经济社会发展模式和治理模式，促进经济社会各方面都向着有利于健康发展，在维护和保障人民健康的同时推动经济社会高质量发展。

三、坚持新时代党的卫生健康工作方针

卫生健康工作方针是党和政府对卫生健康事业的总要求，是制定相关政策的基本遵循和根本原则。卫生健康工作方针同一定时期人民健康需求相适应，针对一定时期卫生健康事业发展的突出矛盾和问题。新中国成立以来，我们党先后三次提出了重大的卫生工作方针。新中国成立后，首次提出了"面向工农兵，预防为主，团结中西医，卫生工作与群众运动相结合"的卫生工作方针，成功应对了传染病的挑战，迅速改善了人民健康状况。1996 年召开的全国卫生工作会议提出了"以农村为重点，预防为主，中西医并重，依靠科技与教育，动员全社会参与，为人民健康服务，为社会主义现代化建设服务"的卫生工作方针，有力地推动了这一时期卫生事业的发展。2016 年全国卫生与健康大会上，习近平总书记在深入分析我国卫生健康事业发展大势的基础上，提出了新时代党的卫生健康工作方针：以基层为重点，以改革创新为动力，预防为主，中西医并重，把健康融入所有政策，人民共建共享。这 38 字工作方针既与党在不同历史时期的卫生工作方针一脉相承，又体现了新发展理念的科学内涵，具有鲜明的时代特征和明确的方向性、指导性。

具体而言：以基层为重点，就是要进一步强调基层在卫生健康服务体系中的基础地位和"网底"作用，推动卫生健康工作重心下移、资源下沉，提高基层防病治病和健康管理能力，逐步缩小城乡、地区、人群间基本健康服务和健康水平差距；以改革创新为动力，就是要深化医药卫生体制改革，推进卫生健康理论创新、制度创新、管理创新、技术创新，促进医保、医疗、医药协同发展和治理，用

中国式办法破解世界难题，巩固完善中国特色基本医疗卫生制度；预防为主，就是关口前移，创新医防协同、医防融合机制，从更多依靠被动治疗向更加有效的疾病预防、更加科学的健康促进拓展，加快构建强大的公共卫生体系；中西医并重，就是把中医药与西医药摆在同等重要的位置，实现优势互补、相互促进；把健康融入所有政策，就是要从健康影响因素的广泛性、社会性、整体性出发，树立大卫生大健康理念，将健康作为制定实施各项公共政策的重要考量，将维护人民健康的范畴从传统的疾病防治拓展到影响健康的各个领域，形成社会整体联动的"大处方"；人民共建共享，就是要坚持政府主导与调动社会、个人的积极性相结合，更加强调政府统筹协调责任，更好调动全社会参与的积极性，强化个人健康主体责任，引导形成自主自律、符合自身特点的健康生活方式，构建共建共治共享的社会健康治理共同体，形成热爱健康、追求健康、促进健康的社会氛围。

四、坚持大卫生大健康理念，把以治病为中心转变为以人民健康为中心

系统观念是具有基础性的思想和工作方法，运用系统观念指导实践和推动工作是党的优良传统和成功经验之一。习近平总书记深刻指出，"建设健康中国，既要靠医疗卫生服务的'小处方'，更要靠社会整体联动的'大处方'，树立大卫生、大健康的观念，把以治病为中心转变为以人民健康为中心，关注生命全周期、健康全过程"，强调卫生健康服务是一项系统工程，必须统筹广泛的健康影响因素，面向

全人群，提高全方位、全生命周期和健康全过程服务能力，为人民群众提供全方位、全生命周期的公平可及、系统连续的健康服务。党的二十大报告用"六个必须坚持"深刻论述了习近平新时代中国特色社会主义思想的世界观和方法论，"必须坚持系统观念"是重要内容，为牢固树立大卫生大健康理念，全方位、全生命周期保障人民群众健康提供了基本思想方法和工作方法指引。

卫生健康服务是一项系统工程，其系统性主要体现在：第一，从概念看，健康是一个复杂的多维度的概念，不仅是没有疾病，而且是身体的、精神的健康和社会适应的良好状态，是系统的、全面的健康。第二，从影响因素看，健康影响因素的复杂性、社会性突出，既包括生物遗传因素，也包括社会环境等因素，特别是当前由于工业化、城镇化和人口老龄化，以及疾病谱、生态环境、生活方式不断变化，我国仍然面临多重疾病威胁并存、多种健康影响因素交织的复杂局面。党和政府将统筹应对广泛的健康影响因素作为推进健康中国建设、为全体人民提供基本医疗卫生服务的重要抓手，通过对影响人民健康的主要因素进行针对性干预和控制，为提高全民健康水平打下坚实基础。第三，从主体看，维护和促进健康涉及经济社会发展的方方面面，需要国家、社会和每个居民个人共同参与，因此卫生健康服务要统筹全方位健康影响因素，促进全社会和每个人广泛参与，形成有利于健康的生活方式、生态环境和经济社会发展模式。第四，从对象看，卫生健康服务面向全人群，健康人群、亚健康人群、患病人群、康复人群都是服务对象，因此卫生健康服务要坚持立足全人群，这是推进全民健康的重要基础和关键抓手，是提升保障和改善民生工作水平的重要内容，也是保障和促进健康公平，维护人的生命健康权利的内在要求。第五，从内容看，卫生健康服务要体现全方位，从关注医疗卫生服务，转变到统筹生物心理社会因素。根据我国主要健康问题变化趋势和发达国家健康发展过程，随着经济社会发展和疾病谱变化，生活与行为方式因素和环境因素对健康的影响越来越突出，但缺乏锻炼、不合理膳食等不健康生活方式是可以改变的，主要健康危险因素是可防可控的。因此，卫生健康服务要统筹全方位健康影响因素，从以治病为中心向以人民健康为中心转变，通过健康知识普及、营养膳食、运动健身、改善睡眠、心理健康、营造健康环境等综合施策，促进全社会和每个人广泛参与，全方位干预健康影响因素。第六，从周期看，预防、治疗、康复、健康促进等健康服务全周期和从胎儿到生命终点的全生命周期健康均具有系统连续的内在特性，使全体人民享有所需要的、有质量的、可负担的预防、治疗、康复、健康促进等健康服务，强化对生命不同阶段主要健康问题及主要影响因素的有效干预，实现从胎儿到生命终点的全程健康服务和健康保障，全面维护人民健康。第七，从载体看，卫生健康服务所主要依托的医疗卫生体系，同样具有系统性特点，涵盖医院、基层医疗卫生机构、专业公共卫生机构等各级各类机构，要统筹配置卫生健康人才、技术、信息、设施设备等资源要素，共同推动构建体系完整、分工明确、功能互补、连续协同、运行高效、富有韧性的整合型医疗卫生服务体系。

五、坚持基本医疗卫生事业的公益性

1985 年 9 月，邓小平同志在中国共产党全国代表会议上的讲话中强调，"思想文化教育卫生部门，都要以社会效益为一切活动的唯一准则"。1996年12月，江泽民同志在全国卫生工作会议上讲话指出："国家的富强和民族的进步，包含着人民健康素质的提高。在全国实现人人享有卫生保健，不断增进人民健康，提高全民族健康素质，是经济社会发展和精神文明建设的重要目标，是人民生活达到小康水平的重要标志，也是促进经济发展和社会进步的重要保障"，强调"卫生事业是社会公益性事业，政府对卫生事业实行一定的福利政策，卫生事业的改革和发展要始终坚持以社会效益为最高原则"。2006年10月，胡锦涛同志在主持十六届中央政治局第三十五次集体学习时提出："不断提高人民群众健康水平，是广大人民群众的迫切愿望，是实现人民共享改革发展成果的重要体现"，"是促进社会和谐的重要举措，是党和政府义不容辞的责任"，强调"医疗卫生事业是造福人民的事业"，在总结抗击非典实践基础上，启动新一轮医药卫生体制改革，坚持公共医疗卫生的公益性质，强化政府责任，确立了人人享有基本医疗卫生服务的目标。

习近平总书记强调，"我们党是全心全意为人民服务的党，我们国家是人民当家作主的社会主义国家，这就决定了我们必须坚持基本医疗卫生事业的公益性"，要求始终以社会效益为最高原则，"无论社会发展到什么程度，我们都要毫不动摇把公益性写在医疗卫生事业的旗帜上"。党的二十大报告明确提出"深化以公益性为导向的公立医院改革"，作为新时代推进健康中国建设的重要任务。

维护医疗卫生事业的公益性，把基本医疗卫生制度作为公共产品向全民提供，实现人人享有基本医疗卫生服务，这是我国医疗卫生事业发展从理念到体制的重大变革。要把实现好维护好发展好人民群众健康利益作为医疗卫生事业发展的出发点和落脚点，把为群众提供安全、有效、方便、价廉的公共卫生和基本医疗服务作为基本职责。从社会主义初级阶段基本国情出发，尊重医学科学发展规律，坚持政府主导、公益性主导、公立医院主导，落实政府领导责任、保障责任、管理责任、监督责任；健全现代医院管理制度，健全维护公益性、调动积极性、保障可持续的公立医院运行新机制，全面开展公立医院绩效考核，完善以公益性为导向和以医疗质量、运营效率、持续发展、满意度评价为主的绩效考核指标体系，不断健全制度、改善服务、提高质量，让卫生健康发展成果更多更公平惠及广大人民群众。

六、坚持提高医疗卫生服务质量和水平

习近平总书记指出，"基本医疗卫生服务是指医疗卫生服务中最基础最核心的部分，应该主要由政府负责保障，全体人民公平获得"，"基本和非基本的界限是相对的"，随着经济发展、政府保障能力增强、医疗技术不断提高可以逐步扩大范围、提高标准。同时，也要同我国国情和发展阶段相适应，重点是保障人民群众得到基本医疗卫生服务的机会，而不是简单的平均化。2020 年 9 月，习近平总书记在教育文化卫生体育领域专家代表座谈会上进一步强调："加快提高卫生健康供给质量和服务水平，是适应我国社会主要矛盾变化、满足人民美好生活需要的要求，也是实现经济社会更高质量、更有效率、更加公平、更可持续、更为安全发展的基础。"提升医学科研创新和成果转化应用能力，是提高医疗卫生服务质量和水平的关键，特别是面对新冠疫情挑战，医药科技创新发挥了重要作用。习近平总书记多次

强调"战胜疫病离不开科技支撑",强调要"坚持面向世界科技前沿、面向经济主战场、面向国家重大需求、面向人民生命健康,不断向科学技术广度和深度进军","要集中力量开展关键核心技术攻关,解决一批药品、医疗器械、疫苗等领域'卡脖子'问题"。这些重要论述为坚持提高医疗卫生服务质量和水平提供了方向指引和根本遵循。

当前,我国已转向高质量发展阶段,人民群众多层次多样化医疗服务需求持续快速增长,加快提高医疗卫生服务供给质量和服务水平,是满足人民美好生活需要的必然要求,也是推进健康中国建设的重要任务。不断完善制度、扩展服务、提高质量,加快建立优质高效的医疗卫生服务体系,才能保证医疗服务安全可靠,保障人民健康权益。同时,提升公立医院的医疗质量和水平是构建公立医院高质量发展新体系的重点,需要加快推进国家医学中心、国家和省级区域医疗中心建设,发挥引领带动作用,加强临床专科能力建设,加强基础研究和临床研究,开展关键核心技术攻关,推动科技成果转化;要发展紧密型城市医疗集团和县域医共体,落实分级诊疗制度。进一步完善医疗质量管理体系,强化责任,严格监管,落实法律法规要求及医疗质量管理制度,是持续改进医疗质量和医疗安全,提升医疗服务同质化程度的重要途径。

七、坚持正确处理政府和市场的关系

正确处理政府和市场的关系是中国特色卫生健康事业发展的重要经验。2006 年 10 月,《中共中央关于构建社会主义和谐社会若干重大问题的决定》明确提出,要"坚持公共医疗卫生的公益性质,深化医疗卫生体制改革，强化政府责任，严格监督管理，建设覆盖城乡居民的基本卫生保健制度，为群众提供安全、有效、方便、价廉的公共卫生和基本医疗服务"。2009 年 3 月，《中共中央　国务院关于深化医药卫生体制改革的意见》强调，"实行政事分开、管办分开、医药分开、营利性和非营利性分开，强化政府责任和投入"，明确提出"政府主导与发挥市场机制作用相结合。强化政府在基本医疗卫生制度中的责任，加强政府在制度、规划、筹资、服务、监管等方面的职责"，"注重发挥市场机制作用"，作为新一轮深化医药卫生体制改革的基本原则之一。

党的十八大以来，以习近平同志为核心的党中央从经济社会发展全局出发，围绕正确处理政府和市场的关系作出一系列重要部署，为推进健康中国建设提供了重要指引。2016 年 8 月，习近平总书记在全国卫生与健康大会上的讲话中强调："要坚持正确处理政府和市场关系，在基本医疗卫生服务领域政府要有所为，在非基本医疗卫生服务领域市场要有活力。"2022 年 4 月，习近平总书记在主持十九届中央政治局第三十八次集体学习时强调，必须深化对新的时代条件下我国各类资本及其作用的认识，规范和引导资本健康发展，发挥其作为重要生产要素的积极作用。

坚持正确处理政府和市场的关系，为推进健康中国建设提供了重要保障。要科学界定政府和市场在医疗卫生方面的投入责任，确定政府在提供公共卫生和基本医疗服务中的主导地位，履行好领导、保障、管理、监督等职责，落实符合区域卫生规划的公立医院基本建设和设备购置、重点学科发展、人才培养、符合国家规定的离退休人员费用和政策性亏损补贴等投入。探索实行政府购买服务、直接补助需方等多种形式的政府卫生投入方式，促进医疗卫生服务机制转变和效率提高。要合理划分中央政府和地方政府的医疗卫生投入责任，形成职责明确、分级负担、财力与事权相匹配的政府卫生投入机制。各级行政主管部门要创新管理方式，从直接管理公立医院转为行业管理，强化政策法规、行业规划、标准规范的制定和监督指导职责。鼓励社会力量在医疗资源薄弱区域和康复、护理、精神卫生等短缺领域举办非营利性医疗机构，规范民营医院发展。

八、坚持统筹发展和安全，健全公共卫生体系

传染病不仅是人民健康的重大威胁，在世界百年未有之大变局下也是重要的非传统安全问题。习近平总书记多次强调，要高度重视传染病和重大疫情对人类健康和经济社会发展的巨大破坏作用，从总体国家安全观出发，将防控新发突发传染病作为生物安全的重大问题，提升到国家战略和综合安全层面统筹谋划，整体部署。2018 年 1 月，习近平总书记在学习贯彻党的十九大精神专题研讨班开班式上列举了 8 个方面 16 个具体风险，其中特别讲到"像非典那样的重大传染性疾病，也要时刻保持警惕、严密防范"。新冠疫情发生以来，习近平总书记多次就构建强大公共卫生体系、提高应对突发公共卫生事件能力等作出指示部署，要求"坚持常备不懈，将预防关口前移，避免小病酿成大疫"，从统筹发展和安全出发，加快推进公共卫生体系建设，深入推进疾病预防控制体系改革，主动应对风险挑战，进一步为人民健康织紧织密"防护网"、筑牢筑实"隔离墙"。

当前，我国发展进入战略机遇和风险挑战并存、不确定难预料因

素增多的时期，各种"黑天鹅""灰犀牛"事件随时可能发生。只有更好统筹发展和安全，坚持发展和安全并重，在发展中更多考虑安全因素，下好先手棋、打好主动仗，有效防范化解各类风险挑战，守住新发展格局的安全底线，实现高质量发展和高水平安全的良性互动，保持经济持续健康发展和社会大局稳定，才能始终把我国发展进步的命运牢牢掌握在自己手中。我们必须坚持总体国家安全观，强化底线思维，增强忧患意识，把应对突发公共卫生事件纳入国家总体安全战略统筹布局，加快构建强大的公共卫生体系，创新医防协同、医防融合机制，加强重大疫情防控救治体系和应急能力建设，有效遏制重大传染病传播，及时化解应对危害人民生命安全和身体健康的重大风险。

第一章 推进健康中国建设的
重要意义

党的十八大以来，以习近平同志为核心的党中央把维护人民健康摆在更加突出的位置。2014 年 12 月，习近平总书记在江苏考察工作时就强调，"没有全民健康，就没有全面小康"。2015 年，党的十八届五中全会作出推进健康中国建设的重大决策，这是第一次在党的文件中明确提出健康中国，由此正式开辟了卫生健康发展的新时代。

一、健康中国建设的提出与发展

为贯彻落实党的十八届五中全会部署，推进健康中国建设，2016 年 8 月，党中央、国务院召开新世纪第一次全国卫生与健康大会，习近平总书记发表重要讲话，深刻阐述了推进健康中国建设的大政方针和总体部署。2016 年 10 月，中共中央、国务院印发《"健康中国 2030"规划纲要》，这是新中国第一个关于人民健康发展的中长期战略规划；之后，国务院又相继印发了《"十三五"卫生与健康规划》《"十三五"深化医药卫生体制改革规划》等专项规划，对"十三五"期间推进健康中国建设的各项政策和任务措施进行了细化。2017 年，党的十九大作出实施健康中国战略的重大决策部署，将健康中国上升为国家战略。为贯彻落实党中央的决策部署，积极有效应对突出健康问题，从源头缓解群众看病就医问题，推动从以治病为中心向以人民健康为中心转变，2019 年 7 月，国务院印发了《关于实施健康中国行动的意见》，成立了健康中国行动推进委员会，发布《健康中国行动（2019—2030 年）》，国务院办公厅印发《健康中国行动组织实施和考核方案》，聚焦影响人民健康的重大疾病和突出问题，启动实施健康中国行动，明确了实施健康中国战略的"路线图"和"施工图"。2020 年，党的十九届五中全会作出全面推进健康中国建设的决策部署，提出到 2035 年建成健康中国的远景目标。党的二十大报告进一步强调推进健康中国建设，把建成健康中国作为 2035 年基本实现社会主义现代化目标的重要组成部分。党中央、国务院的一系列决策部署，标志着推进健康中国建设从思想到战略、从纲领到行动的顶层设计基本形成，开启了健康中国建设新征程。

我国始终重视以法治保障人民健康权。1954 年宪法第九十三条就明确规定："中华人民共和国劳动者在年老、疾病或者丧失劳动能力的时候，有获得物质帮助的权利。国家举办社会保险、社会救济和群众卫生事业，并且逐步扩大这些设施，以保证劳动者享受这种权利。"2019 年 12 月 28 日，十三届全国人大常委会第十五次会议表决通过《基本医疗卫生与健康促进法》，于 2020 年 6 月 1 日起实施。该法第一条明确"为了发展医疗卫生与健康事业，保障公民享有基本医疗卫生服务，提高公民健康水平，推进健康中国建设，根据宪法，制定本法"，第四条明确"国家和社会尊重、保护公民的健康权。国家实施健康中国战略，普及健康生活，优化健康服务，完善健康保障，建设健康环境，发展健康产业，提升公民全生命周期健康水平"，为推进健康中国建设提供了法治保障。

总体来看，以《"健康中国 2030"规划纲要》作为宏伟蓝图和行动纲领，以《健康中国行动（2019—2030 年）》为施工图和路线图，以卫生健康五年规划作为阶段性安排，以健康城市和健康村镇建设作为载体抓手，以工作要点作为年度具体指南，推进健康中国建设的顶层设计不断完善，健康中国建设的政策体系持续健全。《中华人民共和国国民经济和社会发展第十四个五年规划和 2035 年远景目标纲要》（以下简称《"十四五"规划纲要》）将全面推进健康中国建设作为提升国民素质、促进人的全面发展的重要内容，独立设置一章，明确了"十四五"时期的总体目标与任务要求。2022 年 5 月，国务院办公厅印发《"十四五"国民健康规划》，对"十四五"时期全面推进健康中国建设的目标任务进行了细化。作为贯彻落实《"十四五"规划纲要》的国家级专项规划，也是落实《"健康中国 2030"规划纲要》、推进"十四五"时期健康中国建设的阶段性文件，为推动全面推进健康中国建设重点任务落实、全方位全周期维护和保障人民健康提供了阶段性行动纲领。

健康中国建设具有以下突出特点。

（一）在理念上，坚持大卫生大健康观，从以治病为中心向以人民健康为中心转变

实践表明，人的行为方式和环境因素对健康的影响越来越突出，以治病为中心难以解决人的健康问题，也不可持续。保障 14 亿多人的健康，不仅是医疗卫生部门的工作，更需要各部门、各领域协同推进和全社会广泛参与、人人负责。因此，健康中国建设坚持以促进健康为中心的大卫生大健康观，提出将这一理念融入公共政策制定实施的全过程，统筹应对广泛的健康影响因素，全方位、全生命周期维护人民群众健康。健康中国行动是国家层面疾病预防和健康促进的纲领性文件，为实现从以治病为中心转向以人民健康为中心提供了有效抓手。健康中国行动聚焦于人的健康，特别是当前影响人民健康最突出的重大疾病及其影响因素，聚焦重点人群最突出健康问题，聚焦每个人关心、关注的生活行为方式、生产生活环境和医疗卫生服务问题，针对每个人在不同生命周期所面临的突出健康问题，作出系统、细致的安排，以重点突破带动健康中国建设整体推进。

（二）在策略上，强化预防为主和早期干预，从注重"治已病"向注重"治未病"转变

预防为主是新时代卫生健康工作方针的要求，也是防控疾病最经济有效的手段。健康中国建设将预防作为基本方针，从健康影响因素的广泛性、社会性、整体性出发，着力完善重大疾病防治策略和制度安排，从更多依靠临床医疗向更加有效的疾病预防、更加科学的健康促进转变，加强生活行为方式和环境危险因素控制，强化疾病早期筛查和早诊早治，强化主要健康问题及影响因素的早期干预，从源头预防和控制疾病，努力使群众不得病、少得病、晚得病，以较低成本取得较高健康绩效。健康中国行动首次明确了国家层面疾病预防和健康促进的路线图，着力建立完善体现并保障预防为主的体制机制，紧紧围绕生命不同阶段生理心理特点、易患疾病、危险因素等，聚焦不同群体特别是妇女儿童、老年人、残疾人、贫困人口等健康需求，采取针对性更强、作用更直接、效果更明显的举措，为强化全社会健康管

理、真正把预防为主的方针落实到政府、社会、个人行动的方方面面
提供了战略工具和操作指南。

（三）在方式上，强化健康教育与促进，从有病治病向注重"自主健康"、人人行动转变

健康中国建设把提升全民健康素养水平作为增进全民健康的前
提，把建立完善健康促进与教育制度体系作为增进全民健康的基础。
普及健康知识，提高全民健康素养水平，是提高全民健康水平最根本
最经济最有效的措施之一。健康素养包括基本健康知识和理念、健康
生活方式与行为、基本技能三个维度，是衡量居民健康素质的重要指
标，也是对经济社会发展水平的综合反映。当前，我国居民健康素养
水平仍比较低，城乡居民关于预防疾病、早期发现、紧急救援、及时
就医、合理用药、应急避险等方面的知识和技能较为缺乏，不健康生
活行为方式比较普遍。为此，《"健康中国2030"规划纲要》将普及
健康知识作为战略任务之首，健康中国行动也将"健康知识普及行动"
作为15个行动之首，以制度建设作为治本之策，将健康促进与教育
贯穿于全方位全周期健康服务，要求建立并完善健康科普"两库、一
机制"（健康科普专家库和资源库、健康科普知识发布和传播机制），
建立医疗机构和医务人员开展健康教育和健康促进的绩效考核机制，
将健康教育纳入国民教育体系，根据不同人群的特点有针对性地做好
健康促进和教育，将科学性与普及性有机结合，努力把专业术语转化
成通俗易懂的语言，努力让健康知识、行为和技能成为全民普遍具备
的素质和能力，形成自主自律的健康生活方式，提高自我健康管理能
力，推动把每个人是自己健康第一责任人的理念落到实处，推动每个

人健康生活少生病。

（四）在主体上，强化共建共治共享，从依靠卫生健康系统向社会整体联动转变

推进健康中国建设既要靠医疗卫生的"小处方"，更要靠社会整体联动的"大处方"。为贯彻落实"发展为了人民、发展依靠人民、发展成果由人民共享"的要求，健康中国建设坚持以人民健康为中心，从供给侧和需求侧两端发力，统筹社会、行业和个人三个层面，坚持政府主导与调动社会、个人的积极性相结合，不断完善制度安排，把健康融入所有政策，形成有利于健康的生活方式、生态环境和社会环境，推动人人参与、人人尽力、人人享有，形成维护和促进健康的强大合力，在共建共享中实现全民健康。健康中国行动每一个行动都逐一细化了政府、社会、个人的责任与义务，涉及个人、家庭、社区、学校、企业（单位）、医疗卫生机构、政府等多个主体，每一项任务举措务求具体明确、责任清晰，强化部门协作，调动全社会的积极性和创造性，实现政府牵头负责、社会积极参与、个人体现健康责任，形成全社会关心、关注、支持、参与健康中国行动的社会氛围。特别是建立有效的实施推进机制，既充分发挥卫生健康部门牵头作用，又注意防止变成一家的"独角戏"。

二、更好维护人民健康的内在要求

党的十八大以来，卫生健康事业获得了长足发展，人民健康状况和基本医疗卫生服务的公平性、可及性持续改善，为维护人民生命安

全和身体健康、保障经济社会发展作出了重要贡献。总体来看，我国仍然面临多重疾病威胁并存、多种健康影响因素交织的复杂局面，如果这些问题不能得到有效解决，必然会严重影响人民健康，制约经济发展，影响社会和谐稳定。推进健康中国建设是主动应对健康新挑战的必然要求，是从国家战略层面统筹解决健康重大和长远问题的现实举措。

（一）多重疾病负担挑战并存

当前，我国依然面临多重疾病负担挑战。一方面，传统传染病防控形势仍然严峻，慢性乙肝病毒感染者占全球30%，结核病疾病负担位居全球第二。另一方面，由于工业化、城镇化、人口老龄化，以及疾病谱、生态环境、生活方式不断变化，国民健康面临新的挑战。经济社会转型中居民生活环境与生活方式快速变化，不合理膳食、烟草使用、有害使用酒精、缺乏身体活动等不健康生活方式居高不下。慢性病发病率上升且呈年轻化趋势，患有常见精神障碍和心理行为问题人数逐年增多，传统与新型职业病危害交织，食品安全、环境卫生等问题依然突出。当前，慢性病导致的疾病负担超过70%，导致的死亡占总死亡的88.5%，30—70岁人群重大慢性病过早死亡率达15.3%，劳动力损失巨大，居民"长寿不健康"问题突出。一些重点人群都有各自亟待解决的健康问题，如出生缺陷和儿童早期发展问题、中小学生的近视和肥胖问题、老年人的慢性病问题等需要采取针对性的干预措施。

世界卫生组织研究显示，在影响健康的因素中，生物学因素（占15%）和卫生服务因素（占8%）只占很小的比例，而人的行为与生活方式（占60%）、环境因素（占17%）所占比重更高。不健康生活方式是可以改变的，主要健康危险因素是可防可控的。随着经济社会快速发展和疾病谱的变化，健康问题也越来越成为一个跨部门的公共政策问题。有效应对复杂健康影响因素的挑战，不能只依靠医疗卫生系统的"单打独斗"，必须树立大卫生大健康的理念，把健康融入所有政策。同时，必须改变重治疗、轻预防、高成本的传统医疗模式，要进一步强化预防为主方针，建立预防为主和防治结合的激励机制与制度保障，改变各自为战的碎片化服务体系，建立以人民健康为中心的整合型服务体系。持续聚焦影响国民健康的重大疾病和主要影响因素，突出重点人群，关口前移、靶向施策，采取有效干预措施，加快从以治病为中心转变为以人民健康为中心，努力使群众不生病、少生病，延长健康寿命。

（二）人口老龄化进程加快

习近平总书记强调："人口老龄化是世界性问题，对人类社会产生的影响是深刻持久的。"根据第七次全国人口普查数据，我国60岁及以上人口达到2.64亿人、占比达到18.7%，其中65岁及以上人口1.90亿人、占比达到13.5%。我国老年人口规模大，老龄化速度快，老年人需求结构正在从生存型向发展型转变。老年人生活质量的重要影响因素是健康，积极老龄化的必要基础和核心要义是健康老龄化。当前，老年人医疗保健、康复、护理等需求将迅速增长，失能、半失能和高龄、空巢老人问题亟待解决。同时，随着生育政策的优化，优生优育、婴幼儿照护服务供给亟待增加。促进健康老龄化、实现国民健康长寿也是健康中国建设的根本目的，要求加快补齐"一老一小"

健康服务供给短板，强化全生命周期健康管理，重塑与老龄化社会相适应的医疗卫生资源配置和服务模式。

（三）公共卫生安全形势复杂严峻

随着全球气候变化和生态脆弱性上升，随着人类活动范围扩大和跨境流动频繁，全球持续面临传染病暴发流行风险，对人类健康和经济社会可持续发展乃至国家安全构成巨大威胁。我国一些已经控制或消除的传染病面临再流行风险，鼠疫等传统烈性传染病威胁仍然存在，突发公共卫生事件和自然灾害、事故灾难等时有发生，核辐射和生物安全威胁不容忽视。突发公共卫生事件处于易发多发期，突发事件的关联性、衍生性、复合性和非常规性不断增强，要求强化系统观念和底线思维，把公共卫生作为国家安全重要领域，加快构建强大公共卫生体系，建立医防协同有效机制，筑牢国家公共卫生安全屏障。

三、促进健康与经济社会良性协调发展的客观要求

（一）全民健康是实现共同富裕的基本前提和重要保障

健康是实现人的自由全面发展的必要条件，也是创造财富的前提，是一切美好的根基和价值的源泉。高质量发展需要高素质劳动者，健康及其维护状况直接影响人力资本水平，影响生产效率和全要素生产率。保有一支规模庞大且健康状况良好的劳动者大军，是创造社会财富、实现共同富裕的先决条件，是扩大中等收入群体的动力基础。同时，全民健康也是共同富裕的底线保障。非典、新冠疫情等重大传染病波及范围广、社会危害巨大，如果防控不力，将严重影响人

民生活和经济社会发展；心脑血管疾病、糖尿病、癌症等重大慢性病如果干预不力，也将极大消耗社会财富，造成沉重的经济社会负担。正如习近平总书记所强调，在实现"两个一百年"奋斗目标的历史进程中，发展卫生健康事业始终处于基础性地位，发挥着重要的支撑与保障作用。在当前人口形势下，提高人民健康水平特别是提高健康预期寿命、降低 30—70 岁人群重大慢性病过早死亡率，已经成为提高全要素生产率的重要手段，也是实现高质量发展和促进全体人民共同富裕的重要任务。

（二）全民健康是积蓄经济长久发展势能、推动经济稳定持续增长的重要支撑

当前群众健康需求不断增长，健康消费已经成为居民消费的重要领域，成为新的增长点。2013—2020 年，全国居民人均消费支出中，医疗保健消费支出增幅达到 102％，居各类之首。群众健康水平和服务与保障程度的提高，也有助于降低居民对未来预期的不确定性，从而减少居民预防性储蓄，提升边际消费倾向，扩大其他消费需求，有效拉动社会总需求的扩容。同时，健康领域具有知识密集、技术密集、劳动密集的特点，健康产业贯穿一、二、三产业，产业链条长、关联行业多、跨界融合度高、带动效应强，不仅可以创造大量不同层次就业岗位，还有助于催生和培育新技术、新产品、新业态、新模式，成为拉动增长的新引擎。近年来，健康与养老、互联网、体育、旅游、食品等产业加速融合，有效推动了传统业态改造升级和新业态壮大。此外，适度提高健康行业在国民经济中占比，也有助于应对宏观经济周期性回落。如 20 世纪 30 年代经济大萧条期间健康行业是极

少数仍能保持增长的行业之一，2008 年以来健康领域同样是欧美国家实施反危机措施、保持或创造新就业岗位的重点行业。深化健康领域供给侧结构性改革，将技术、产品、服务与群众健康需求更好地对接，在满足群众多层次、多样化健康新期盼的同时，也有助于打造新的经济增长点。

四、全面建设社会主义现代化国家的战略任务

（一）健康是人自由全面发展的基础

世界卫生组织早在 1948 年就指出，健康不仅是没有疾病，而且是身体的、精神的健康和社会适应的良好状态。马克思认为，人的自由全面发展不仅依赖于生产力的高度发达、物质产品的极大丰富，也需要每个人体力和智力的全面发展、生理健康和心理健康的充分发展。习近平总书记指出，人民身体健康是每个人成长和实现幸福生活的重要基础，是促进人的全面发展的必然要求。因此，健康是人自由全面发展的核心目标，促进人的自由全面发展，必须优先促进人的健康。

（二）推进健康中国建设是满足人民美好生活需要的必然要求

随着经济增长和居民收入水平提高，人民群众健康需求快速释放，多层次多样化健康需求持续快速增长。一方面，以看病就医为主要表现形式的基本健康需求规模仍维持在较高水平，群众对医疗服务质量和水平的要求日益提高，不但要求看得上病、看得好病，更要求看病更舒心、服务更优质、就诊更便捷，逐步从"病有所医"向"病

有良医"升级。另一方面，随着健康素养水平提升，健康需求的内涵也在不断扩展，不但要求看得上病、看得好病，更希望不得病、少得病、晚得病，疾病预防和健康管理等需求持续增长，逐步从看病就医的单纯治病需求向增进健康的多元化需求升级。与需求相比，健康服务供给侧的问题依然突出，优质医疗卫生资源相对不足、结构不合理、地区之间配置不均衡，卫生人力资源数量与质量都有待提升，基层服务能力相对薄弱，群众跨省跨区域就医问题突出，医疗卫生机构之间以健康为中心的衔接协作机制仍待健全。适应社会主要矛盾变化，推进健康中国建设，就是要着眼于社会主义现代化的战略目标要求和人民群众幸福美好生活需求，加快提高卫生健康服务能力和保障水平，转变服务模式，加快优质医疗卫生资源扩容和区域均衡布局，夯实现代化建设的全民健康根基。

（三）推进健康中国建设是人民共享改革发展成果的应有之义

健康是公民的一项基本权利。从国际上看，《世界人权宣言》第25条明确"人人有权享受为维持他本人和家属的健康和福利所需的生活水准"；《经济、社会及文化权利国际公约》第12条强调"本公约缔约各国承认人人有权享有能达到的最高的体质和心理健康的标准"；1948年，《世界卫生组织组织法》就明确"享受可能获得的最高健康标准是每个人的基本权利之一，不因种族、宗教政治信仰、经济及社会条件而有区别"。我国宪法明确规定"国家发展医疗卫生事业……保护人民健康"，《中华人民共和国刑法》《中华人民共和国民法典》等法律法规也都对保护公民生命健康权作了具体的规定。全面维护和增进人民健康，是实现全体人民共享改革发展成果的重要任务。当前，健康已成为社会关注的重大民生保障问题，疾病防控、看病就医、医疗保障、医患关系等都是人民群众最关心最直接最现实的利益问题和急难愁盼问题。实现全体人民病有所医、医有良医，维护和保障好全体人民的健康，直接关系人民群众的获得感、幸福感、安全感。

同时，健康公平是机会公平与结果公平的统一，既是重要的机会公平，又是社会公平程度的集中体现。一方面，健康差距将进一步扩大发展能力和发展机会的差距，甚至导致因病致贫、因病返贫等现象，进而影响社会总体公平。因此，健康被普遍作为减少贫困的关键性因素。早在1993年，世界银行就发布《1993年世界发展报告——投资于健康》，提出"向穷人提供成本效益好的医疗卫生服务是减少贫困的好办法"。2003年，世界卫生组织也提出"社会发展和减少贫困的中心策略之一应该是投资健康，投资健康就是投资发展"。另一方面，根据世界卫生组织研究，健康不公平的根源是政治、社会和经济因素，收入水平、受教育程度、生活方式、居住环境、社会支持网络等直接影响健康，人们在社会结构中阶层、权力、地位的不同，财富和资源的不平等分配是影响健康的"原因的原因"。实现人人享有更加优质普惠的医疗服务，促进健康公平，既是让人民共享改革发展成果的重要任务，也是促进社会公平的必然要求。

此外，健康筹资也是收入分配的调节机制，健康资源筹集和配置具有调节社会财富分配的功能。从初次分配看，劳动者的人力资本水平是参与市场竞争的关键，是参与初次分配的基础要素。提高全人群健康水平有利于改善人力资本水平，优化初次收入分配格局。从再分配看，政府通过税收、财政投入和转移支付、医疗保障等手段可有效调节社会财富用于卫生健康领域的规模与结构，通过增加公共医疗卫生支出、发展初级卫生保健、促进基本医疗卫生服务均等化，可以降低居民特别是低收入群体支出、增加可支配收入，进而调节实际收入差距。例如，世界卫生组织建议，基于财政一般预算支出和强制性医疗保险筹资的广义政府卫生支出占 GDP 的比重应不低于 5%，否则难以实现全民健康覆盖，而个人现金卫生支出占卫生总费用的比重应控制在 15%至 20%，否则将面临较大的灾难性医疗支出和因病致贫风险。此外，政府通过对烟草、酒精、高糖等食品征收健康税，还可通过税收手段推动产业结构调整和人们生活方式改变；从三次分配看，健康也是各国非营利组织活跃的主要领域，通过赋予其"可提供捐赠人减免税的合法地位"，吸纳大量慈善捐赠资金进入医疗卫生领域。在很多国家，慈善资金举办的非营利医院都是医疗体系重要力量。

（四）推进健康中国建设是提升国家综合竞争力的战略举措

健康是国家软实力和综合竞争力的重要组成部分。一方面，人才是国家竞争力的根本，而健康是重要的人力资本。研究表明，健康人力资本是教育人力资本发挥作用的基础，且对经济增长的贡献率高于教育人力资本。因此，健康投资是对人力资本的基础性投资，是国家战略性投资。另一方面，科技是国家竞争力的核心，卫生健康领域的科技创新能力则是关系国家安全的"国之重器"。当前全球新一轮科技革命与产业变革加速演进，新一代信息网络、人工智能、生物技术等与卫生健康领域深度融合，颠覆性技术不断涌现，在应对公共卫生风险和健康挑战、重塑医疗模式和引领未来经济产业格局中的地位和作用不断增强，成为国际竞争、大国角逐的前沿和焦点。纵观全球，美国、日本、俄罗斯等国家都把增进健康作为关系国家全球竞争力的重要领域。如日本明确将"健康日本2035"作为提高日本国际竞争力、引领全球的重大举措，将健康投资作为关乎国家竞争力的战略性、发展性投资。美国拜登政府于2021年9月推出以"阿波罗计划"命名的《美国大流行防范：转变我们的能力》计划，着力重塑美国的全球卫生领导力。习近平总书记明确将"面向人民生命健康"作为科技创新"四个面向"之一，要求"加大卫生健康领域科技投入……加快补齐我国在生命科学、生物技术、医药卫生、医疗设备等领域的短板"。健康发展水平直接影响一国的人力资本质量和关键领域科技创新能力，是未来提升国家竞争力的重要要素。推进健康中国建设，就是要"面向人民生命健康"加快科技创新，把健康领域作为打造未来竞争优势、抢占战略高地的关键领域，把维护人民健康和国家安全的必备武器牢牢抓在自己手里。

五、积极参与全球健康治理、推进构建人类命运共同体的重要举措

从国际卫生与健康发展趋势看，健康已经处于人类发展的突出位置，既是国家软实力的重要组成部分，也是全球发展议程的重要内容。习近平总书记指出，人民健康"是民族昌盛和国家富强的重要标志"，"拥有健康的人民意味着拥有更强大的综合国力和可持续发展能力"。从国际上看，联合国人类发展指数将人均期望寿命列为三大指标之一，联合国2030年可持续发展议程（SDGs）在17项可持续发

展目标中明确提出了"确保各年龄的人群享有健康生活、促进健康福祉"的发展目标，并确立了 13 项与健康直接相关的子目标，更加关注经济、社会和环境等健康决定因素。纵观全球，许多国家特别是发达国家都将国民健康上升为国家战略，把健康投资作为国家最重要的战略性投资，将实施健康中长期战略规划作为提高国民健康水平的有效途径，持续聚焦一段时期内影响健康的重大疾病和突出问题，制定实施疾病预防和健康促进的中长期行动纲领。顺应国际趋势，积极参与全球健康发展新变革，发挥我国政治优势和制度优势，继承和发扬爱国卫生运动优良传统，实施新时代全民健康促进行动，既是向全世界展示健康促进的中国方案，也是我国政府积极参与全球健康治理、履行对联合国 2030 年可持续发展议程承诺的重要举措。同时，随着国际格局加速演变，卫生健康在全球事务中的作用越来越重要，卫生健康成为推动构建人类命运共同体的重要基础和关键突破口。推进健康中国建设对于加强卫生健康领域国际交流合作，积极参与全球卫生治理，共筑人类卫生健康共同体具有重要意义。

第二章 推进健康中国建设的
思路任务与进展成效

推进健康中国建设必须坚持新时代党的卫生健康工作方针，统筹《"健康中国 2030"规划纲要》和《健康中国行动（2019—2030 年）》等部署要求，以提高人民健康水平为核心，以体制机制改革创新为动力，将健康融入所有政策，加快转变健康领域发展方式，全方位、全周期维护和保障人民健康。

一、健康中国建设战略目标：更高水平全民健康

（一）着眼长远与立足当前相结合明确分阶段目标

《"健康中国 2030"规划纲要》明确把全民健康作为建设健康中国的根本目的，要求立足全人群和全生命周期两个着力点，提供公平可及、系统连续的健康服务，实现更高水平的全民健康。一方面，要惠及全人群，使全体人民享有所需要的、有质量的、可负担的预防、治疗、康复、健康促进等健康服务。特别要解决好妇女儿童、老年人、残疾人、低收入人群等重点人群的健康问题。另一方面，要强化对生命不同阶段主要健康问题及主要影响因素的有效干预，实现从胎

儿到生命终点的全程健康服务和健康保障，全面维护人民健康。

围绕实现"两个一百年"奋斗目标的国家战略，充分考虑与经济社会发展各阶段目标相衔接，与联合国 2030 年可持续发展议程要求相衔接，《"健康中国 2030"规划纲要》提出了健康中国 2020 年、2030 年、2050 年"三步走"的目标——到 2020 年，建立覆盖城乡居民的中国特色基本医疗卫生制度，健康素养水平持续提高，健康服务体系完善高效，人人享有基本医疗卫生服务和基本体育健身服务，基本形成内涵丰富、结构合理的健康产业体系，主要健康指标居于中高收入国家前列；到 2030 年，促进全民健康的制度体系更加完善，健康领域发展更加协调，健康生活方式得到普及，健康服务质量和健康保障水平不断提高，健康产业繁荣发展，基本实现健康公平，主要健康指标进入高收入国家行列；到 2050 年，建成与社会主义现代化国家相适应的健康国家。

作为国家层面指导未来十余年疾病预防和健康促进的行动纲领，《健康中国行动（2019—2030 年）》充分考虑与《"健康中国 2030"规划纲要》阶段性目标相衔接，同时重点突出政府任期目标，明确了疾病预防和健康促进到 2022 年和 2030 年的总体目标——到 2022 年，健康促进政策体系基本建立，全民健康素养水平稳步提高，健康生活方式加快推广，重大慢性病发病率上升趋势得到遏制，重点传染病、严重精神障碍、地方病、职业病得到有效防控，致残和死亡风险逐步降低，重点人群健康状况显著改善；到 2030 年，全民健康素养水平大幅提升，健康生活方式基本普及，居民主要健康影响因素得到有效控制，因重大慢性病导致的过早死亡率明显降低，人均健康预期寿命得到较大提高，居民主要健康指标水平进入高收入国家行列，健康公平基本实现。

在实现 2020 年目标基础上，党的十九届五中全会和二十大进一步提出到 2035 年"建成健康中国"。为落实上述目标要求，《"十四五"国民健康规划》围绕《"十四五"规划纲要》提出到 2025 年"卫生健康体系更加完善，人均预期寿命提高 1 岁"的近期目标和 2035 年"建成健康中国"的远景目标，与《"健康中国 2030"规划纲要》和《健康中国行动（2019—2030 年）》目标任务相衔接，进一步细化了到 2025 年、2035 年两个阶段性目标：到 2025 年，卫生健康体系更加完善，中国特色基本医疗卫生制度逐步健全，重大疫情和突发公共卫生事件防控应对能力显著提升，中医药独特优势进一步发挥，健康科技创新能力明显增强，人均预期寿命在 2020 年基础上继续提高 1 岁左右，人均健康预期寿命同比例提高；展望 2035 年，建立与基本实现社会主义现代化相适应的卫生健康体系，中国特色基本医疗卫生制度更加完善，人均预期寿命达到 80 岁以上，人均健康预期寿命逐步提高。

（二）具体指标兼顾引导性和操作性

目标指标是规划的核心部分，是对发展任务的高度凝练和概括，也是实施各项重大任务和重大政策的基本依据，具有明确的导向和约束功能。《"健康中国 2030"规划纲要》围绕健康水平、健康生活、健康服务与保障、健康环境、健康产业等方面设置了 13 个主要量化指标，使目标任务具体化，工作过程可操作、可衡量、可考核，进一步强化了全方位维护健康的发展导向，以增强人民群众的获得感。其中，人均预期寿命、婴儿死亡率、5 岁以下儿童死亡率和孕产妇死亡率等 4 个指标，是国际公认的衡量居民健康水平的主要指标。

作为强化预防为主和健康促进的中长期行动，《健康中国行动（2019—2030年）》针对每一个行动，从结果、个人和社会、政府三个方面分别设置了具体指标，使工作过程可操作、可衡量、可考核。行动共计124项主要指标，包括结果性指标（36个）、个人和社会倡导性指标（48个）、政府工作指标（40个），使每一项专项行动都有目标、有指标、有路径。124项指标中，大部分指标（113个，91%）是预期性（48个）和倡导性（65个）的指标，约束性指标有11个。其中大多数指标与现有全国性规划、文件等相衔接。

作为"十四五"时期推进健康中国建设的阶段性文件，《"十四五"国民健康规划》针对当前影响国民健康的主要问题，围绕总体健康水平、健康生活、健康服务、健康保障、健康环境、健康产业等6个方面设置了21个主要量化指标，其中约束性指标6个、预期性指标15个。首次将"人均健康预期寿命"纳入主要指标，提出"人均健康预期寿命同比例提高"，引导从关注生命长度到更加关注生命质量。

二、健康中国建设基本路径：共建共享，推动形成社会健康综合治理格局

《"健康中国2030"规划纲要》明确将共建共享作为建设健康中国的基本路径。在社会层面，要促进全社会广泛参与，强化跨部门协作，调动社会力量的积极性和创造性，有效控制影响健康的生态和社会环境危险因素，形成多层次、多元化的社会共治格局。在行业层面，要推动健康服务供给侧结构性改革、优化要素配置和服务供给、补齐发展短板、推动健康产业转型升级，满足人民群众不断增长的健

康需求。在个人层面，要强化个人健康责任，提高全民健康素养，引导形成自主自律、符合自身特点的健康生活方式，有效控制影响健康的生活行为因素，形成热爱健康、追求健康、促进健康的社会氛围。

健康中国行动强化多方参与，把健康中国建设落实到群众日常生产生活的方方面面，推动把"每个人都是自己健康第一责任人"的理念落到实处。一是将共建共享的要求细化到每一项行动中。健康中国行动的每一个行动均按照序言，行动目标，个人和家庭、社会、政府三方面职责的顺序展开，集中说明为什么要做、做成什么样、怎么做特别是各方如何一起做等问题，每一个行动不仅有政府的具体任务，而且有对社会、个人和家庭的倡导和建议，各项举措求具体明确、责任清晰，努力实现政府牵头、社会参与、家庭支持、个人负责的社会共治格局，是把健康融入所有政策的具体实践。二是将共建共享的要求细化到主要指标中。为进一步推动各方责任落实，健康中国行动将每一个行动对个人、社会、政府的具体任务进一步细化为具体指标，每一项行动均包括结果性指标、个人和社会倡导性指标、政府工作指标，从而实现各方职责明确化、任务指标化、责任清单化，探索出一条社会民生领域共建共享的具体路径。三是发挥爱国卫生运动优势推动共建共享。爱国卫生运动是我们党把群众路线运用于卫生防病工作的伟大创举和成功实践。70多年来，爱国卫生运动始终坚持预防为主综合治理的基本策略，坚持发动群众、依靠群众、造福群众，政府主导、多部门协作、全社会参与，全方位减少健康危害，以较低的成本实现了较高的健康绩效。健康中国行动继承和发扬爱国卫生运动优良传统，注重发挥群众工作的政治优势和组织优势，将健康城市、健康村镇等建设作为载体和抓手，动员单位、社区

（村）、家庭和个人行动起来，有效整合资源，实现健康中国行动齐参与。

三、健康中国建设战略任务：全方位全周期全人群健康

（一）统筹推进五大健康领域发展

《"健康中国2030"规划纲要》坚持以人民健康为中心，紧紧围绕健康影响因素，按照从内部到外部、从主体到环境的顺序，依次针对个人生活与行为方式、医疗卫生服务与保障、生产与生活环境等健康影响因素，提出普及健康生活、优化健康服务、完善健康保障、建设健康环境、发展健康产业等五个方面的重点任务。一是普及健康生活。从健康促进的源头入手，强调个人健康责任，发展健康文化，通过加强健康教育，提高全民健康素养，广泛开展全民健身运动，塑造自主自律的健康行为，引导群众形成合理膳食、适量运动、戒烟限酒、心理平衡的健康生活方式。二是优化健康服务。以妇女儿童、老年人、贫困人口、残疾人等人群为重点，从疾病的预防和治疗两个层面采取措施，强化覆盖全民的公共卫生服务，建立整合型的医疗卫生服务体系，加大慢性病和重大传染病防控力度，创新医疗卫生服务供给模式，发挥中医药独特优势，为群众提供更优质的健康服务。三是完善健康保障。健全全民医疗保障体系，加强各类医保制度整合衔接，改进医保管理服务体系，推进医保支付方式改革，积极发展商业健康保险，实现保障能力长期可持续。完善药品供应保障体系，深化药品、医疗器械流通体制改革，保障药品供给，完善国家药物政策，降低虚高价格，切实减轻群众看病负担。四是建设健康环境。深入开

展爱国卫生运动，加强城乡环境卫生综合整治，建设健康城市和健康村镇。针对影响健康的环境问题，开展大气、水、土壤等污染防治，实施工业污染源全面达标排放，建立健全环境与健康监测评估制度，加强食品药品安全监管，强化安全生产和职业病防治，促进道路交通安全，预防和减少伤害，提高突发事件应急能力，最大程度减少外界因素对健康的影响。五是发展健康产业。区分基本和非基本，优化多元办医格局，积极促进健康与养老、旅游、互联网、健身休闲、食品融合，支持发展健康服务新业态，积极发展健身休闲运动产业，提升医药产业发展水平，不断满足人民群众日益增长的多层次、多样化、个性化健康需求。

（二）统筹推进 15 个专项行动

在全面推进五大任务的基础上，健康中国行动以问题为导向，进一步聚焦 3 个板块，针对影响人民健康的重大疾病，聚焦重点人群，从重要的健康影响因素入手，着力解决个人生活与行为方式、自然与社会环境以及医疗卫生服务等方面的突出问题，从个人和家庭、社会、政府 3 个层面协同推进，通过普及健康知识、形成健康行为、优化健康服务与保障、建设健康环境，把预防为主的方针落到实处，用健康促进的策略应对多重疾病负担的挑战，实现延长人民健康寿命、促进全民健康的目标。以 15 个专项行动为抓手精准发力、靶向施策，全方位、全周期维护和保障人民健康。其中：

第一板块（行动 1—6）主要针对影响健康的前期因素，突出全方位保障人民健康。按照从主体到环境、从内部到外部的顺序，依次为健康知识普及行动、合理膳食行动、全民健身行动、控烟行动、心理健康促进行动、健康环境促进行动，旨在加强早期干预，引导每个人提升自身健康素养、主动形成符合自身和家庭特点的健康生活方式，合理膳食、适量运动、戒烟限酒、心理平衡，打造有利于健康的生活方式、生态环境和社会环境，实现健康生活少生病。

第二板块（行动7—10）主要针对重点人群，突出全周期维护人民健康。按照生命周期顺序，依次为妇幼健康促进行动、中小学健康促进行动、职业健康保护行动、老年健康促进行动，针对生命不同阶段生理心理特点、易患疾病、危险因素等，兼顾不同群体，特别是妇女儿童、老年人、残疾人、贫困人口等健康需求，采取针对性更强、作用更直接、效果更明显的举措，强化全方位精准干预，实现从胎儿到生命终点的全程健康服务和健康保障。

第三板块（行动11—15）主要针对重大疾病，突出防治结合、联防联控、群防群控。按照疾病类型，依次为心脑血管疾病防治行动、癌症防治行动、慢性呼吸系统疾病防治行动、糖尿病防治行动、传染病及地方病防控行动，强调对重大疾病防治工作的突出问题进行重点干预，完善防治策略、制度安排和保障政策，推动健康服务供给侧结构性改革，提供系统连续的预防、治疗、康复、健康促进一体化服务，实现早诊早治早康复。

四、健康中国建设推进机制：强化制度建设和载体抓手

推进健康中国建设是一项全局性、整体性、跨领域、跨部门的系统工程。为保障目标实现，《"健康中国2030"规划纲要》从体制机制改革、人力资源建设、医学科技创新、信息化和大数据应用、法治

建设、国际交流等方面提出了支撑与保障战略任务实施的政策措施。同时，特别注重强化组织实施，确保各项任务落到实处。

（一）加强组织领导

《"健康中国 2030"规划纲要》要求各地党委和政府、各部门将健康中国建设纳入重要议事日程，健全领导体制和工作机制，将健康中国建设列入经济社会发展规划，将主要健康指标纳入各级党委和政府考核指标，完善考核机制和问责制度。《健康中国行动组织实施和考核方案》明确，国家层面依托全国爱国卫生运动委员会成立健康中国行动推进委员会，负责制定印发《健康中国行动（2019—2030 年）》，统筹推进组织实施、监测和考核相关工作。健康中国行动推进委员会主任由国务院分管领导同志担任，成员除了相关部门负责同志外，还包括知名专家、全国人大代表、全国政协委员和社会知名人士，推进委员会设立专家咨询委员会，推进委员会办公室设在国家卫生健康委，下设各专项行动工作组，做好相关任务的落实工作。

（二）强化任务分解和实施监测与考核

强调要制定实施五年规划等政策文件，对《"健康中国 2030"规划纲要》各项政策和措施进行细化完善，明确各个阶段所要实施的重大工程、重大项目和重大政策。同时，强化监测评估和考核评价。监测评估工作由推进委员会统筹领导，对主要指标、重点任务的实施进度进行年度监测。考核工作由推进委员会统筹领导，将主要健康指标纳入各级党委、政府绩效考核指标，综合考核结果经推进委员会审定后通报，作为各省（区、市）、各相关部门党政领导班子和领导干部综合考核评价、干部奖惩使用的重要参考，强化考核"指挥棒"作用。

（三）把健康城市和健康村镇建设作为重要抓手

要求各地针对当地居民主要健康问题，编制实施健康城市、健康村镇发展规划，把健康融入城乡规划、建设、治理的全过程，促进城市与人民健康协调发展。同时，要广泛开展健康社区、健康村镇、健康单位、健康家庭等建设，提高社会参与度，推动健康中国建设各项任务在基层落地。同时，要求全面建立健康影响评价评估制度。健康影响评价评估制度的实质是制度化地将对健康的考虑纳入各部门公共政策制定和实施的全过程，是国际上实施把健康融入所有政策和推进健康城市建设的一项重要保障，也是落实"预防为主"方针、实现关口前移的治本之策。《"健康中国 2030"规划纲要》明确提出，要全面建立健康影响评价评估制度，系统评估各项经济社会发展规划和政策、重大工程项目对健康的影响。

五、健康中国建设阶段性进展与成效

《"健康中国 2030"规划纲要》2020 年目标如期实现，取得重要阶段性成效，为全面建成小康社会、推动"十四五"经济社会发展奠定了坚实的健康根基。

（一）立柱架梁、夯基垒台，健康中国建设推进体系基本建立

一是不断健全政策体系。以《"健康中国 2030"规划纲要》作为宏伟蓝图和行动纲领，以健康中国行动作为"施工图"和"路线图"，以

卫生健康五年规划作为阶段性安排，以健康城市和健康村镇建设作为载体抓手，以工作要点作为年度具体指南，推进健康中国建设的政策体系逐步完善。各地迅速推进健康中国战略具体化、本地化。如浙江省委省政府将健康浙江纳入乡村振兴、长三角一体化、共同富裕示范区建设等中心工作，形成与美丽浙江、平安浙江联动建设、互促共进格局。

二是高位实化工作体系。国家层面依托全国爱国卫生运动委员会建立起健康中国建设协调推进机制，组建健康中国行动专家咨询委员会和专项工作组，在国家和地方层面形成了多部门协同推进的工作机制，教育、体育等部门积极参与、主动作为，建立健全了会议调度、工作督办、监测考核、地方试点、典型案例培育推广等机制，实现了国家、省、市、县联动推进。建立"一网一刊一号"（健康中国行动专网、《健康中国观察》杂志、"健康中国行动"微信公众号），发挥宣传主阵地作用。在机构改革中，浙江等多个省份在省卫生健康委专设了健康促进处，组建省级技术支撑机构，推动市县健全机构体系，做到"有专门人员、有专门机构、有专门经费"。

三是细化完善监测体系。围绕健康水平、健康生活、健康服务、健康保障、健康环境、健康产业等重点领域，统筹《"健康中国2030"规划纲要》和五年规划，构建指标体系，持续开展健康中国建设进展监测。印发《健康中国行动监测评估实施方案》，建立完善统计调查制度，持续开展行动年度监测。浙江省率先开发完成了健康浙江监测评价信息系统，让数据多跑路、基层少报表；北京市在监测基础上，每年以市政府名义发布人群健康状况报告（健康白皮书）。

四是强化考核问责体系。完成对各省党委、政府2019—2020年健康中国行动推进试考核工作，对优秀省份进行通报表扬。制定印发 2021—2022 年度考核实施方案，组织开展 2021 年度正式考核，将主要健康指标纳入各级党委和政府考核指标，完善考核机制和问责制度，有效发挥"指挥棒"作用。浙江省从 2018 年起，每年对各地党委政府、省级成员部门进行健康浙江建设考核，每三年开展一次先进市县和先进集体表彰。江西省将健康江西行动纳入高质量发展综合绩效考核评价。宁夏回族自治区自 2019 年以来对健康宁夏建设考核结果一、二等奖的市、县（区）采取以奖代补的方式进行表彰奖励。

（二）法治保障、源头治理，健康优先发展和融入所有政策的实施路径初步形成

一是强化健康优先发展法治保障。在《基本医疗卫生与健康促进法》中明确各级政府健康优先主体责任，要求"各级人民政府应当把人民健康放在优先发展的战略地位"，并把"将健康理念融入各项政策"和"建立健康影响评估制度"正式写入法律。深圳市在全国率先出台了《深圳经济特区健康条例》，厘清各主体在健康方面的责权利关系，要求市、区人民政府将健康深圳建设作为城市建设与管理的基础性工作。

二是探索建立健康影响评价评估制度。落实习近平总书记"要全面建立健康影响评价评估制度，系统评估各项经济社会发展规划和政策、重大工程项目对健康的影响"要求，印发《关于开展健康影响评价评估制度建设试点工作的通知》，在浙江省和其他各省份（含新疆生产建设兵团）分别选择 1 个地市开展健康影响评价评估制度建设试点，对试点地区政府及其所属部门拟订的行政规范性文件、列入经济社会发展规划由政府投资的重大工程和项目，全面开展健康影响评价评估，推动各地制度化地将对健康的考虑纳入各部门公共政策制定和实施全过程，从源头上消除影响健康的风险隐患。目前，32 个试点地区已全部启动开展试点工作。浙江省在全省层面推开公共政策健康影响评价评估，杭州市将各地各部门健康影响评价实施情况纳入年度健康杭州考核，舟山市普陀区建立监督反馈机制、强化区人大和区检察院的督导任务。

（三）共建共享、综合施治，健康中国建设"最后一公里"不断夯实

一是创新社会动员机制。将全国总工会、共青团中央、全国妇联、中国科协、全国工商联、中国残联、红十字会总会、中国计生协等 8 家群团组织作为健康中国行动推进委员会成员单位，吸纳中盐集团、中国营养学会等单位专家代表作为专家咨询委员会专家，建立起政府、社会组织、企业等多方协同推进机制。各群团组织聚焦自身所联系服务群众，实施"健康中国 母亲行动""家庭健康促进行动"等一批特定行动，打造品牌项目，承担了大量宣传倡导、公共服务、社会协调、联系群众等工作。同时，推进健康中国行动专网建设，举办"健康中国 医者先行"、健康中国行动知行大赛、"健康达人"等活动。各地依托计生专干、退休医务人员、教师、老干部等积极发展壮大健康志愿者队伍，培育群众身边的健康生活方式指导员。推动成立32 万个村居公共卫生委员会，上海市在全市范围建立社区居民健康自我管理小组，深圳市、浙江省苍南县等地建立居民健康积分奖励制度等激励机制，调动居民主动健康积极性，共建共治共享格局初步显现。

二是夯实健康中国微观基础。制定《全国健康城市评价指标体系（2018 版）》，在选择 38 个城市开展全国健康城市试点市建设基础上，全面启动健康城市、健康村镇建设，研究制定健康企业、健康社区、健康学校等健康细胞建设规范，把健康融入城乡规划、建设、治理的全过程，推动健康中国建设各项任务在基层落地。陕西省增设健康细胞示范建设专项行动，以健康城市和健康机关、健康学校、健康企业、健康军营、健康社区、健康村庄、健康家庭、健康医院 8 类健康细胞示范建设为抓手，在卫生城镇创建和文明城市创建的基础上打造健康促进型省份。

（四）开局良好、成效显著，全方位全周期人民健康得到有效维护

一是居民健康水平在较高基础上持续快速提升，居于中高收入国家前列。2015—2021 年我国人均预期寿命从 76.3 岁提高到 78.2 岁（6 年时间提高近 2 岁），孕产妇死亡率从 20.1/10 万下降到 16.1/10 万，婴儿死亡率由 8.1‰下降到 5.0‰，5 岁以下儿童死亡率从 10.7‰下降到 7.1‰，重大慢性病过早死亡率从 18.5%下降到 15.3%。根据世界卫生组织数据，2019 年我国人均健康预期寿命 68.5 岁。从与 54 个中高收入国家比较看，2020 年我国 4 个主要健康指标均已超过世界银行中高收入国家（地区）上四分位数水平，居民健康水平总体居于中高收入国家前列。从全球情况看，在世界卫生组织 194 个成员国中，2019 年我国人均预期寿命排第 48 位、人均健康预期寿命排第 43 位。同期（目前国际卫生费用最新数据为 2019 年），我国卫生总费用占GDP 比重（6.67%）居全球第 86 位，人均卫生总费用（4669.34 元，按当年汇率计算为 676.86 美元）居全球第 72 位，远低于全球人均卫

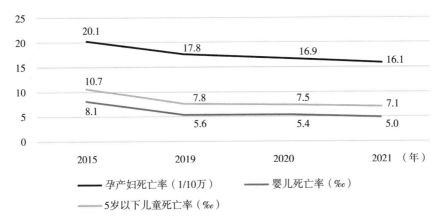

2015—2021 年我国孕产妇死亡率、婴儿死亡率、5 岁以下儿童死亡率指标变化情况

生总费用（1144.15 美元），以较低的费用实现了较高的健康产出。

二是居民健康素养水平明显提高，健康生活方式得到普及。2012—2021 年，我国居民健康素养水平从 8.8% 上升到 25.4%，持续呈现稳步提升态势。特别是 2019 年启动实施健康中国行动以来，增速明显提升，目前已提前实现 2025 年目标。其中，2020 年比 2019 年提升 3.98 个百分点，增长幅度为历年最大。监测结果显示，2021 年全国城市居民健康素养水平为 30.70%，农村居民为 22.02%，6 类健康问题素养水平中安全与急救素养（56.41%）、科学健康观素养（50.01%）均达到 50% 以上。随着健康素养水平提高，个人作为健康第一责任人的意识不断增强，越来越多的人主动关注自身健康，主动获取健康知识，自觉践行合理膳食、适量运动、戒烟限酒、心理平衡的健康生活方式，人人追求健康、维护健康的社会氛围初步形成，全国经常参加体育锻炼人数比例达到 37.2%（比 2014 年提高了 3.3 个百分点），全国达到《国民体质测定标准》合格等级以上的人数比例为 90.4%（比上一次提高了 0.8 个百分点），营养缺乏疾病发生率显著下降，15 岁以上人群吸烟率从 27.7% 下降到 25.8%，学生肥胖率上升趋势减缓，国家学生体质健康标准达标优良率提高到 38.0%（比 2015 年提高 6.2 个百分点）。

三是有利于健康的生产生活环境得到改善，一批重大疾病危害得到控制和消除。2015—2021 年，全国地级及以上城市细颗粒物（PM$_{2.5}$）浓度下降 34.8%，城市空气质量优良天数比率提高 6.3 个百分点，重污染天数减少 53.6%，地表水质量达到或好于 Ⅲ 类水体比例提高到 84.9%。2021 年，地级及以上城市集中式饮用水水源水质达到或优于 Ⅲ 类比例提高到 94.2%，全国城市生活垃圾无害化处理率达到 99.88%，城市人均公园绿地面积增长到 14.87 平方米，农村集中供水率提高到 88%、自来水普及率提高到 83%、卫生厕所普及率逐步提高，国家卫生城市占全国城市总数的比例增加到 57.5%、国家卫生县城（乡镇）比例提高到 10.5%，重金属治理工作取得积极成效，儿童血铅等重金属环境健康问题得到有效遏制。食品安全风险监测基本覆盖所有县（区）并延伸至乡镇，食品药品安全形势总体稳定。道路交通安全得到改善，交通事故万车死亡率下降到 1.58%。重大疾病防治成效显著，国家免疫规划疫苗接种率持续保持在 90% 以上，全国传染病疫情总体保持稳中有降，多数疫苗可预防传染病发病率降至历史最低水平。肺结核报告发病率从 2015 年的 63.4/10 万下降到 45.4/10 万。艾滋病总体疫情继续控制在低流行水平。5 岁以下儿童乙型肝炎病毒（HBV）感染率降至 1% 以下，摘掉了乙肝大国的帽子，被世界卫生组织誉为发展中国家典范。2020 年全国消除疟疾目标如期实现，2021 年继续保持。所有重点地方病县（区）实现控制消除目标，血吸虫病流行县（区）均达到传播控制、阻断或消除标准，包虫病流行基本得到控制。重大慢性病过早死亡率从 2015 年的 18.5％ 下降到 2019 年的 16.5％，提前实现"2020 年比 2015 年降低 10％"的目标，2021 年又进一步降低至 15.3％。在册严重精神障碍患者规范化管理率达到 92％。成功应对和有效处置人感染 H7N9 禽流感、鼠疫等突发急性传染病疫情。取得新冠疫情防控重大决定性胜利，创造了人类文明史上人口大国成功走出疫情大流行的奇迹。

四是健康服务质量水平和公平性显著提高，全人群全生命周期健康得到有效维护。2015—2021 年，每千人口医疗卫生机构床位数从 5.11 张增长到 6.70 张，每千人口执业（助理）医师数从 2.22 人增长到 3.04 人，每千人口注册护士数从 2.37 人增长到 3.56 人，每万人口全科医生数从 1.38 人增长到 3.08 人。规划设置呼吸、癌症、儿童等专业国家医学中心，建设国家区域医疗中心，组建各种形式的医联体，90％ 的家庭 15 分钟内能够到达最近的医疗点，县域内常见病多发病就诊率超过 90％。2020 年，三级公立医院门诊预约率达 56.6％，合理用药水平稳步提升，日间手术量不断增长。人均基本公共卫生服务经费补助标准由 2012 年的 25 元提高到 84 元，基层机构开展的项目从 10 类扩展到 12 类，每年为高血压、糖尿病、肺结核等重点疾病的患者和 0—6 岁儿童、孕产妇、65 岁及以上老年人等重点人群提供 10 多亿人次的健康管理服务。出生人口性别比逐步趋于正常水平，母婴安全保障能力显著提升，危重孕产妇和新生儿救治转运体系基本建立，妇幼健康核心指标降至历史最低水平，被世界卫生组织评定为"全球十个妇幼健康高绩效国家之一"。尘肺病等重点职业病高发势头得到初步遏制，接尘工龄不足 5 年的劳动者新发尘肺病报告例数占年度报告总例数的比例明显下降。将老年健康与医养结合服务列入基本公共卫生服务，老年健康管理率提高到 70%，在 91 个城市开展安宁疗护试点，将长期护理保险试点扩大至 49 个城市，深入推进医养结合。健康扶贫任务全面完成，832 个脱贫县每个县至少有 1 家公立医院，历史性全面消除脱贫地区乡村医疗卫生机构和人员"空白点"，2000 多万贫困患者得到分类救治，实现"基本医疗有保障"。

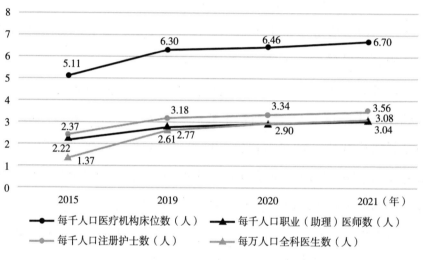

2015—2021 年我国每千人口医疗卫生机构床位数等资源变化情况

五是建立覆盖城乡居民的基本医疗卫生制度，实现人人享有基本医疗卫生服务。公立医院综合改革全面推开，药品和耗材加成全部取消，破除以药补医机制，同步推进补偿机制和运行机制改革，建立健全现代医院管理制度，二级以上公立医院绩效考核全面实施，推动公立医院高质量发展。建立起多层次医疗保障制度体系，建立年度医保药品目录动态调整机制，职工医保、居民医保政策范围内住院费用报销比例分别达到 80% 和 70%，普遍开展门诊慢性病、特殊疾病保障，基本实现基本医保地市级统筹，住院和门诊费用跨省直接结算。国家基本药物目录品种增加到 685 种，药品集中带量采购改革形成常态化机制，国家集采中选药品价格平均下降 53%。组织高值医用耗材集中采购，两批耗材集采平均降价超过 80%。深入推进分级诊疗制度建设，2021 年全国双向转诊的人次达到 2880 万，组建超过 42 万个家庭医生团队、基本实现所有地市和县（市、区）开展家庭医生签约服务。2012—2021 年，全国医疗卫生机构诊疗人次由 68.88 亿增长到 84.7 亿，入院人次由 17857 万增长到 24726 万，居民平均到医疗卫生机构就诊次数由 5.1 次增长到 6.0 次，居民年住院率由 11.6%增长到 17.5%，基本医疗卫生服务可及性显著提高。

六是健康产业规模显著扩大，健康科技创新实力稳步提升。围绕《"健康中国 2030"规划纲要》关于"建立起体系完整、结构优化的健康产业体系""成为国民经济支柱性产业"的目标任务要求，以科技创新为基点，大力推进健康产业发展。2020 年健康服务业总规模达到 8 万亿元的目标已如期实现，《"十四五"国民健康规划》进一步提出了 2025 年不低于 11.5 万亿元的目标。总的看，健康产业已逐步形成了覆盖一、二、三产业，包括医疗卫生、健康促进、中药材种植、医药制造、健康用品制造、健康养老、健康旅游、健康食品等在内，多领域协同发展的产业体系，产品和服务体系日趋丰富，新业态新模式蓬勃发展，形成健康与相关产业跨领域协同融合发展态势；国家发展改革委等多部门联合印发《促进健康产业高质量发展行动纲要（2019—2022）》，提出"健康服务跨界融合工程"，在健康旅游、健康养老、互联网＋医疗健康等领域融合发展取得积极成效。随着国家支持性政策的逐步出台，以及供给侧结构性改革的有力推进，各地立足自身特色优势开展了健康产业多样化发展的探索，依托并充分发挥自然、人文、生态、区位、技术等比较优势，推进差异化、集群化、组团式发展，以高端医疗、中医药特色、养生保健、康复疗养、休闲养生等为不同的主导产业推进集聚发展，形成若干具有较强区域影响力和辐射力的健康产业集群。面向人民生命健康大力推进科技创新，平台建设和人才储备不断强化，诊疗技术、疫苗、新药与医疗器械等领域创新能力快速提升，科技创新对于国民健康的保障作用和对产业发展的驱动作用不断彰显。在新冠疫情防控实践中，重症救治、检查检验等一大批重要装备成为挽救生命、提高治愈率、降低病亡率的利器。

六、健康中国建设新形势与新任务

"十四五"时期是"两个一百年"奋斗目标的历史交汇期，也是实施健康中国战略承上启下的关键阶段。当前，人民群众健康意识显著提升，全国上下共同维护健康的共识更加牢固，维护和促进国民健康面临历史性机遇。同时，健康中国建设的全局性、整体性、协同性还有待加强，健康领域发展与人的全面自由发展和经济社会高质量发展的协调性还有待增强，需要从国家战略层面统筹解决关系健康的重大和长远问题。

（一）健康中国建设面临的新形势

一是健康在现代化建设中的基础性地位凸显，要求进一步提升健康中国建设的全局性和优先性。健康是促进人的全面发展的必然要求，是经济社会发展的基础条件，既是重大民生问题，也是关系现代化全局的重大战略问题。提高全体人民健康水平，是基本实现社会主义现代化的内在目标，是当前形势下提升人力资本水平和全要素生产率的重要手段，是积蓄经济发展长久势能、扩大内需潜力的重要支撑。因此，推进中国式现代化，要求进一步提高推进健康中国建设在经济社会发展全局中的优先度，加快建立保障健康优先的制度体系，实现健康中国建设与国家相关重大战略同步部署、协同推进。

二是社会主要矛盾发生历史性变化，要求加快提高健康中国建设的全面性与均衡性。人民群众健康意识快速提高，多层次多样化健康需求持续快速增长，健康需求的内涵不断扩展、标准更新更高，群众不但要求看得上病、看得好病，更希望不得病、少得病、看病更舒心、服务更优质。伴随人口老龄化程度加深和疾病谱变化，今后一个时期我国健康服务需求将持续保持在较高水平。当前，优质医疗卫生资源总量不足、地区之间配置不均衡的问题凸显，"一老一小"等重点人群和肿瘤、心脑血管、精神心理等疾病领域短板突出。适应人民美好生活需要和在高质量发展中促进共同富裕新目标，要求健康中国建设把解决国民健康不平衡不充分问题作为重点，在提高卫生健康供给质量和服务水平的同时，在缩小卫生健康资源配置、服务利用和健康水平差异方面拿出真招实招，持续改善健康公平。

三是公共卫生安全形势复杂严峻，要求进一步增强健康中国建设的系统性与协同性。当前，突发公共卫生事件处于易发多发期，突发事件的关联性、衍生性、复合性和非常规性不断增强。公共卫生安全不仅直接影响人民健康，在世界百年未有之大变局下也是重要的非传统安全问题，是可能影响现代化进程的全局性、基础性问题。为此，要求强化系统观念和底线思维，把公共卫生安全作为健康中国建设的底线和基础任务，加快构建强大公共卫生体系，建立医防协同有效机制，筑牢现代化建设的安全屏障。

四是世界百年未有之大变局加速演变，要求着力强化健康中国建设的创新性和国际性。科技创新是推进健康中国建设的重要基础和驱动力量。随着国际格局加速演变，卫生健康成为推动构建人类命运共同体的重要基础和关键突破口。为此，要求强化健康中国建设与科教兴国战略、人才强国战略、创新驱动发展战略的协同，面向人民生命健康加快打造国家战略科技力量，同时加强全球卫生治理，推动构建人类卫生健康共同体，提高健康中国建设的国际影响力。

（二）"十四五"时期健康中国建设重点任务

作为落实《"健康中国2030"规划纲要》、推进"十四五"时期健康中国建设的阶段性文件，《"十四五"国民健康规划》坚持新发展理念，以健康生活、健康服务、健康保障、健康环境、健康产业为重点，统筹主要健康危险因素、重大疾病和重点人群，在内容上以卫生健康发展为主体，拓展到体育健身、环境卫生、食品药品安全、医疗保障等与健康直接相关的领域，体现大卫生大健康的理念，落实共建共享要求，推动全面推进健康中国建设重点任务落实，实现更高水平的全民健康。

一是发挥目标指标引领作用，提高国民健康寿命。《"十四五"国民健康规划》首次将"人均健康预期寿命"纳入主要指标，提出"人均健康预期寿命同比例提高"，引导更加突出生命质量、解决"长寿不健康"问题。发挥主要指标的全局性和导向性作用，找出影响主要指标特别是影响人均预期寿命和人均健康预期寿命提升的主要因素和短板领域、薄弱环节，加大资源投入和综合干预力度，从而确保人均健康预期寿命的有效提升。

二是构建强大公共卫生体系，实现发展更安全。《"十四五"国民健康规划》坚持以安全为底线，把织牢公共卫生防护网、提高风险防范处置能力作为重点任务，提高重大疾病预防控制能力，完善监测预警机制，健全应急响应和处置机制，提高重大疫情救治能力，努力实现到2025年"基本建成能有效应对重大疫情和突发公共卫生事件、适应国家公共卫生安全形势需要的强大公共卫生体系，早期监测、智能预警、快速反应、高效处置、综合救治能力显著提升"。

三是全方位全周期维护人民健康，实现生活更健康。一方面，针对居民主要健康问题和影响因素，聚焦重点人群，优化重大疾病防控策略措施，控制和消除一批重大疾病危害，努力实现到2025年"艾滋病疫情继续控制在低流行水平，结核病发病率进一步降低，寄生虫病、重点地方病和人畜共患病危害持续得到控制和消除，重大慢性病发病率上升趋势得到遏制，心理相关疾病发生的上升趋势减缓，严重精神障碍、职业病得到有效控制"。另一方面，覆盖全生命周期，完善生育和婴幼儿照护服务，保护妇女和儿童健康，加强职业健康保护，促进老年人健康，优化从胎儿到生命终点的全程健康服务与保障。巩固拓展健康扶贫成果同乡村振兴有效衔接，建立农村低收入人口常态化精准健康帮扶机制。

四是全过程提高医疗卫生服务质量，实现服务更优质。加快优质医疗卫生资源扩容和区域均衡布局，推进国家医学中心和区域医疗中心建设，把乡村医疗卫生服务体系纳入乡村振兴战略全局统筹推进，巩固提升基层服务网络，提升基本医疗卫生服务均等化和同质化水平。优化医疗服务模式，建立健全预约诊疗制度，全面推行分时段预约诊疗，有序推进检查检验结果互认，推动三级医院日间手术等服务常态化、制度化，建立多学科诊疗制度，继续推进胸痛、卒中、创伤、危重孕产妇救治、危重新生儿和儿童救治等中心建设。全面实施临床路径管理，逐步实现二级以上医院优质护理服务全覆盖，提高合理用药水平。依托国家基本公共卫生服务项目，以高血压和Ⅱ型糖尿病为切入点，实施城乡社区慢病医防融合能力提升工程，推动预防、治疗、护理、康复有机衔接。实施中医药振兴发展重大工程，实施中医药健康促进行动，推进中医治未病健康工程升级，提升地市级及以上中医医院优势专科和县级中医医院特色专科服务能力，丰富中医馆服务内涵，探索有利于发挥中医药优势的康复服务模式，建立和完善国家重大疑难疾病中西医协作工作机制与模式，充分发挥中医药在健康服务中的作用。做优做强健康产业，增加高质量产品和服务供给，促进健康与养老、旅游、互联网、健身休闲、食品等产业融合发展，壮大健康新业态、新模式。

五是强化国民健康支撑与保障，实现治理更现代化。《"十四五"国民健康规划》以补短板、强弱项为重点，强化人才队伍、科技创新和信息化等支撑与保障，努力实现到2025年"适应行业特点的医学教育和人才培养体系逐步健全，卫生健康科技创新能力进一步增强，卫生健康信息化建设加快推进"，"医疗卫生相关支撑能力和健康产业发展水平不断提升"。同时，以制度建设为根本，深化医药卫生体制改革，加快建设分级诊疗体系，健全现代医院管理制度，深化人事薪酬制度改革，推动公立医院高质量发展，努力实现到 2025 年"卫生健康法律法规体系更加完善，医药卫生体制改革持续深化，保障人民健康优先发展的制度体系和健康影响评价评估制度逐步建立，卫生健康治理能力和治理水平进一步提升"。

第三章　全面做好新时代优化
生育政策工作

党的二十大报告深刻总结了过去五年工作成就和新时代十年伟大变革的经验启示，科学回答了坚持和发展新时代中国特色社会主义的重大课题，擘画了未来发展的宏伟蓝图和实践路径，是我们做好各项工作的基本遵循。党的二十大报告对人口工作提出了新任务和新要求，强调"中国式现代化是人口规模巨大的现代化"，提出"优化人口发展战略，建立生育支持政策体系，降低生育、养育、教育成本"。

一、新时代人口工作取得重要成就

党的十八大以来，以习近平同志为核心的党中央高度重视人口问题，科学把握人口发展规律，着眼现代化建设全局，作出了逐步调整完善生育政策、促进人口长期均衡发展的战略决策，人口工作的思路和方法实现了历史性转变，不断开辟新境界，取得新成就。一是人口结构持续优化。据统计，0—14 岁少儿人口占总人口比重从 2010年的 16.60% 提高到 2021 年的 17.47%；出生人口中二孩及以上占比由政策调整前的 35% 左右提高到近年来的 55% 以上；出生人口性别比从 2010 年的 118 降至 2021 年的 108.3，逐步趋于正常水平。二是优生优育水平明显提升。孕产妇死亡率、婴儿死亡率、5 岁以下儿童死亡率持续下降，2021 年与 2011 年相比降幅分别为 38%、58%、54%，我国被世界卫生组织列为"全球十个妇幼健康高绩效国家之一"。三是人口教育水平显著提高。九年义务教育巩固率达 95.5%，接受高等教育人口超过 2.4 亿，新增劳动力平均受教育年限达 14 年。四是人口健康水平稳步提升。居民人均预期寿命由 2010 年的 74.83 岁提高到 2021 年的 78.2 岁。

在我国人口工作历史上，自党的十九大以来，生育政策调整力度大，生育支持措施出台多，服务管理改革更全面深入，人民群众满意度和获得感不断增强。

（一）中央实施新的生育政策，确立人口长期均衡发展新的战略目标

在 2013 年实施单独两孩政策、2015 年实施全面两孩政策的基础上，2021 年 6 月，中共中央、国务院印发《关于优化生育政策促进人口长期均衡发展的决定》，实施三孩生育政策及配套支持措施，明确指导思想、主要原则和主要目标。各地修订人口与计划生育条例，制定贯彻《关于优化生育政策促进人口长期均衡发展的决定》实施方案，推动新的生育政策落地见效。

全国人大常委会及时修改《中华人民共和国人口与计划生育法》，国务院召开优化生育政策电视电话会议部署重点任务，全国政协召开协商会议推动优化生育政策。国务院废止《社会抚养费征收管理办法》等 3 部行政法规。各地各部门开展涉计划生育法规、规章和规范

性文件清理工作，逐步破除影响人口长期均衡发展的思想观念、政策法规、体制机制等制约因素。优化生育政策，尊重人口发展规律，顺应人民群众对美好生活的新期待，得到了衷心拥护和欢迎。

（二）人口工作新机制基本建立，生育支持政策措施不断完善

《关于优化生育政策促进人口长期均衡发展的决定》实施后，国家卫生健康委、国家发展改革委联合印发任务分工方案，明确47个部门的职责分工，推动落实。坚持和完善目标管理责任制，强化各级党委和政府责任。建立由国务院领导同志牵头负责的国务院优化生育政策工作部际联席会议制度，统筹协调全国优化生育政策工作，26个部门参加。各省（区、市）党委政府结合实际完善人口工作领导机制，每年向中央报告人口工作情况。在全国开展生育友好工作先进单位评选、婴幼儿照护服务示范城市创建等活动，通过示范引领提高基层治理能力。

将婚嫁、生育、养育、教育一体考虑，积极研究配套支持措施，减轻家庭负担，释放生育潜能。经国务院同意，国家卫生健康委、国家发展改革委等17个部门于2022年7月联合印发《关于进一步完善和落实积极生育支持措施的指导意见》，从7个方面提出20条政策措施，进一步深化细化实化《关于优化生育政策促进人口长期均衡发展的决定》提出的任务和要求。发放生育津贴、育儿补贴、托育机构运营补贴，实施住房政策向多子女家庭倾斜。

（三）优生优育服务水平明显提升，托育服务取得突破性进展

全面推行母婴安全五项制度，推行妊娠风险评估和高危孕产妇专

案管理，建立健全覆盖全国的危重孕产妇和新生儿救治网络，落实孕产期保健服务和出生缺陷综合防治，规范开展辅助生殖技术服务。2021年孕产妇死亡率降至16.1/10万，婴儿死亡率和5岁以下儿童死亡率分别降至5.0‰和7.1‰，居全球中高收入国家前列。

托育服务政策法规体系、标准规范体系、服务供给体系从无到有，逐步健全完善。国务院办公厅先后印发《关于促进3岁以下婴幼儿照护服务发展的指导意见》《关于促进养老托育服务健康发展的意见》。《"十四五"规划纲要》将"千人口托位数4.5个"作为20个经济社会发展主要指标之一，中央预算内投资支持托育建设工程，3岁以下婴幼儿照护费用纳入个税专项附加扣除，职业教育及高等教育设立托育专业。围绕机构设置管理、登记备案、建筑设计、保育照护、预防伤害、消防安全、营养喂养、人员培训等，不断完善标准规范。2021年底，千人口托位数达到2.03个。针对新冠疫情影响，国家发展改革委等13个部门联合印发《养老托育服务业纾困扶持若干政策措施》，在房租减免、税费减免、社保支持、金融支持、防疫支持等方面提出一揽子支持措施。

（四）服务管理改革取得积极成效，群众权益得到有效保障

以"一老一小"为重点，建立健全覆盖全生命周期的人口服务体系，加强基层服务管理能力建设，增强抚幼养老功能。全面落实生育登记制度，实现"网上办理""跨省通办"。积极推进出生医学证明、儿童预防接种、户口登记、医保参保、社保卡申领等"出生一件事"联办。完善人口监测统计调查制度，建成422个县区组成的人口监测网络，持续开展人口与生育状况调查，加强全员人口信息应用管理，

定期分析研判人口形势，精准评估政策实施效果。

继续实行计划生育家庭奖励扶助制度。2022 年调整计划生育家庭特别扶助金标准，独生子女伤残、死亡家庭父母扶助金分别达到每人每月 460 元、590 元。多数省份结合实际，适当提高了扶助标准。落实计划生育特殊家庭联系人制度、家庭医生签约服务、优先便利医疗服务"三个全覆盖"，积极开展"暖心行动"，扎牢织密帮扶安全网。许多省份为特殊家庭成员提供城乡居民医保缴费补贴、发放住院或长期护理补贴。

二、我国人口发展面临的新形势新挑战

习近平总书记在北京参加第七次全国人口普查登记时强调，"我国是世界上人口最多的国家，人口问题始终是一个全局性、战略性问题"，"近年来，我国人口发展出现了一些显著变化，既面临人口众多的压力，又面临人口结构转变带来的挑战"。新时代，实现 14 亿多人口整体迈进现代化社会，规模超过现有发达国家人口的总和，艰巨性和复杂性前所未有。

（一）人口形势面临深刻变化

1. 生育水平降至极低水平

我国总和生育率自 20 世纪 90 年代初降到更替水平（2.1）以下，人口发展进入低生育水平阶段，此后长期低位运行。进入 21 世纪以来，生育率在 1.6 上下波动，近年来降至 1.3 以下，明显低于欧美发达国家 1.4—1.8 和世界 2.3 的平均生育水平。2022 年至 2050 年，总

和生育率可能保持在 1.3 以下的极低水平，出生人口虽然在一些年份会小幅回升，但总体趋势仍是波动下降。极低生育率和严重少子化成为影响我国人口长期均衡发展的主要风险。

2. 总人口开始进入负增长

全面两孩政策实施后，2016 年、2017 年出生人口回升到 1883 万人、1765 万人，之后年度出生人口连续 6 年下降，2022 年出生人口 956 万，与 2016 年相比降幅高达 49.2%，总人口开始负增长，并进入长期下行通道。我国过去的人口负增长主要是由战争、灾荒等引致的死亡主导型负增长，属于短期随机波动，当前的人口负增长是在低生育水平主导下，长期累积的负增长势能进一步释放的结果。根据多个研究机构分析，我国人口负增长将伴随社会主义现代化强国建设全过程，且发展速度会逐步加快，年均减少人口数量逐步增多。

3. 生育意愿继续走低

国家卫生健康委调查显示，2021 年育龄妇女平均打算生育子女数仅为 1.64 个，低于 2017 年的 1.76 个和 2019 年的 1.73 个；"90 后""00 后"的生育意愿分别只有 1.54 个和 1.48 个。"90 后""00 后"认同"有没有孩子无所谓"的比例高达 20%。

4. 老龄化程度加深

预计"十四五"时期，60 岁及以上老年人口总量将突破 3 亿，占比将超过 20%，进入中度老龄化阶段。2035 年左右，60 岁及以上老年人口将突破 4 亿，占比超过 30%，进入重度老龄化阶段。2050 年前后，我国老年人口规模和比重、老年抚养比和社会抚养比将相继达到峰值。

与发达国家相比，未来我国生育水平更低、老龄化程度更高，实现人口长期均衡发展挑战巨大。人口发展的这些趋势性变化，将对经济运行全领域、社会建设各环节、社会文化多方面产生深远影响，需要高度关注、积极应对。

（二）人口工作面临多重挑战

在过去人口过快增长时期形成的工作思路和工作方法已难以适应新时代人口发展形势要求，需要深刻了解新时代群众婚育观念、生育选择的变化，广泛凝聚社会共识，全面重塑有利于促进人口长期均衡发展的思想观念、政策法规、体制机制等，提高人口治理能力和水平。

1.生育支持政策体系仍待完善

随着经济社会发展，住房、教育、就业等多重因素影响下的生育养育成本居高不下，加大了年轻人生育顾虑。《关于优化生育政策促进人口长期均衡发展的决定》提出实施积极生育支持措施，《关于进一步完善和落实积极生育支持措施的指导意见》要求加快建立生育支持政策体系，切实解决群众后顾之忧，释放生育潜能，促进家庭和谐幸福。但由于相关工作刚刚起步，配套生育支持政策体系尚不完善，与人民群众的热切期盼相比仍存在较大差距。

2.托育服务发展面临较多困难

普惠托育服务是民生洼地，也是生育支持政策体系的薄弱环节。近年来，我国托育服务政策法规体系、标准规范体系、服务供给体系从无到有、逐步健全完善，但在用地用房、财政补贴、金融保险、人才培养等整体支持政策上仍有明显缺位。普惠托育服务供给严重不足，托育服务价格较高。托育服务从业人员职业素养偏低。综合监管机制尚不健全，存在健康和安全方面的风险隐患。

3.需要大力构建生育友好的社会环境

社会仍未完全形成尊重女性、尊重生育的社会价值和夫妻共担育儿责任等的良好氛围。职场性别歧视问题依然存在，保障劳动就业合法权益仍须加强。一些网络媒体和社交平台为获得流量宣扬性别对立、恐婚恐育、不婚不育等负面信息，影响年轻人对婚恋、家庭、生育的正确认知。

三、新时代人口工作的新任务新要求

（一）牢牢把握实现中国式现代化这一主线

习近平总书记在党的二十大报告中指出，从现在起，中国共产党的中心任务就是以中国式现代化全面推进中华民族伟大复兴。习近平总书记对中国式现代化作了全面深刻的阐释，中国式现代化是人口规模巨大的现代化，是全体人民共同富裕的现代化，是物质文明和精神文明相协调的现代化，是人与自然和谐共生的现代化，是走和平发展道路的现代化。中国式现代化与人口问题密切相关，对做好新时代人口工作提出了新的更高要求。

中国式现代化的首要特征是人口规模巨大。人口问题始终是我国发展面临的基础性、全局性、战略性问题，回顾党的百年奋斗历程，在革命、建设、改革等各个历史时期面临的重大问题都与人口问题密切相关。新时代，实现14亿多人口整体迈进现代化社会，规模超过现有发达国家人口的总和，艰巨性和复杂性前所未有。从中国式现代化这一战略定位出发，可以深切地体会到，人口问题是国之大者，人口发展是关系中华民族发展的大事情。实现中国式现代化要求优化生育政策，促进人口长期均衡发展。实施三孩生育政策及配套支持措施，有利于改善人口结构，落实积极应对人口老龄化战略；有利于保持人力资源禀赋优势，应对世界百年未有之大变局；有利于平缓总和生育率下降趋势，推动实现适度生育水平；有利于巩固全面建成小康社会成果，促进人与自然和谐共生。做好新时代人口工作，将为实现中国式现代化提供坚实基础和持久动力。

习近平总书记指出："在我国这样一个 14 亿人口的国家实现社会主义现代化，这是多么伟大、多么不易！"迄今为止，全世界实现现代化的国家和地区不超过 30 个、总人口不超过 10 亿人，我国在 14 亿多人口规模的基础上实现现代化，将使世界上迈入现代化的人口翻一番多，将彻底改写现代化的世界版图，在人类历史上是一件有深远影响的大事。

（二）持续推进优化人口发展战略这一重大任务

党的二十大报告突出强调了人口发展战略的重要意义，提出"优化人口发展战略"。人口作为社会生活的主体，通过生产、分配、交换、消费各个环节，对经济社会、文化艺术、体育卫生等各项事业起促进或阻碍作用，从而加速或延缓社会发展。当前，极低生育率和严重少子化已成为影响人口均衡发展的最主要风险。在实现中国式现代化过程中，人口数量、素质、结构和分布问题相互交织，人口与经济、社会、资源、环境的相互作用更加复杂。必须坚持底线思维和问题导向，把新时代人口发展态势和问题研究透彻、分析清楚，为中央科学决策提供有力支撑。优化人口发展战略，必须对标中央关于现代化建设的总体战略安排，着眼 2035 年基本实现现代化、2050 年全面建成富强民主文明和谐美丽的社会主义现代化强国的目标，科学制定人口发展规划。人口规模巨大既是优势更是动力，但也蕴藏着风险与挑战。要增强预见性，把握主动权，最大限度发挥人口对经济社会发展的能动作用，减少"少子老龄化"带来的负面影响。

我国人口发展具有自身的鲜明特点，但仍遵循着世界人口发展的基本规律。国际上发达国家人口发展中出现的问题及应对策略，对我们解决自身问题具有很好的借鉴作用。比如，欧美低生育率国家在应对低生育率方面采取的经济支持、时间支持、服务支持等政策措施及其实现路径，日本、韩国等在提高生育水平方面有哪些经验教训等等，值得认真分析研究，择其善者而从之。

（三）加快落实建立生育支持政策体系

党的二十大报告提出，"建立生育支持政策体系，降低生育、养育、教育成本"。这项重要任务写入党代会报告，明确了生育支持的导向和目标。从国际经验看，实施生育支持措施可减缓生育率下降。根据联合国人口政策相关资料，生育水平低于更替水平的国家和地区中有62%采取了提高生育率的措施，其中超过半数生育率实现了一定程度的回升。因此，只有真正把生育政策的重心从生育数量调整转到生育支持上，才能解决群众急难愁盼问题，有效应对人口形势变化。对于建立生育支持政策，要注意从以下方面把握。

1.建立生育支持政策体系应立足于人口治理现代化

建立生育支持政策体系是人口工作的重大变革，工作思路、方法和手段要根据新的形势和任务积极转变，坚决破除长期以来限制生育的思想观念、政策法规和体制机制，努力提升生育水平，提高人口素质，改善人口结构，优化人口分布，促进人口长期均衡发展；重视增强生育政策包容性，优化生育养育综合服务，促进生育友好、儿童优先和家庭发展。

2. 生育支持政策体系的出发点和落脚点在降低"三育"成本

当前，经济负担、子女照料、女性对职业发展的担忧等仍是制约家庭生育的主要因素，群众不愿生、不敢生的主要原因归根结底还是生育、养育、教育子女的成本太高。要解决群众后顾之忧，必须统筹考虑各种制约因素，对症下药，精准施策，切实减轻家庭负担，才能释放生育潜能。

生育支持政策体系应该是全方位、立体化、多层次、能落地的多种政策措施组合。相关国家的实践表明，实施生育支持措施，特别是通过多种政策工具合理搭配、综合发力，为家庭生育提供全方面的支持，比单一政策更能有效促进生育率回升。这些政策工具主要包括：灵活性强且鼓励父母共同参与的时间支持政策，普惠且高质量的服务支持政策，高水平且多样化的经济支持政策。

3. 建立生育支持政策体系要持续加快推进

人口问题具有长期性、系统性和综合性的特征，人口问题一旦浮现出来，常常已经错过最佳解决时机。有研究表明，欧洲国家出台生育支持政策时，总和生育率已低至 1.5 以下，之后采取一系列积极支持措施，约十年后总和生育率才缓慢回升。日本、韩国之所以生育水平长期低迷，主要原因是干预时机太迟、干预措施乏力。目前，我国总和生育率仍存在较大的下行压力，但人口负增长尚处在相对温和的阶段，若不加以有效干预，总和生育率将进一步降低并难以回升，负增长也将加快发展，进而对经济社会发展全局产生全面冲击。因此，要紧紧抓住"十四五"人口发展的重要窗口期，加快推进生育支持各项工作。

当前，我国人口发展和人口工作正处在关键转折期。14亿多人口规模开始负增长，且持续时间长、速度逐步加快，迫切需要认识到问题的严重性和紧迫性，紧紧抓住"十四五"人口仍缓慢减少的有利时期，在思想观念、战略选择、政策制定、工作落实等方面及时作出应对。要坚持以习近平新时代中国特色社会主义思想为指导，深入学习贯彻党的二十大和《关于优化生育政策促进人口长期均衡发展的决定》精神，把中央提出的新任务、新要求转化为具体的政策措施，落地落实落细，开创人口工作新局面。

1.积极抓好工作部署推动

充分发挥国务院优化生育政策工作部际联席会议制度作用，根据《关于优化生育政策促进人口长期均衡发展的决定》任务分工方案，完善新时代目标管理责任制，组织开展全国生育友好工作先进单位创建、全国婴幼儿照护服务示范城市创建等活动，加强基层网络队伍建设，全面提高服务管理能力。

2.深入研究重大人口问题

充分发挥科研机构和专家学者的作用，加强人口监测，准确研判态势。从实现中国式现代化和中华民族伟大复兴的战略高度，加强人口与经济社会、资源环境、科技进步、民族团结、国家安全等重大问题研究，加强政策储备，谋定后动，保障新时代人口工作行稳致远。

3.加快建立生育支持政策体系

鼓励地方按照党的二十大、《关于优化生育政策促进人口长期均衡发展的决定》和《关于进一步完善和落实积极生育支持措施的指导意见》要求，在降低生育、养育、教育成本方面积极探索、大胆创新，在"十四五"期末，使家庭负担有效降低，群众获得感、幸福感明显增强。积极推动建立全方位帮扶保障制度，做好计划生育特殊家庭的扶助关怀。

4.加快发展普惠托育服务体系

推动各地各部门积极行动，着力补齐托育服务的短板。打造多元化、多样化、覆盖城乡的普惠托育服务体系，确保"十四五"期末完成千人口托育数4.5的目标。全面推进托育服务规范化经营、高质量发展，有效解决一批难点、堵点问题，把托育机构成本降下来，把收托价格降下来，保障绝大多数家庭能够"托得起"。

5.广泛开展学习宣传和倡导

深入学习宣传党的二十大和《关于优化生育政策促进人口长期均衡发展的决定》精神，贯彻落实中央关于新时代人口工作的重大决策部署，统一各级各部门的思想和行动。大力提倡适龄婚育、优生优育、夫妻共担育儿责任，尊重生育的社会价值，重视家庭家教家风建设，建设新型婚育文化，营造生育友好的社会环境。

第四章　实施积极应对人口老龄化国家战略

　　以习近平同志为核心的党中央高度重视老龄工作。党的十八大以来，习近平总书记多次主持会议研究部署老龄工作，多次对老龄工作作出重要指示批示，多次到基层社区调研老龄工作，多次看望慰问老年人、给老年人回信，提出了一系列新思想新观点新论断，形成了关于老龄工作的重要论述。习近平总书记指出，"老龄问题是中央最关心的问题之一"，"有效应对我国人口老龄化，事关国家发展全局，事关亿万百姓福祉"。习近平总书记要求，"贯彻落实积极应对人口老龄化国家战略，把积极老龄观、健康老龄化理念融入经济社会发展全过程，加大制度创新、政策供给、财政投入力度，健全完善老龄工作体系，强化基层力量配备，加快健全社会保障体系、养老服务体系、健康支撑体系"，"大力弘扬孝亲敬老传统美德，落实好老年优待政策，维护好老年人合法权益，发挥好老年人积极作用，让老年人共享改革发展成果、安享幸福晚年"。

　　习近平总书记关于老龄工作的重要论述，立意高远、思想深邃、内涵丰富，立足我国人口老龄化的基本国情，科学回答了当前老龄工作面临的理论和实践问题，深刻阐述了老龄事业在党和国家发展全局中的重要地位，明确提出了新时代老龄工作的总体要求、工作理念、发展目标、主要任务、保障措施，为做好新时代老龄工作指明了前进方向、提供了根本遵循。

一、党的十八大以来老龄工作进展和成效

（一）顶层设计更加健全

2019 年，中共中央、国务院印发《国家积极应对人口老龄化中长期规划》，明确了中期到 2035 年、长期到本世纪中叶我国积极应对人口老龄化的战略目标。2020 年，党的十九届五中全会明确提出实施积极应对人口老龄化国家战略。2021 年 5 月，中央政治局会议听取"十四五"时期积极应对人口老龄化重大政策举措建议汇报，对"十四五"时期积极应对人口老龄化的重大政策举措作出部署。2021 年 10 月，全国老龄工作会议召开，对新时代老龄工作作出全面部署。这次会议是党的十八大以来第一次全国老龄工作会议，在我国老龄事业发展史上具有里程碑意义。2021 年 11 月，中共中央、国务院印发《关于加强新时代老龄工作的意见》，将习近平总书记关于老龄工作重要指示精神落实为具体制度设计和政策举措，是指导新时代老龄工作的纲领性文件。2021 年 12 月，国务院印发《"十四五"国家老龄事业发展和养老服务体系规划》，明确了"十四五"时期老龄事业发展的总体要求、主要目标和工作任务。

老龄工作制度体系更加健全。制定全国老龄工作委员会工作规则及各成员单位职责。每年协调召开全国老龄工作委员会全体会议、全国老龄工作委员会办公室主任会议，对当年全国老龄工作作出部署安

排。成立全国老龄工作委员会第一届专家委员会，选定 34 位专家委员，涵盖人口学、经济学、法学、医学等诸多领域。定期编发《全国老龄工作简报》，及时反映各地各部门工作动态，交流先进经验做法。每年发布《国家老龄事业发展公报》，展示我国老龄事业发展成就。

党的十八大以来，老龄法律体系不断完善，修正老年人权益保障法，各省（区、市）均制定了相应的配套法规，《民法典》以及公共文化、基本医疗、公共卫生等领域法律增加了涉老条款。以中共中央、国务院或中共中央办公厅、国务院办公厅名义印发系列政策文件，就建设养老服务和老年健康服务体系、完善养老保险和医疗保险制度、推进医养结合、解决老年人运用智能技术困难问题等作出系列重大决策部署；各地各部门出台了系列老龄工作政策文件，新时代老龄工作制度体系的"四梁八柱"基本形成。

（二）社会保障更加坚实

一是企业职工基本养老保险全国统筹启动实施。建立企业职工基本养老保险基金中央调剂制度，所有省份实现基金省级统收统支。2022 年 1 月，启动实施企业职工基本养老保险全国统筹制度，均衡地区间基金负担，确保养老金按时足额发放。二是基本养老保险待遇稳步提高。基本养老保险覆盖面不断扩大，待遇水平稳步提高。截至 2022 年底，全国参加基本养老保险 10.5 亿人。2012 年以来连续调整企业和机关事业单位退休人员基本养老金。逐步提高城乡居民养老保险待遇，19 个省份提高了当地基础养老金标准。三是困难人员帮扶政策落实落地。推动实现省级高龄津贴制度和经济困难老年人服务补贴、失能老年人护理补贴制度全覆盖。将符合条件的农村高龄、失能等困难老年人及时纳入最低生活保障范围，满足特困老年人集中供养需求，实现了应养尽养。四是多层次、多支柱养老保险体系不断健全。2022年出台推动个人养老金发展的政策文件，填补了养老保险第三支柱制度空白。制定出台个人养老金实施办法等配套政策，确定36个先行城市（地区）。截至2022年底，个人养老金参加人数1954万人。持续推动企业年金、职业年金发展。专属商业养老保险试点区域扩大到全国范围。

（三）养老服务更加完善

一是养老服务政策制度逐步健全。中共中央办公厅、国务院办公厅印发《关于推进基本养老服务体系建设的意见》，重点针对老年人面临家庭和个人难以应对的失能、残疾、无人照顾等困难时的基本养老服务需求，由国家提供基础性、普惠性、兜底性的养老服务。制定国家基本养老服务清单，明确了16项基本养老服务项目。国务院办公厅印发《关于全面放开养老服务市场提升养老服务质量的若干意见》《关于推进养老服务发展的意见》《关于促进养老托育服务健康发展的意见》等文件，不断完善促进养老服务发展政策措施。二是养老服务供给能力不断增强。2021—2022年共安排22亿元支持实施居家和社区基本养老服务提升行动项目。充分发挥中央预算内投资引导带动作用，开展普惠养老城企联动专项行动。截至2022年末，全国养老服务机构和设施总数为38.7万个，床位829.4万张，床位总数比2012年末增长了117.7%。推动城市居住区养老设施建设，配建补齐城市居住区养老服务设施。三是养老服务短板弱项加快补齐。持续优化中职、高职专科、高职本科养老服务相关专业设置。实施康养职业技能培训计划，2020 年至 2022 年，培训康养服务人员 500 万人次以上。建设 10 个国家级（康养）高技能人才培训基地。加强农村留守老年人关爱服务工作，推动建立空巢和留守老年人定期巡访制度。面向独居、空巢、留守、失能、重残、计划生育特殊家庭等老年人开展探访关爱服务工作。四是养老服务质量持续提升。国务院办公厅印发《关于建立健全养老服务综合监管制度促进养老服务高质量发展的意见》，多部门联合印发《关于推进养老机构"双随机、一公开"监管的指导意见》，着力推进养老服务行业综合监管规范化常态化。连续开展养老院服务质量建设专项行动。开展民办养老机构消防安全达标提升工程。持续推进养老服务标准化工作，开展养老服务认证。

（四）健康支撑更加有力

一是老年健康管理服务水平不断提高。印发《关于建立完善老年健康服务体系的指导意见》《"十四五"健康老龄化规划》《关于全面加强老年健康服务工作的通知》等文件，对加强老年健康服务体系建设、促进健康老龄化作出部署。扎实开展健康中国行动老年健康促进行动，实施老年健康素养促进项目，开展首次全国老年人健康素养调查，启动老年营养改善、心理关爱、口腔健康、痴呆防治四项老年健康促进行动。在 15 个省份组织开展老年人失能（失智）预防干预试点，提高老年人主动健康能力。2022 年，基本公共卫生服务经费人均财政补助标准提高到 84 元，在城乡社区获得健康管理服务的 65 岁及以上老年人超过 1 亿。将老年健康与医养结合服务管理纳入基本公共卫生服务项目。不断扩大长期处方、家庭病床等服务覆盖面。制定

《加强中医药老年健康服务工作实施方案》，充分发挥中医药在老年人健康维护、疾病预防和康复中的积极作用。

二是老年医疗和照护服务能力持续加强。印发《关于加强老年护理服务工作的通知》《全国护理事业发展规划（2021—2025年）》，加快发展老年医疗护理，实施老年医疗护理提升行动。开展"互联网＋护理服务"试点，增加上门护理服务供给。在15个省份开展老年医疗护理服务试点。印发《关于开展建设老年友善医疗机构工作的通知》《关于实施进一步便利老年人就医举措的通知》《关于加强老年人居家医疗服务工作的通知》，从老年友善文化、管理、服务、环境等方面方便老年人就医，加强老年人居家医疗服务。截至2022年底，建成老年友善医疗机构的综合性医院8627个、基层医疗卫生机构19494个。在185个城市开展安宁疗护试点，实施安宁疗护服务能力提升项目，截至2022年底，全国设立安宁疗护科的医疗卫生机构超过4200家。

三是老年健康支撑保障不断强化。全民医保基本实现，参保率稳定在95％以上。持续提高居民医保财政补助标准，2022年达到每人每年不低于610元。建立完善职工医保普通门诊统筹，增强门诊共济保障功能，进一步减轻参保老年人门诊医疗费用负担。稳步推进长期护理保险制度建设，出台《长期护理失能等级评估标准（试行）》《长期护理保险失能等级评估操作指南》。截至2022年底，长期护理保险试点覆盖49个城市，参保人员近1.7亿，累计195万人享受待遇。积极推动科技创新2030—"癌症、心脑血管、呼吸和代谢性疾病防治研究"重大项目组织实施，为防治老年人群高发疾病开展技术攻关。老年医学科建设工作逐步推进，截至2022年底，二级及以上公立综合性医院设立老年医学科的比例为69.3％。将老年医学科和医养结合机构医护人员纳入卫生健康紧缺人才培训项目，2021—2023年中央财政累计投入9000多万元，培训11000多人。发布《中国健康老年人标准》《居家、社区老年医疗护理员服务标准》。

四是医养结合深入推进。国务院办公厅转发《关于推进医疗卫生与养老服务相结合的指导意见》，经国务院同意，多部门印发《关于深入推进医养结合发展的若干意见》《关于进一步推进医养结合发展的指导意见》，完善医养结合政策体系。出台医养结合机构审批登记工作通知、医养结合机构管理指南和服务指南、医疗卫生机构与养老服务机构签约合作服务指南、居家和社区医养结合服务指南，优化医养结合机构审批登记流程，规范服务与管理。开展社区医养结合能力提升行动，依托符合条件的医疗卫生、养老等乡镇社区服务机构，提升居家社区医养结合服务能力。联合国家发展改革委等部门实施积极应对人口老龄化工程和"十四五"规划有关重大工程项目，指导各地申请中央预算内投资支持建设医养结合项目。实施老龄健康医养结合远程协同服务试点，确定520家试点机构为老年人提供远程医疗、慢病管理等便利服务。多部门联合印发《智慧健康养老产业发展行动计划》，开展智慧健康养老应用试点示范，2017年以来累计确定示范单位632个，推广三批智慧健康养老产品和服务目录。连续开展医养结合机构服务质量提升行动，将"提升医养结合质量工作情况"列为全国"质量月"活动内容和省级政府质量工作考核要点。印发《关于严禁养老机构违法违规开展医疗服务的通知》，加强监督管理。实施医养结合示范项目，开展示范省（区、市）、县（市、区）和机构创建。组织医养结合人才能力提升培训项目，举办质量提升行动培训班，培训医养结合机构从业人员超过50万人次。推动高等职业教育本科专

业增设"医养照护与管理"专业，组织编写推广专业教材。各地探索
形成了医养签约合作服务、医疗卫生机构开展养老服务、养老机构依
法依规开展医疗卫生服务、医疗卫生服务延伸至社区和家庭等四种相
对成熟的服务模式。截至 2022 年底，全国医疗卫生机构与养老服务
机构建立签约合作关系的共有 8.4 万对，两证齐全（具备医疗卫生机
构资质，并进行养老机构备案）的医养结合机构 6986 家。

五是老年人新冠疫情防控救治工作持续强化。加强老年人疫情防
控宣传教育，落实针对居家、社区、机构老年人各项疫情防控措施。
开展新冠重点人群健康调查，对 65 岁及以上老年人合并基础性疾病
及其疫苗接种情况进行调查并分类登记，制定重点人群健康服务工作
方案，对 65 岁及以上老年人提供分级健康服务。科学统筹区域医疗
资源，完善转诊机制，把医疗救治资源更加集中到患有基础病的老年
人等重点人群。制定出台加强老年人疫苗接种工作方案，努力提升接
种率。加强对口协同，建立健全医疗机构与养老机构、社会福利机构
对口关系，做好养老机构和社会福利机构老年人就医保障工作。

（五）社会参与更加积极

一是老年教育大力推进。国务院办公厅印发《老年教育发展规划
（2016—2020 年）》，30 个省份出台老年教育规划或政策文件。积极推
进国家老年大学筹建工作，在国家开放大学加挂国家老年大学牌子。
成立省级老年开放大学或专门机构，基层设立超过 4 万个老年教育学
习点。二是老年人文化体育活动日益丰富。公共文化设施面向老年人
免费开放，旅游景点对老年人实行门票减免优惠，文化场馆和旅游景
区适老化水平不断提升。出台《关于进一步做好老年人体育工作的通

知》《关于构建更高水平的全民健身公共服务体系的意见》等，促进老年人积极参与健身活动。公共体育场馆向老年人免费或低收费开放，体育公园设置老年人健身区。三是老年人积极作用不断发挥。切实加强离退休干部职工基层党组织建设，激励广大离退休干部充分发挥优势和作用。实施"银龄讲学""老专家服务基层健康行动""银龄行动"等项目，鼓励退休教师、医务人员继续发挥作用。

（六）社会环境更加友好

一是老年人权益保障持续加强。2019 年，多部门联合开展整治侵害老年人权益"保健"市场乱象"百日行动"，全国共立案 21152件。2022 年，多部门联合开展为期半年的打击整治养老诈骗专项行动，共破获涉养老诈骗案件 3.9 万余起，抓获嫌疑人 6.6 万余名，打掉养老诈骗团伙 4735 个，追赃挽损 308 亿元。二是老年宜居环境建设稳步推进。推进"十四五"特殊困难老年人家庭适老化改造。持续推行适老化交通出行服务，2022 年以来，各地共完成 9300 余个城市公共汽电车站台适老化改造，打造 2600 余条敬老爱老服务城市公共汽电车线路。扎实开展全国示范性老年友好型社区创建，2021 年以来命名 1991 个全国示范性老年友好型社区。三是老年人运用智能技术困难问题不断解决。国务院办公厅印发《关于切实解决老年人运用智能技术困难的实施方案》，围绕与老年人密切相关的高频事项和服务场景，提出了 20 条具体工作措施；建立由国家发展改革委、国家卫生健康委牵头的部际联席会议制度，出台便利老年人出行、就医、缴费、办事等文件 20 余个。持续开展"智慧助老"行动，各地累计投入资金约 1.3 亿元，惠及 2500 多万老年人。便利老年人打车出行，各主要网约车平台公司在近 300 个城市上线"一键叫车"服务，累计为 900 余万老年乘客提供服务 5000 余万单。四是孝亲敬老社会氛围日益浓厚。持续开展人口老龄化国情教育。每年在全国开展"敬老月"活动。召开新闻发布会，充分展示党的十八大以来老龄事业发展成果。大力宣传孝亲敬老先进典型事迹，开展敬老养老助老公益广告征集展播活动，2022 年以来，卫视频道累计播出老龄主题公益广告 4.57 万余条次。持续开展中国城乡老年人生活状况抽样调查，为制定政策提供数据支撑。2022 年，开展全国老龄系统先进集体和先进工作者评选，表彰 40 个先进集体和 35 名先进工作者。开展全国敬老爱老助老活动评选表彰、全国"敬老文明号"创建等活动，实施中华孝亲敬老文化传承和创新工程。

二、我国人口老龄化的形势

（一）我国老年人口规模在世界各国中首屈一指

截至 2022 年末，我国 60 岁及以上老年人口达 2.8 亿，占全国总人口的比例为 19.8%；65 岁及以上老年人口达 2.1 亿，占全国总人口的比例为 14.9%。据预测，我国 60 岁及以上老年人口到 2033 年将突破 4 亿，占总人口的比重将接近 30%；2050 年将突破 5 亿。根据联合国发布的《世界人口展望 2022》数据，我国老年人口规模占全球老年人口规模的 1/4 左右，是世界上排名第二的印度老年人口规模的近 2 倍。2020 年，我国 80 岁及以上高龄老年人口规模占世界高龄老年人口规模的 23.6%。在未来 50 年内，我国都将是世界上老年人口最多的国家。

（二）我国人口老龄化速度在人类历史上前所未有

2000年，我国65岁及以上老年人口占总人口比重约为7%，2021年超过14%。从轻度老龄化社会进入中度老龄化社会所需的时间看，法国用了115年，美国、英国、德国用了40多年，日本用了24年，而我国只用了21年。据预测，"十四五"期间，我国人口老龄化速度将进一步加快，60岁及以上老年人口预计年均增加1150万，远高于"十三五"期间年均840万的增速。据联合国测算，从2000年到2050年全球60岁及以上老年人口比重将上升11个百分点，而同期我国60岁及以上老年人口比重将上升20多个百分点，是世界平均速度的2倍多。

（三）我国人口老龄化与人口负增长、少子化交织叠加

进入新时代，我国人口发展面临着深刻而复杂的形势变化，特别是人口负增长背景下，人口老龄化与少子化并存将成为常态。2021年，我国总人口规模达到14.13亿峰值，从2022年开始正式跨入人口负增长阶段。据联合国预测，到2035年，我国总人口将减少到14亿，到2050年将降至13.1亿。人口少子化将不断加深人口老龄化，两者相互交织叠加，给我国人口均衡发展带来深远影响。

（四）我国人口老龄化的城乡和区域差异明显

从城乡差异看，伴随着我国工业化、城镇化进程不断加快，大量农村青壮年劳动力向城镇转移，数量庞大的老年人留守农村，导致农村的老龄化程度明显高于城镇。第七次全国人口普查数据显示，2020年农村60岁及以上老年人口占农村地区总人口比重为23.81%，比城

镇高近 8 个百分点。从区域差异看，东北、长三角、川渝等地区的人口老龄化程度较高。第七次全国人口普查数据显示，2020 年全国人口老龄化程度最高的 7 个省份为辽宁、上海、黑龙江、吉林、重庆、江苏和四川，上述省份的 60 岁及以上老年人口比重均在 20% 以上。

（五）我国应对人口老龄化的任务艰巨复杂

伴随我国老年人口数量和比重的快速提升，社会抚养压力将持续增加。此外，养老金、医疗卫生、失能老年人长期照护等问题在西方发达国家是分阶段、逐步呈现，而在我国是短时期内集中爆发、同步呈现，而且各种问题相互关联、交互影响，面临困难异常复杂，应对任务十分艰巨。

习近平总书记指出，"要积极看待老龄社会，积极看待老年人和老年生活"。人口老龄化不可逆，但并不可怕，更不是洪水猛兽。人口老龄化在给我国经济社会发展带来诸多风险和挑战的同时，也孕育着巨大的发展机遇，要积极、辩证地予以看待。

一是从经济领域看，人口老龄化带来劳动力减少和抚养比升高的同时，也为我国经济发展方式转变和经济增长动力转换带来新机遇。一方面，人口老龄化将持续影响我国劳动力供给格局。据人力资源社会保障部预测，"十四五"期间我国劳动年龄人口将减少 3500 万人。持续升高的社会抚养比导致经济运行成本不断提高，全社会用于养老、医疗、照料、福利与设施方面的费用占 GDP 的比例将不断提高，增加经济运行成本。另一方面，我国 16 岁到 59 岁劳动年龄人口的总量仍然比较充沛，人力资源基础雄厚。而且 2030 年以前，老年人口的增长主要表现为 60 岁至 69 岁低龄老年人的增长，这部分人员不少都具有较高的科学文化素质，是可开发利用的潜在人力资源，随着渐进式延迟法定退休年龄的实施，将有效扩大人力资源供给，获得"第二次人口红利"。与此同时，老龄化带来的劳动力短缺，有利于倒逼企业寻求资本和技术对劳动力的替代，促进产业结构优化升级。

二是从社会领域看，人口老龄化加大社会治理难度的同时，积极发挥老年人的专长和优势有利于促进社会和谐发展。一方面，人口老龄化加重家庭养老负担，导致家庭养老风险增加、家庭代际矛盾显现。不断增长的社会抚养比将深刻改变社会公共资源分配格局，代际利益分配矛盾和冲突日趋明显。当前，我国老年人社会参与的渠道还较少，老年人参与社会发展、共享发展成果的要求越来越迫切，这些都对我国的社会治理体制提出更高的要求。另一方面，老年人在家庭教育中发挥着潜移默化作用，对社会成员具有言传身教作用，在化解社会矛盾、维护社会稳定中具有经验优势和威望优势。"老人安则家庭安""家庭安则社会安"，引导老年人保持老骥伏枥、老当益壮的健康心态和进取精神，发挥老年人的积极作用，有利于保持代际和谐、促进社会稳定。

三是从民生领域看，人口老龄化给社会保障和服务体系带来压力的同时，也将成为促进老龄产业发展、助力经济增长的新动能。一方面，人口老龄化带来养老服务需求、医疗卫生服务需求大幅增加，给社会保障、医疗服务、养老服务体系带来巨大压力。另一方面，我国老年群体消费需求增长迅速、银发经济发展潜力巨大。老年用品和服务供给不平衡不充分的难点堵点一经破解，老年消费市场将得到快速发展，进而带动就业增长。

三、新时代老龄健康工作要点

党的二十大报告提出，推进健康中国建设，实施积极应对人口老龄化国家战略。习近平总书记强调，要把积极老龄观、健康老龄化理念融入经济社会发展全过程。健康老龄化是应对人口老龄化成本最低、效益最好的手段和途径。促进实现健康老龄化，就是要维护老年人的内在能力，改善老年人的外部环境，延长老年人的健康预期寿命。进一步聚焦实现健康老龄化的工作目标和职责，坚持一切为了老年人的健康，推动老龄健康工作从以治病为中心向以人民健康为中心转变，从"以疾病为中心"的单病专治模式向"以患者为中心"的多病共治模式转变，从提高人均预期寿命向提高人均健康预期寿命转变，从以卫生健康部门为主向各部门共同发力转变，持续建立完善中国特色老龄健康服务体系，深入推进医养结合，充分发挥政府、社会、家庭、个人各方作用，切实增进全体老年人的健康福祉。

（一）加强健康促进

开展老年健康促进行动，以及老年口腔健康、营养改善、心理关爱和痴呆防治等老年健康促进专项行动。实施老年人健康素养调查和促进项目。持续开展老年健康宣传周、敬老月等主题宣传活动，大力宣传普及老龄健康政策知识。拓宽基本公共卫生老年健康与医养结合的服务内容和人群。加强老年人重点慢性病的早期筛查和干预，将运动干预纳入老年人慢性病防控与康复方案。支持开展老年人痴呆筛查，推广痴呆干预技术。建立适合我国国情的老年人预防接种制度。提高老年人家庭医生签约服务的覆盖率和质量。

（二）构建服务体系

以国家老年医学中心、国家老年疾病临床医学研究中心和国家区域老年医疗中心为龙头，以老年医院和设置老年医学科的综合性医院为主体，以疾控机构、基层医疗卫生机构、康复机构、护理机构、安宁疗护机构等为基础，建立和完善包括健康教育、预防保健、疾病诊治、康复护理、长期照护、安宁疗护在内的综合连续、覆盖城乡的老年健康服务体系。支持国家区域老年医疗中心、老年医院、老年护理院（中心）和社区老年护理站建设，加强老年医学科和安宁疗护机构规范化建设。稳妥有序开展安宁疗护试点工作。推动综合性医院、康复医院、护理院和基层医疗卫生机构建设老年友善医疗机构。加快构建老年健康标准体系。完善老年健康统计制度和全国老龄健康信息管理系统。

（三）推进医养结合

完善医养结合相关支持性政策措施，支持养老机构通过内设医疗机构、医养签约等方式提升医养结合服务能力，为入住养老机构的老年人提供慢病管理、营养指导、中医药等服务。支持医疗机构开展医养结合服务，支持基层医疗卫生机构拓展医养结合功能。将符合条件的养老机构内设医疗机构纳入医疗联合体，建立双向转诊、资源共享机制，实现医疗、康复、护理、养老等服务衔接。鼓励引导社会力量参与医养结合，提升医养结合机构服务质量。开展社区医养结合能力提升行动，实施医养结合示范项目。加强医养结合人才队伍建设，加大医养结合从业人员培训力度，发挥家庭照护者、社工、志愿者作用。

（四）强化支持保障

支持老年健康服务机构建设。推动完善老年综合评估、安宁疗护服务价格和医保支持政策，推动将高龄和共病作为按疾病诊断相关分组（DRG）付费细化分组的重要因素，在病组（病种）、权重（分值）和系数三个核心要素方面予以适当倾斜。用于社会福利事业的彩票公益金支持医养结合发展。推动将老年医学列为临床医学生的必修课，推动中职、高职、本科等增设医养结合相关专业。推动老年医学科成为内科、全科住院医师规范化培训必转科室。加强健康老龄化的基础和应用研究。持续推进老年专科医师规范化培训、老年医学人才培训和安宁疗护人才能力提升等项目。实施医养结合人才能力提升培训项目，每年培训不少于3万名的医养结合机构从业人员。发挥离退休医务人员作用，鼓励到医养结合机构执业。

第五章　深化医药卫生体制改革

党中央高度重视深化医药卫生体制改革。特别是党的十八大以来，以习近平同志为核心的党中央把保障人民健康放在优先发展的战略位置，将深化医改纳入全面深化改革统筹推进。各地各部门认真贯彻党中央决策部署，加强协同配合，持续深化医保、医疗、医药"三医"联动改革，不断改革完善相关制度和措施，取得了显著成效。全面建立了以分级诊疗、现代医院管理、全民医保、药品供应保障、综合监管等五项制度为重点的中国特色基本医疗卫生制度，建成了世界上规模最大的医疗卫生体系和医疗保障体系，医院软硬件设施建设得到明显改善，医药科技创新能力显著提升，卫生健康服务能力和水平大幅提升，服务的公平性、可及性持续提高，费用负担逐步下降。

党的二十大报告指出，要深化医药卫生体制改革，促进医保、医疗、医药协同发展和治理，标志着深化医改从"三医"联动改革迈入了"三医"协同发展和治理的新阶段。深化医改要全面贯彻落实党的二十大精神，以习近平新时代中国特色社会主义思想为指导，牢牢把握中国式现代化的主要特征和重大原则，正确理解深化医改所处的高质量发展新阶段新要求，把保障人民健康放在优先发展的战略位置，主动融入国家发展大局，积极服务国家重大战略，按照促进共同富裕、乡村振兴战略、健康中国战略、优化人口发展战略、积极应对人口老龄化战略等要求，着力解决发展不平衡不充分问题，让人民群众获得感、幸福感、安全感更加充实、更可持续。同时，深化医改要按照到 2035 年"建成健康中国"的目标，促进全民健康的制度体系更加完善，健康融入所有政策得到充分贯彻；优质高效整合型医疗卫生服务体系逐步建立，为人民群众提供全方位、全周期健康服务；医药卫生健康服务实现高质量发展，优质医疗资源基本满足群众实际需求、分布更加均衡，全民医疗保障和药品供应保障水平不断提高；卫生健康治理能力现代化基本实现，深化医改步入法制化轨道；在全面实现"健康中国 2030"目标基础上，逐步建成与社会主义现代化强国相适应的健康中国，不断实现人民对美好生活的向往。

一、建立健全基本医疗卫生制度

基本医疗卫生制度首见于《中共中央　国务院关于深化医药卫生体制改革的意见》，文件将建立健全覆盖城乡居民的基本医疗卫生制度作为改革目标，构建了"四梁八柱"的制度框架，即建设公共卫生服务体系、医疗服务体系、医疗保障体系、药品供应保障体系，同时完善医药卫生的管理、运行、投入、价格、监管体制机制，加强科技与人才、信息、法制建设，保障医药卫生体系有效规范运转。

经过十余年的发展，基本医疗卫生制度建设已经由动态调整完善的政策规定上升为较为稳定的法定框架，2020 年 6 月 1 日起施行的《基本医疗卫生与健康促进法》第五条第二款规定，"国家建立基本医疗卫生制度，建立健全医疗卫生服务体系，保护和实现公民获得基本医疗卫生服务的权利"，将基本医疗卫生制度建设纳入法制轨道。

下一步，将坚定不移地以习近平新时代中国特色社会主义思想为指导，推动基本医疗卫生制度从框架建设转向内涵建设，进一步固根基、扬优势、补短板、强弱项，发展和完善公共卫生、医疗服务、医疗保障和药品供应保障相关制度安排，围绕人人享有高质量基本医疗卫生服务的目标扎实推进相关工作。

（一）建设中国特色优质高效的医疗卫生服务体系

一是优化资源配置，加强人才队伍建设，推进能力现代化。以基层为重点，落实预防为主，加大人才培养力度，扩大优质医疗资源供给，强化公共卫生和基层医疗服务，提升服务体系整体能力。二是加强分工合作，促进分级诊疗，推进体系整合化。围绕区域协同和上下联动，统筹推进家庭医生签约服务、医疗联合体、防治结合等工作，完善医疗卫生机构分工协作机制。三是提高服务质量，改善服务体验，推进服务优质化。加强医疗质量控制，提高技术水平，优化服务流程，持续改善医疗服务，解决影响群众看病就医体验的突出问题。四是加强科学管理，压实责任，推进管理精细化。加强和改进公立医院、专业公共卫生机构、基层医疗卫生机构的管理，健全管理制度，落实功能定位，实现管理规范化、精细化。五是深化体制机制改革，提升动力，推进治理科学化。促进医保、医疗、医药协同发展和治理，建立健全适应医疗卫生服务体系发展的体制机制，提升治理能力和水平。

（二）健全完善稳定可持续的卫生筹资体系

一是进一步完善财政保障机制，建立稳定的政府投入机制，落实政府对公立医院、专业公共卫生机构和基层医疗卫生机构的投入责任。强化区域卫生规划和医疗机构设置规划在医疗卫生资源配置方面的规范作用。按规定落实政府对符合区域卫生规划的公立医院投入政策，加大对中医医院和基层医疗卫生机构的投入倾斜力度。建立持续稳定的中医药发展多元投入机制。二是持续完善多层次医疗保障体系。统筹好政府、市场和社会多方力量，减轻人民群众自付费用负担。坚持基本医保公平普惠，进一步完善筹资运行、待遇保障、医保支付等重要机制，逐步缩小城乡居民医保和城镇职工医保的筹资和待遇差距。推动大病保险梯次减负，规范调整筹资和待遇政策，提升精准保障水平，更有效地解决因病致贫、因病返贫问题。实施医疗救助托底保障，加大医疗救助的投入力度。积极发展商业健康保险，与基本医保互补衔接，提高重特大疾病和多元医疗需求的保障水平。建立长期护理保险制度，妥善解决我国失能老人护理问题，积极应对人口老龄化。协调发展慈善捐赠、医疗互助等，加强制度衔接，形成综合保障效应。

（三）提升医疗卫生服务体系治理能力和水平

一是建立健全党建统领、法治保障、制度支撑、创新驱动的治理体系，加强政策衔接和系统集成，促进医保、医疗、医药协同发展和治理，提升治理能力和治理水平。二是深化医疗服务价格改革，健全适应经济发展、体现技术劳务价值、政府管理与医院参与相结合的医疗服务价格形成和管理体系，建立分类管理、科学确定、动态调整的医疗服务价格机制。三是推进医保支付方式改革，建立激励相容的医保支付方式。探索对紧密型医疗联合体实行总额付费，加强监督考核，结余留用、合理超支分担。四是深化人事薪酬制度改革，合理制定并落实人员编制标准，建立动态核增机制。落实"两个允许"的要求，动态调整公立医疗卫生机构的薪酬水平，落实有关分配激励政策。五是加强综合监管，健全多元化综合监管体系，强化对医疗卫生服务重点领域和关键环节的监管，完善依法联合惩戒体系。六是加强信息化支撑，发展"互联网＋医疗健康"，加强健康医疗大数据共享交换与保障体系建设。建立跨部门、跨机构公共卫生数据共享调度机制和智慧化预警多点触发机制，强化数据安全监测和预警。

二、促进医保、医疗、医药协同发展和治理

深化医改是一项复杂的系统工程。一直以来，我国坚持改革系统集成，深化医疗、医保、医药"三医"联动，突出改革的关联性和政策的耦合性，推动医改取得显著成效。党的二十大报告强调，"深化医药卫生体制改革，促进医保、医疗、医药协同发展和治理"，对"三医"提出更高要求。

（一）"三医"联动是深化医改的关键举措

"三医"联动改革主要是指医疗、医保、医药等领域的改革举措协同联动、密切关联，共同服务保障人民健康。党的十八大以来，以习近平同志为核心的党中央把保障人民健康放在优先发展的战略位置，将深化医改纳入全面深化改革统筹推进，实行医疗、医保、医药联动改革，以降药价为重点，为调整医疗服务价格提供空间，使公立医院收入结构趋向合理，推动公立医院建立新的运行机制。

深化医改多年来统筹推进"三医"联动改革，在组织领导层面，国家和地方的医改领导小组及秘书处，团结相关部门，加强协调联系，部门合力明显增强。在工作推进层面，针对不同阶段的主要矛盾和问题，有重点地推进改革，重视相关领域协力跟进。"三医"联动改革取得了明显成效，积累了宝贵经验。

（二）"三医"协同发展和治理对深化医改提出更高要求

在目标理念上，要求更加突出以人民健康为中心。中国式现代化强调增进民生福祉，把保障人民健康放在优先发展的战略位置。"三医"要坚持以人民健康为中心的改革价值导向，加快转变思想、转变工作模式，促进全民健康制度体系更加完善。

在参与主体上，要求更加突出调动各方面积极性。要构建一系列的制度和规则，保障医疗、医保、医药相关的行政部门、医疗卫生机构、医药企业、群众等众多健康利益相关方的权益和参与，并调动国家和地方各级的积极性。

在治理手段上，要求更加突出系统集成、协同高效。要明晰改革内在逻辑、实现路径、主次顺序，综合运用组织保障机制、决策协调机制、谈判协商机制、激励约束机制、监测评价机制、信息化手段、技术评估方法等，实现改革举措有机衔接、融会贯通，提升改革质量效果。

在成效评判上，要求更加突出提升人民群众的获得感。人民有所呼，改革有所应。增强人民群众获得感是评判改革成效的标准。好的改革要让老百姓"有感"，这是"三医"协同发展和治理的目标和必然结果。

（三）在协同发展和治理框架下推进"三医"改革的重点

在医保方面，重点是完善多层次的医疗保障体系，减轻老百姓自付费用的负担。老百姓对看病就医，除了希望看好病，还希望花销能承受、自己实际负担小。尽管我国的基本医保取得了很大成就，但这些年来老百姓实际从口袋里拿出的看病钱并没有感觉到明显减少。党的二十大报告强调，中国式现代化是全体人民共同富裕的现代化，不能让医药负担成为共同富裕路上的障碍。要通过健全多层次的医疗保障体系，持续减轻群众自付费用负担。同时，医保方面还要做好多元复合式支付方式改革、深化医疗服务价格改革和常态化制度化开展药品耗材集中采购等工作。改变一种支付方式包打天下的情况，针对住院医疗、长期慢性病医疗服务、基层门诊服务等不同医疗服务的特点，持续深化各类支付方式改革并做好衔接；推进医疗服务价格的结构性调整，提高诊疗、手术、康复、护理、中医等体现医务人员技术劳务价值的医疗服务价格，降低大型医用设备检查治疗和检验等费用；推进药品耗材集中带量采购改革提速扩面，通过战略购买，形成规模、形成效益，引导药品耗材价格回归合理水平。

在医疗方面，重点是深化供给侧结构性改革，更好满足人民群众健康需求。2021 年 3 月，习近平总书记在视察福建省三明市沙县总医院时指出，要均衡布局优质医疗资源，做到大病重病在本省就能解决，一般的病在市县解决，头疼脑热在乡镇、村里解决。这为持续深化医改提供了明确的指引。一是促进优质医疗资源扩容和区域均衡布局，加快构建有序的就医和诊疗新格局。更加注重国家医学中心、区域医疗中心发挥引领作用，省级高水平医院发挥辐射带动作用，地市级三甲医院发挥医疗救治的主力军作用和县级医院发挥县域内龙头作用。同时，更加注重发挥基层医疗卫生机构和家庭医生团队的"网底"和"健康守门人"作用，以及老百姓的自己"健康第一责任人"作用。二是深化以公益性为导向的公立医院改革，推动公立医院高质量发展。关键是有效推广三明医改经验，重点是按照"腾笼换鸟"的思路和"腾空间、调结构、保衔接"的路径调整医疗服务价格，实现公立医院运行机制新旧转换。以建立健全现代医院管理制度为目标，强化体系创新、技术创新、模式创新、管理创新，推动公立医院高质量发展。三是发展壮大医疗卫生队伍，把工作重点放在农村和社区。推动医学院校普遍成立全科医学教育教学组织机构，以"5+3"（5年院校培养+3年规范化培训）为主，结合农村订单定向免费医学生培养、转岗培训等，力争用3—5年的时间让基层全科医生质量和数量都提升一个新的台阶。加强老年专业护士、医疗护理员、养老护理员队伍建设，打造适应老龄化需求的老年护理队伍。培养公立医院高层次复合型人才、创新型专家人才和专业管理人才，发展公共卫生人才队伍，不断完善有利于人才发展的激励机制。四是坚持预防为主，创新医防协同、医防融合机制，更好地维护人民健康。促进医防协同，在卫生健康系统内，医院、基层医疗卫生机构和专业公共卫生机构落实功能定位，加强分工协作，共同为群众提供连续的预防和治疗服务；促进医防融合，在医疗卫生机构内，相关科室、人员协同为群众提供治疗与预防相结合的服务，让群众在治疗过程中既能缓解病情又能预防并发症等。

在医药方面，重点是推进科技自立自强，着力促进医药产业创新发展。在前期药品生产流通使用全流程改革基础上，加快推进医药科技自立自强，让人民群众用上更多治疗效果好、价格便宜、质量放心的国产药。一是加大研发创新支持力度。鼓励新药研发创新，推动从

"替代式"创新向"引领式"创新转变。推进仿制药质量和疗效一致性评价工作，健全以临床价值为导向的新药评估机制。二是推进医保战略性购买。推动建立基本医保制度、商业健康保险等多元化的多方共付体系，健全新药价格形成机制，激发药品企业创新研发动力。常态化制度化开展药品耗材集中带量采购。三是发挥医疗对医药创新的支撑作用。推动产学研医技协作。高水平公立医院要引领高质量医学创新，做主体、起主导、当主帅。四是加强药品安全监管。完善药品器械追溯制度，推进全流程监管。加强飞行检查、随机检查等工作。开展药品临床综合评价，促进规范合理用药。

三、建立整合型医疗卫生服务体系

（一）整合型医疗卫生服务体系的内涵及特点

医疗卫生服务体系是为人民群众提供预防、治疗、康复、护理等一系列医疗卫生服务的载体，主要包括医院、基层医疗卫生机构和专业公共卫生机构，以及与之相关的人员、床位、信息等。整合型医疗卫生服务主要是指根据群众健康需要，将健康促进、疾病预防、治疗和临终关怀等各种医疗卫生服务及其管理整合在一起，协调各级各类医疗卫生机构为群众提供终身连贯的服务。需要供给侧、需求侧、支付侧、管理侧协同发力。整合型医疗卫生服务体系主要解决的是让群众少得病、晚得病、不得大病，以及得病后通过康复治疗恢复健康的问题，以群众的健康需要为导向，提高服务能力，促进服务衔接，改善服务流程，创新服务措施，为人民群众提供全方位全周期的健康服务。

我国优质高效的整合型医疗卫生服务体系具有体系完整、分工明确、功能互补、连续协同、运行高效、富有韧性等特点。体系完整是指医疗卫生资源配置科学合理，所包含的机构、人员、床位、技术、设备、信息等要素，在数量、结构、质量和功能上与群众的健康需要相适应。同时，能够实现城乡、区域、人群的全覆盖和均衡布局。分工明确、功能互补是指各级各类医疗卫生机构的功能定位清晰、职责明确，兼有差异性和互补性，避免功能重复和遗漏缺位。同时，机构和人员能够按照功能定位为群众提供优质的服务。连续协同是指各级各类医疗卫生机构以群众的健康需要为中心，有效协作，形成防治结合、上下联动、医康护养结合的整合型服务模式，为群众提供系统连续的服务。运行高效是指医疗卫生机构有较高的管理水平和运行效率，在一定的资源条件下，实现医疗卫生服务产出的最大化。富有韧性是指医疗卫生服务体系具有一定的资源储备，以及快速响应和组织动员能力，能够及时提升服务效率和能力，有效应对重大传染病和突发公共卫生事件，开展监测预警、应急处置、救援救治等，满足短期内快速增加的服务需要，迅速实现平急转换。

（二）构建整合型医疗卫生服务体系的目标和要求

2023 年，中共中央办公厅、国务院办公厅印发《关于进一步完善医疗卫生服务体系的意见》，要求坚持以人民健康为中心，坚持预防为主，坚持医疗卫生事业公益性，推动医疗卫生发展方式转向更加注重内涵式发展，服务模式转向更加注重系统连续，管理手段转向更加注重科学化治理，建设中国特色优质高效的医疗卫生服务体系，不断增强人民群众获得感、幸福感、安全感。

《关于进一步完善医疗卫生服务体系的意见》还分阶段提出了医疗卫生服务体系的建设目标。到 2025 年，医疗卫生服务体系进一步健全，资源配置和服务均衡性逐步提高，重大疾病防控、救治和应急处置能力明显增强，中西医发展更加协调，有序就医和诊疗体系建设取得积极成效。到 2035 年，形成与基本实现社会主义现代化相适应，体系完整、分工明确、功能互补、连续协同、运行高效、富有韧性的整合型医疗卫生服务体系，医疗卫生服务公平性、可及性和优质服务供给能力明显增强，人民群众健康水平显著提升。

（三）构建整合型医疗卫生服务体系

立足新发展阶段，我国医疗卫生服务体系建设在取得成绩的同时，发展不平衡、不充分的问题仍较为突出，与人民群众的健康需要和高质量发展要求还存在一定差距。下一步，将围绕人民群众健康需要，针对存在的问题，从五个方面构建整合型医疗卫生服务体系。

一是优化医疗卫生资源配置，提升服务能力。加大人才培养培训力度，扩大优质医疗卫生资源供给，抓住"人才"和"机构"这两个关键点，提升卫生健康人才能力，按照功能定位提高各级各类医疗卫生机构的服务能力。二是促进体系整合，加强医疗卫生机构之间的分工合作。立足于现有的国家、省、市、县（区）和基层医疗卫生机构，通过建立目标明确、权责清晰、公平有效的分工协作机制，在纵向和横向上推进体系整合，实现"上下结合""防治结合""医养结合""中西医结合"。三是提高医疗卫生服务质量，增强群众看病就医获得感。加强医疗质量管理和控制，加快卫生健康科技创新，持续改善医疗卫生服务，增强服务的连续性、便捷性和舒适性。四是加强科学管理，提高医疗卫生机构运行效率和服务效能。加强和改进公立医院、专业公共卫生机构、基层医疗卫生机构的管理，健全管理制度，落实功能定位，实现管理规范化、精细化。五是深化体制机制改革，提升服务体系的治理能力和水平。加强联动改革，深化筹资机制、编制人事薪酬和综合监管改革，发挥信息化的重要支撑作用，为医疗卫生服务体系的高效运行提供保障。

四、推动公立医院改革与高质量发展

公立医院是我国医疗服务体系的主体。公立医院综合改革是全面深化改革的重要内容，是深化医改的重中之重，是改善民生的要事、社会发展的实事。党的十八大以来，公立医院改革发展取得重大阶段性成效，为持续改善基本医疗卫生服务公平性可及性，加强重大疫情防控救治体系建设，保障人民群众生命安全和身体健康发挥了重要作用。随着以公益性为导向的公立医院改革不断深入，公立医院改革发展进入了高质量发展的新阶段。

（一）推动以公益性为导向的公立医院改革是党中央、国务院作出的决策部署

2009 年，中共中央、国务院印发《关于深化医药卫生体制改革的意见》，要求建立规范的公立医院运行机制，公立医院要遵循公益性质和社会效益原则，明确了公立医院改革的公益性导向。2017 年，国家卫生计生委等七部门联合印发《关于全面推开公立医院综合改革工作的通知》，要求全部取消药品加成，进一步健全公立医院维护公

益性、调动积极性、保障可持续的运行新机制和科学合理的补偿机制，以公益性为导向的公立医院改革不断巩固。2021 年，国务院办公厅印发《关于推动公立医院高质量发展的意见》，要求加强公立医院主体地位，坚持政府主导、公益性主导、公立医院主导。党的二十大报告明确提出，要深化以公益性为导向的公立医院改革。

（二）以公益性为导向的公立医院改革的原则、目标、路径和重点任务

深化医改尤其是新时代以来，公立医院改革始终强调"充分发挥公立医院公益性质和主体作用"，不断"建立维护公益性、调动积极性、保障可持续的运行新机制"，以"建立公立医院科学补偿机制，以破除以药补医机制为关键环节，通过降低药品耗材费用、取消药品加成、深化医保支付方式改革、规范药品使用和医疗行为等措施，留出空间，同步理顺公立医院医疗服务价格，建立符合医疗行业特点的薪酬制度"为基本路径，将管理体制、运行机制、服务价格调整、医保支付、人事管理、收入分配等改革作为重点任务。

（三）公立医院改革进入高质量发展新阶段，更加突出改革的系统集成、落地见效

2020 年，党的十九届五中全会通过《中共中央关于制定国民经济和社会发展第十四个五年规划和二〇三五年远景目标的建议》，明确高质量发展是通过"质量变革、效率变革、动力变革"，实现"更高质量、更有效率、更加公平、更可持续、更为安全"的发展。2021年，中央深改委第十八次会议审议通过了《关于推动公立医院高质量发展的意见》。2021年，国务院办公厅印发了《关于推动公立医院高质量发展的意见》，标志着公立医院改革进入了高质量发展的新阶段。

公立医院高质量发展，要强化体系创新、技术创新、模式创新、管理创新、加快优质医疗资源扩容和区域均衡布局，发展方式从规模扩张转向提质增效、运行模式从粗放管理转向精细化管理、资源配置从注重物质要素转向更加注重人才技术要素。一是坚持和加强党对公立医院的全面领导。全面执行和落实党委领导下的院长负责制，充分发挥公立医院党委把方向、管大局、作决策、促改革、保落实的领导作用，加强公立医院领导班子和干部人才队伍建设，把党的领导融入医院治理全过程各方面各环节。二是构建新体系。均衡布局优质医疗资源，发展紧密型城市医疗集团和县域医共体，建立健全分级分层分流的重大疫情救治体系，推动从以治病为中心转向以人民健康为中心。三是引领新趋势。加强临床专科建设，推进医学技术创新和医疗服务模式创新，强化信息化支撑作用，以满足重大疾病临床需求为导向，加强基础和临床研究，开展关键核心技术攻关，推动科技成果转化。四是提升新效能。健全以经济管理为重点的科学化、规范化、精细化运营管理体系，坚持和强化公益性导向，健全绩效评价机制，不断提高医疗质量、运行效率、可持续发展能力和患者满意度。五是激活新动力。落实政府投入政策，合理制定并落实公立医院人员编制标准，建立主要体现岗位职责和知识价值的薪酬体系，健全医务人员培养评价制度，建立灵敏有序的医疗服务价格动态调整机制，深化医保支付方式改革，探索对紧密型医疗联合体实行总额付费。六是建设新文化。大力弘扬伟大抗疫精神和崇高职业精神，强化患者需求导向，持续改善医疗服务。关心关爱医务人员，关心年轻医务人员成长，维护医务人员合法权益，坚决保护医务人员安全。

点面结合推动公立医院改革与高质量发展。一是从省级、地市级、医院不同角度试点示范。以省为单位，在11个综合医改试点省份率先推动，对省域内各级各类公立医院明确具体目标、重点任务清单和配套措施清单，探索各级各类公立医院高质量发展路径；以地市为单位，实施公立医院改革与高质量发展示范项目，重点围绕加快构建有序的就医和诊疗新格局、因地制宜深入推广三明医改经验、推动公立医院改革与高质量发展三个方面；以医院为单位，在9个省市的14家大型高水平公立医院开展试点，通过委省共建方式，突破政策壁垒，整合优质资源，打造公立医院高质量发展样板。二是多部门协同统筹推进。在加强党的建设方面，进一步指导各地突出重点任务，完善议事规则；在加强新体系建设方面，重点加强医疗卫生服务体系建设规划，以国家医学中心、区域医疗中心建设为抓手，推进优质医疗资源扩容下沉和均衡布局；在加强新趋势发展方面，突出加强学科规划与转化研究的政策支持，实施专科能力建设规划与临床研究转化能力试点；在提升新效能方面，加强公立医院经济运营管理，从成本核算、运营管理等方面统筹指导；在提升新动力方面，完善价格与薪酬改革的配套政策，推进试点示范。三是建立评价机制。制定发展评价指标，以各省为单位开展推进公立医院高质量发展情况考核评价，各地面向各级各类公立医院开展多维度多指标评价。

在党的二十大精神指引下，通过深化以公益性为导向的公立医院改革，以高质量发展为主题，以改革创新为动力，促进改革举措系统集成、落地见效，更好地解决人民群众看病就医的"急难愁盼"问题，更好地满足人民群众日益增长的美好健康生活需要。

五、规范民营医院发展

民营医院是我国医疗卫生服务体系的重要组成部分，是公立医疗机构的重要补充，对于满足群众多层次、多样化健康服务需求具有重要作用。党的十八大以来，党中央、国务院加快推进供给侧结构性改革，持续激发市场主体活力潜力，培育壮大经济发展新动能，民营医院作为医疗服务提供者、民营经济在医疗服务领域的重要代表，得到进一步鼓励支持。

（一）民营医院的发展现状

近年来，国家层面陆续出台政策鼓励支持社会力量提供医疗卫生服务。2013 年，国务院印发《关于促进健康服务业发展的若干意见》，提出大力发展医疗服务，大力支持社会资本举办非营利性医疗机构、提供基本医疗卫生服务，并鼓励地方加大改革创新力度，在社会办医方面先试先行，加快形成多元办医格局，这是社会办医的重大突破。随后，国家层面先后印发《关于促进社会办医加快发展若干政策措施的通知》《关于支持社会力量提供多层次多样化医疗服务的意见》等政策文件，不断完善制度设计和实施路径，有力促进社会办医健康发展。2019 年，《基本医疗卫生与健康促进法》正式颁布，在总结既往政策的基础上，从法治层面为社会办医发展提供了保障。

随着各项鼓励支持政策落实落地，民营医院取得较快发展，数量大幅增加，但在发展规模、医疗资源和医疗服务能力上，仍与公立医院存在较大差距。而且民营医院发展呈现"四多四少"的特点，即营利性、专科型、小规模、违规执业"多"，长远规划、专科能力、骨干人才、社会责任"少"。

2020年9月起，国家卫生健康委组织开展了为期3年的"民营医院管理年"活动，引导民营医院端正办医理念、规范执业行为、强化内部管理、加强行风建设，保障人民群众健康权益。2022年，国家卫生健康委等9部门联合印发《关于开展医疗乱象专项治理工作的通知》，要求全国各级各类医疗机构通过开展为期1年的专项治理行动，整顿和规范医疗秩序，提高医疗机构特别是社会办医疗机构的依法执业水平。2022年3月起，国家卫生健康委组织开展为期1年的"全国民营医院专项巡查行动"，持续规范民营医院执业行为。截至2023年3月，共巡查民营医疗机构33333家，行政处罚3910家、1290人。

（二）规范民营医院发展的工作安排

习近平总书记在党的二十大报告中指出，要"深化以公益性为导向的公立医院改革，规范民营医院发展"。为深入贯彻落实习近平总书记重要指示精神，下一步，将逐步建立上下联动、部门协同、多方参与的民营医院监管机制，在落实现行政策基础上，重点加强医疗服务质量和经济运行监管，推动民营医院与公立医院共同实现高质量发展，切实维护人民群众健康权益，为建设健康中国提供坚强保证。

一是加强组织领导和部门联动。部署专项治理工作，明确行动重点、行动目标、行动范围、行动内容、实施步骤和工作要求，细化职责分工，强化责任落实。卫生健康部门将继续加强与公安、财政、发改、市场监管、医保等部门联动，通过建立协同监管、联合督查、定期会商等工作机制，指导地方开展合作，严厉打击欺诈骗保、漠视和损害人民群众健康权益的违法违规行为。二是强化依法执业管理。严格规范医疗机构设置审批、备案等准入管理，督促医疗机构全面贯彻《医疗机构依法执业自查管理办法》，落实依法执业主体责任，检查医疗机构及其医务人员的诊疗行为及内部管理，突出基层和中西部地区重点医疗机构监管，规范医疗服务行为，防范医疗风险，严厉打击无证行医行为。三是信息化赋能，构建全流程、全费用、智能化的数据防线。指导各地健全审批、医政、监督等部门信息沟通机制，严格审批、校验、备案管理，摸清监管对象底数，认真落实行政执法责任制，坚持以执法办案为突破口，加强医疗质量和安全管理，严肃查处医疗机构及医务人员违法违规执业行为，严厉打击未取得资质的机构和个人非法开展医疗等行为，加强全过程监管，形成治理闭环。四是完善社会监督机制。收集、整理群众举报线索并依职责转交相关部门查办，对专项治理取得的进展和成果进行宣传。

第六章 促进中医药传承创新发展

党中央、国务院历来高度重视中医药发展，特别是党的十八大以来，以习近平同志为核心的党中央把中医药工作摆在更加突出的位置，将传承创新发展中医药作为新时代中国特色社会主义事业的重要内容，视为中华民族伟大复兴的大事，作出一系列重大决策部署。习近平总书记强调，要深入发掘中医药宝库中的精华，充分发挥中医药的独特优势，推进中医药现代化，推动中医药走向世界，切实把中医药这一祖先留给我们的宝贵财富继承好、发展好、利用好，在建设健康中国、实现中国梦的伟大征程中谱写新的篇章。

一、中医药服务体系健全促进服务能力稳步提升

近年来，在党中央、国务院的坚强领导下，在相关部门和各级党委政府的支持下，中医药事业发展取得了长足进步。《中医医院建设标准》自 2021 年 12 月印发实施以来，高标准中医医院建设有了可遵循的国家标准，中医医院基础条件明显改善，综合服务能力得到提升，中医药特色优势进一步发挥，在满足人民群众多层次多样化的中医药服务需求方面发挥了重要作用。逐步探索形成了融预防保健、疾

病治疗、康复为一体的中医药服务体系,覆盖城乡的中医药服务网络基本形成。中医医疗机构持续增加,服务能力稳步提升,截至2022年底,全国中医类医疗卫生机构80319个,其中中医类医院5862个,床位125.8万张;中医类门诊部3786个,中医类诊所70631个。全国中医药人员达91.9万人,其中中医类别执业(助理)医师76.4万人,中药师(士)13.9万人。全国中医类总诊疗人次达12.3亿。

(一)中医医学高地核心引领作用增强,优质中医医疗资源扩容增量均衡布局

一方面,启动国家医学中心(中医类)建设,打造中医医学高地。《"十四五"国家医学中心建设工作方案》印发实施,统筹考虑国家重大区域战略和生产力布局,遴选一批医学水平突出、影响力强、积极性高的医院,支持建设若干综合类、专科类、中医类国家医学中心。

另一方面,开展国家区域医疗中心建设,推动优质中医医疗资源扩容和均衡布局。支持优质医疗资源富集地区的高水平中医医院作为输出医院,在优质中医医疗资源短缺、转外就医多的地区,通过建设分中心、分支机构、"一院多区"等方式,与地方政府合作建设一批国家区域医疗中心(中医项目),20家中医医院纳入输出医院名单。目前批复的5批国家区域医疗中心项目中,中医项目共27个。各中医项目通过平移输出医院的优质中医人才资源、技术方法和管理理念,有效促进了项目医院医疗水平不断提升,放大了品牌辐射效应,使群众就近得到高水平的中医药服务,一定程度上缓解了当地看病难、看病贵问题。

（二）中医诊疗能力持续提升，中医药特色优势不断彰显

中医专科专病防治体系建设不断加强。持续推进 426 个国家临床重点专科（中医专业）和 1495 个国家中医药局重点专科建设，强化专科管理和内涵提升。建设和培育 221 个区域中医（专科）诊疗中心，中医专科综合实力、临床诊疗能力和疑难危重病症诊疗能力不断提升，辐射带动作用持续增强，区域内中医药服务能力显著提升。

依托现有的中医特色优势突出的地市级中医医院，建设中医特色重点医院，138 家中医医院纳入项目储备库，做优做强中医优势专科，培养一批能够扎根省域、地市的中医药学科带头人和骨干人才，以名医、名科、名药带动医院特色发展。

四川、贵州、云南、黑龙江等 4 省中医医疗机构纳入了省级区域医疗中心建设项目，促进省域优质中医医疗资源的扩容下沉，使更多群众在省域内能够就近享有便利和优质的中医药服务。

打造中医特色鲜明、临床疗效显著、结构布局合理、专业与地域覆盖广泛的优势专科体系。围绕中医诊疗具有优势的专科专病，加强内涵建设，提高中医临床疗效和重大疑难疾病诊疗能力，总结形成诊疗方案并推广应用，带动中医医院特色发展。"十四五"期间将在全国范围内择优遴选建设 1000 个左右国家中医优势专科。

积极推动实施中医药康复服务能力提升工程，加强中医医疗机构康复科建设，切实提升中医药康复服务能力和水平。截至 2022 年底，全国三级公立中医医院设置康复科比例为 89.08%，二级公立中医医院设置康复科比例为 67.68%。

（三）基层短板补强，中医药服务基础不断夯实

一是基层中医药服务能力建设不断取得新成就。以县级中医医院医疗服务能力基本标准和推荐标准为指导，提升县级中医医院医疗服务能力，筑牢基层中医药服务阵地，发挥好基层中医药服务"龙头"作用。开展县级中医医院"两专科一中心"建设，支持每个县级中医医院建设2个中医特色优势专科和1个县域中医药适宜技术推广中心，截至2023年，已支持593个。开展"十四五"时期三级医院对口帮扶县级医院工作，统筹403家三级医院对口帮扶699家县级中医医院，持续提高脱贫地区县级中医医院综合服务能力。推进县域医共体试点建设工作，截至2022年底，在828个试点县（市、区）中，有69%的试点县（市、区）中医医院牵头或参与了医共体。推进全国社区卫生服务中心和乡镇卫生室中医馆建设，中医馆数量达4万余个。改善基层医疗卫生机构中医药服务条件，"十四五"期间，鼓励有条件的地方对15%的社区卫生服务中心和乡镇卫生院中医馆完成服务内涵建设，在10%的社区卫生服务站和村卫生室开展"中医阁"建设。截至2022年底，99.5%的社区卫生服务中心和99.4%的乡镇卫生院能够提供中医药服务，93.4%的社区卫生服务站和81.2%的村卫生室能够提供中医药服务。基层中医药服务能力不断提升，2022年，全国社区卫生服务中心、乡镇卫生院以及村卫生室提供中医非药物疗法的比例分别为96.13%、96.39%和64.39%，方便了群众就医，降低了医疗费用，助力"大病不出县""首诊在基层"等目标的实现。

二是中医药健康服务能力明显增强。印发实施《健康中国行动中医药健康促进专项活动实施方案》，稳步实施妇幼中医药健康促进活动、老年人中医药健康促进活动、慢病中医药防治活动等中医药健康

促进专项活动。首批 60 个中医适宜技术防控儿童青少年近视试点县（市、区）试点工作有序开展，累计干预 3 万余人。举办中医适宜技术防控儿童青少年近视试点工作培训班，培训 390 人。遴选 20 个中医治未病干预指南在重点人群和慢性病患者中推广应用，截至 2022 年底，三级和二级公立中医医院设置中医治未病科的比例为 98.57% 和 89.34%。印发《中医康复中心建设管理办法》《中医康复中心建设指南》，启动中医康复中心申报建设。中医药健康管理持续加强，截至 2021 年底，全国 65 岁以上老年人和 0—3 岁儿童中医药健康管理率分别为 67.5%、76.95%。中央预算内投资近 20 亿元，累计支持 20 余家少数民族医医院建设，安排专项资金支持少数民族医医院制剂能力建设。制定《关于进一步推进医养结合发展的指导意见》，印发实施《中医养生保健服务规范（试行）》。开展老年中医药健康中心建设试点研究，印发《加强中医药老年健康服务工作实施方案》，开展社区医养结合能力提升行动、医养结合机构服务质量提升行动、家庭健康主题推进活动及全国老年健康宣传周活动。全国 90% 以上养老机构能提供中医体质辨识、诊断治疗、康复护理等不同形式的医养结合服务。截至 2022 年底，全国培养了 28.6 万余名健身气功社会体育指导员，建立 3.3 万余个健身气功站点。加快创新中医医疗器械和临床急需产品审评审批。推动智能眼诊仪、畅气通络机器人等中医诊疗关键技术与装备研发。

三是中医诊所、门诊部和特色专科医院加快发展。所有中医诊所实施备案管理，印发新版中医诊所基本标准，保障中医诊所备案管理顺利实施。将只提供传统中医药服务的中医门诊部、诊所和中医专科医院作为社会办中医的优先领域，出台系列推进政策支持社会力量提供中医医疗和健康服务。目前，社会办中医门诊部和诊所已经进入快速发展时期，出现了一批标准化、连锁化、集团化发展的社会办中医品牌。

（四）中西医结合医疗资源和服务能力逐步提质增效

一是中西医结合服务能力逐渐加强。制定印发了《关于进一步加强综合医院中医药工作推动中西医协同发展的意见》，对加强综合医院中医药工作提出了具体要求。综合医院贯彻落实《关于进一步加强综合医院中医药工作推动中西医协同发展的意见》，进一步完善中西医协同相关制度，创新中西医协作医疗模式，强化中医药队伍建设，加强中医临床科室设置。研究制定《综合医院中医药工作指南（2023版)》《综合医院中西医协同发展能力提升行动方案》，推动综合医院建设中医临床科室，扩大中医药服务供给。截至 2022 年，全国设置中医类临床科室的二级及以上公立综合医院 4131 个，占二级及以上公立综合医院总数的 88.97%；综合医院中医类临床科室床位数 15.1万张，门急诊人次达到 1.01 亿，出院人数 325.8 万人。开展了中西医协同"旗舰"医院建设试点项目，确定了 50 个试点项目和 12 家试点单位，并印发项目管理办法，制定项目监测指标，加强项目建设管理。试点项目通过完善中西医结合硬件支撑条件，组建中西医结合临床研究平台和多学科团队，创新中西医结合医疗模式，促进中医和西医强强联合、优势互补，做到中西医结合工作"有机制、有团队、有措施、有成效"。开展中西医协同"旗舰"科室建设，打造中西医协同科室的"国家队"。

二是聚焦重点病种，制定中西医结合诊疗方案。组织开展重大疑难疾病中西医临床协作试点，通过整合中西医资源、优势互补、协同攻关，探索中西医结合防治疾病的新思路、新方法和新模式，遴选确定了 61 个重大疑难疾病中西医临床协作试点项目，一定程度上提高了重大疑难疾病临床疗效，建立了中西医临床协作长效机制。在此基础上，2023 年 5 月，由中国中西医结合学会、中华中医药学会、中华医学会共同制订发布了 52 个中西医结合诊疗方案。目前，已启动新一批重大疑难疾病中西医临床协作项目，于"十四五"时期制定 100 个左右中西医结合诊疗方案。

（五）制度建设不断健全，中医药管理进一步规范

一是各地规范开展中医医院评审工作。通过评审，医院内涵建设得到了加强，医疗质量安全得到了保证，服务质量得以持续改进，医院管理水平和服务效率得以提升。同步开展公立中医医院绩效考核工作，指标体系进一步突出中医内涵，发挥公立医院绩效考核"指挥棒"作用，引导中医医院坚持以中医为主的办院方向。

二是围绕中医治疗具有优势的病种，组织制定了 406 个中医诊疗方案和临床路径并推广应用，促进中医医疗机构因病施治、规范诊疗。印发《中医医院新入职护士培训大纲（试行）》，推动辨证施护深入开展。确定全国 40 家中医医院为诊疗模式创新试点单位，开展中医医院诊疗模式创新试点工作。

三是在医疗质量与安全管理工作中突出中医特色。各级各类中医医院严格遵守医疗质量安全核心制度，建立健全医疗安全与风险管理体系，加强对重点部门、重点环节和重点操作的安全风险管理。制定《中医医疗技术相关性感染预防与控制指南（试行）》，规范中医医疗

技术操作，预防和控制中医医疗技术相关性感染事件的发生。31 个省（区、市）全部建立了中医病历质控中心和中药药事管理质控中心，指导医疗机构加强中医病案管理，促进中药合理使用。对中医类医院开展中药饮片采购验收专项检查，群众用药安全得到保障。

四是巡查力度不断加大，行业作风建设持续提升。印发《大型中医医院巡查工作方案（2015—2017 年度）》，完成 88 家大型中医医院的巡查。通过巡查，加强了行业作风建设，提升了医疗服务水平，强化了医院运营管理，维护了广大人民群众健康权益。印发《关于做好2019—2022 年度中医医院巡查工作的通知》，围绕公立医院党建、行业作风建设、运行管理三个方面，开展新一轮医院巡查工作。印发《古代医家论医德医风医道》读本，以崇德尚廉的优秀传统文化开展道德教育。在中医药系统通报典型案例，将"以案说法"等行业思想教育制度化、规范化。持续开展医用耗材治理、规范医疗服务秩序、打击欺诈骗保等专项工作，行业风气持续改善。

二、在重大公共卫生事件防控救治中发挥重要作用

习近平总书记指出："中西医结合、中西药并用，是这次疫情防控的一大特点，也是中医药传承精华、守正创新的生动实践。"在新冠疫情应对处置过程中，深入学习贯彻习近平总书记关于疫情防控的重要指示批示精神，全面落实党中央、国务院决策部署，坚持人民至上、生命至上、中西医并重、中西医结合、中西药并用，扩面与提质并重，点面结合、分层分类推动中医药早期干预、全程使用、全面覆盖，为抗击新冠疫情作出了重要贡献。

（一）中西医结合，中医药深度参与发挥重要作用

新冠疫情暴发后，在实践中创新形成的"有机制、有团队、有措施、有成效"的中西医结合医疗模式不断推广完善。根据国务院联防联控机制统一部署，结合地方工作需求，国家随时派出工作人员和中医专家积极参与疫情处置工作。各省（区、市）组建的省级医疗救治专家组中均包含中医专家。各地中医药主管部门在当地应急指挥机构统一领导下，统筹协调辖区内中医力量和全国驰援力量，形成"第一时间启动中医药参与的应急防控指挥和救治工作机制，第一时间应用中医药防控救治方案，第一时间有中医药专家团队，第一时间用上中药"的经验模式。定点医院和方舱医院不断强化中医医师配备，深化中西医结合医疗模式，中西医专家联合组成专家组，联合制定完善诊疗方案，联合在一线开展救治，联合进行查房会诊和病例讨论。如武汉保卫战期间，在中医接管的江夏方舱医院，治疗过程均采用中西医结合"全覆盖"和"全过程"的救治方法，实现了"零转重，零死亡，零感染"的目标。在河南、吉林、上海等地抗疫期间，建立健全分类救治体系，精准施治，针对"一老一小"和重症危重症患者，坚持中西医协同、中西药并用。中医药"防、治、康"一体化参与抗疫，各地本土确诊病例和无症状感染者均普遍应用了中医药。在总结各地疫情处置经验的基础上，制定《新冠肺炎聚集性疫情中医药防治工作指引》，从完善中医药参与疫情应急处置机制、做好中西医结合医疗救治工作、开展中医药预防干预、推广中医药康复服务、提升中医药应急工作能力等方面，指导各地做好新冠疫情中医药防治工作。

在疫情进入新阶段，特别是实施"乙类乙管"后，印发《关于在新型冠状病毒感染医疗救治中进一步发挥中医药特色优势的通知》

《关于在综合医院、专科医院进一步加强新型冠状病毒感染中西医协同救治工作的通知》，指导各地进一步完善"有机制、有团队、有措施、有成效"中西医结合医疗模式。在成立的救治专家组和巡诊团队中进一步充实中医专家力量，完善中西医专家会诊机制，开展多学科会诊，强化中西医结合重症医疗救治。组织中医药系统开展培训，各地结合当地情况，以线上线下相结合的方式开展重症救治、中医药等专项培训。应用中医药早期干预，关口前移，最大程度防重症、降病亡。

（二）中医病因病机、治则治法快速确定，及时起效

新冠疫情发生后，国家中医药局及时选派两批高级别专家，第一时间奔赴武汉，深入救治一线诊察病情，会同当地中医专家，从中医角度认识和把握新冠病毒的病因病机，确定治则治法。因时、因地、因人制宜，辨证施治，不断总结经验，优化完善形成覆盖预防、治疗和康复全过程的中医药方案，纳入第三版至第十版国家诊疗方案，筛选了以"三药三方"为代表的一批有效方药，既有通用方，也有针对不同病情不同证型的方剂，还有口服中成药、中药注射剂等，体现了辨病、辨证的统一，体现了传承精华、守正创新的统一。各地按照国家诊疗方案，规范化、同质化开展中医治疗，同时依据中医"三因制宜"、辨证论治原则，分类施治、精准用药、确保疗效。

（三）中医药全程深度参与精准施治，防治效果凸显

"未病先防"理念得到深入贯彻，实现社区防控精准化。将中医药纳入"四早"，充分发挥中医治未病作用。各地结合本地气候和人

群体质特点，制定中医药干预方案，对集中隔离人员第一时间进行中医药干预，并延伸到封控社区及一线重点岗位人群，确保有需求的居家隔离人员和一线工作人员"愿服尽服"，促进关口前移。各地依托本地优质中医药资源组建中医巡回指导专家组，定时到集中隔离医学观察点和封控社区指导中药预防，开展服药随访，确保用药安全。中医药早期干预、及早介入取得良好效果。

注重"既病防变"，治愈率不断提高、病亡率快速降低。根据病情轻重缓急，发挥中医、西医各自优势。对轻型、普通（中）型患者以中医药治疗为主，改善患者发热、咳嗽、纳差、乏力等临床症状，减少向重症发展。对重型、危重型患者采用中西医结合治疗，"一人一策"，发挥中医药在退高热、促进肺部渗出吸收、改善胃肠道症状等方面的疗效，减缓或阻断重症向危重症发展，促进重症向轻症转变。实施"乙类乙管"后，针对重症患者救治，印发第四版重症病例诊疗方案，细化对重症病例的中医治疗内容，病证结合，更加贴合临床实际，方便非中医专业医护人员使用，积极培训推广，增强对中医临床救治的指导。同时组建中医巡回医疗组，开展农村地区中医新冠救治巡回医疗。

注重"瘥后防复"，功能恢复效果显著。在总结各地新冠疫情中医康复经验基础上，组织国家中医专家针对恢复期人群，制定了涵盖中药、中医适宜技术、传统功法等中医技术方法的中医药康复"套餐"并推广使用，促进患者功能恢复，改善乏力、纳差等症状，舒缓情绪，促进早日康复，回归正常生活。在实施"乙类乙管"后，进一步完善恢复期中医药治疗方案，制定《新型冠状病毒感染恢复期主要症状居家康复指引（试行）》，帮助和指导恢复期感染者科学选择中医药康复方式，有效应对恢复期不适症状。

（四）平急结合，中医应急救治能力全面提升

院感防控不断加强，医疗服务稳妥有序恢复正常。指导各地中医医疗机构规范发热门诊、预检分诊点设置和管理，提高检测能力。协调安排抗疫特别国债20亿元，支持国家中医药局直属（管）医院、县级中医医院公共卫生防控救治能力建设，提高中医药重大疾病防控救治和应急处置能力。加强中医医疗机构发热门诊、急诊、肺病科、重症医学科等科室建设，扩大中医药医疗救治资源供给。截至2022年底，全国二级以上中医医院均设置了发热门诊，重症床位持续扩充。中医药系统积极开展疫病防治、急诊急救能力等方面培训，提高中医医院对传染病的筛查、预警和防控能力及对突发公共卫生事件的应急能力。

中医药防治产品实现多元化供给。发布《新冠病毒感染者居家中医药干预指引》，印发《关于在城乡基层充分应用中药汤剂开展新冠病毒感染治疗工作的通知》，鼓励在救治中积极使用中药协定处方、医疗机构中药制剂，合理选择中成药。各地均制定发布了符合地域特点的中医药防治方案、用药指南（指引）、用药参考目录等，扩大中药选用范围，不断丰富完善中医药防治方法和品种。

国家中医紧急医学救援基地实现省级全覆盖。根据平战结合、专兼结合、协调联动、快速反应的总体要求，各地依托高水平中医医院，组建了35个国家中医疫病防治队和33个国家中医紧急医学救援队，建设了35个国家中医疫病防治基地和33个国家中医紧急医学救援基地，覆盖所有省份。印发《国家中医应急医疗队伍建设与管理指

南（试行）》，指导队伍加强建设与管理，全面提升应急救治能力和水平。将中医疫病防治基地建设作为重大项目纳入"十四五"优质高效医疗卫生服务体系建设。

国家级中医专家的指导作用充分发挥。在国家层面组建国家中医药局中医疫病防治和紧急医学救援专家委员会，充分发挥国家级专家对中医应急和救治工作的政策咨询和技术指导作用。指导各省级中医药主管部门在新冠疫情防控中医药专家组的基础上，调整和补充完善省级中医应急医疗专家组，确保在新发突发传染病等重大公共卫生事件中快速反应，第一时间对中医救治提供指导。

现行有效的中西医结合工作机制将得到进一步巩固完善，各地中医医院发热门诊、急诊科、肺病科等科室建设和国家中医疫病防治基地、中医紧急医学救援基地、中医疫病防治队伍、中医紧急医学救援队伍建设将不断加强，中医医院应急与救治能力持续得到提升。

三、中医药人才队伍不断扩大

习近平总书记强调，当前，我国进入了全面建设社会主义现代化国家、向第二个百年奋斗目标进军的新征程，我们比历史上任何时期都更加接近实现中华民族伟大复兴的宏伟目标，也比历史上任何时期都更加渴求人才。实现我们的奋斗目标，高水平科技自立自强是关键。综合国力竞争说到底是人才竞争，人才是衡量一个国家综合国力的重要指标。国家发展靠人才，民族振兴靠人才。我们必须增强忧患意识，更加重视人才自主培养，加快建立人才资源竞争优势。

中医药人才是中医药传承创新发展的重要支撑。深入学习贯彻习近平总书记关于中医药工作和人才工作的重要论述，深入贯彻落实中央人才工作会议精神，召开首次全国中医药人才工作会议，出台《关于加强新时代中医药人才工作的意见》，推动中医药人才工作纳入国家人才发展规划，全面部署推动中医药人才工作，全方位加强中医药人才队伍建设，推动新时代中医药人才队伍建设取得系列重大进展。

（一）中医药人才队伍规模持续扩大，服务效能更加突出

坚持量质并重，做大做强中医药人才队伍，中医药人才为健康中国建设发挥重要的支撑作用。一方面，人才总量稳步增长。截至2022年，中医类别执业（助理）医师数已达76.4万人，较2012年增长2倍多，占执业（助理）医师总数的17.2%。另一方面，人才质量稳步提升。全国中医类别执业（助理）医师中，本科及以上学历占57.8%，中高级职称占43.5%。

（二）中医药人才培养体系不断健全，培养特色更加彰显

院校教育、毕业后教育、继续教育有机衔接，师承教育贯穿始终的中医药人才培养体系基本形成。一是中医药高等教育不断发展。医教协同推动中医药教育综合改革不断深化，中医药院校教育与师承教育相融合的人才培养模式不断建立，省局或省部局共建21所中医药院校，推动办学水平不断提升。截至2021年，高等中医药院校达到44所，涵盖从高职到博士各个培养层次，在校学生总数达到84.5万人，较2012年增长了61.4%。推动11个中医药学科列入国家"双一流"建设体系。二是毕业后教育不断推进。建立中医医师规范化培训

制度，建设中医医师规范化培训基地 268 家，累计招收培训中医医师 17.9 万人。三是中医药继续教育提质扩面。2012 年以来，年均组织举办国家级中医药继续教育项目 1400 项，培训中医药专业技术人员约 24 万人。四是大力发展中医药师承教育。印发《中医药专业技术人员师承教育管理办法》，与职称评审、评优评先等挂钩。推动师承教育与中医专业学位授予衔接。连续开展七批全国老中医药专家学术经验继承工作，培养 9000 余名继承人。

（三）中医药人才工程稳步实施，人才梯队更加完备

实施中医药特色人才培养工程（岐黄工程），构建覆盖中医药各主要专业、覆盖省市县三级医疗机构、覆盖人才成长全过程的培养项目体系。一是加强以领军人才、中青年拔尖人才、基层人才为重点的中医药人才队伍建设。遴选培养 10 名岐黄工程首席科学家、149 名岐黄学者等领军人才，支持建设 35 个中医药创新团队；遴选培养 200 名青年岐黄学者、1200 名中医临床优秀人才、10000 名骨干人才等青年拔尖人才；招收培训 1.8 万名中医全科医生、1.5 万名中医专业农村订单定向生，培训 3.6 万余名中医馆骨干人才等基层人才。建设 1 个岐黄工程国家中医药人才培训中心、30 个中医药高层次人才培养基地、321 个高水平中医药重点学科以及 3500 个全国名老中医药专家传承工作室（含基层），开展两轮全国中医学术流派传承工作室建设，为中医药人才培养提供了平台支撑。二是形成了特色鲜明的中医药人才培养模式。根据岐黄工程不同项目的不同定位，制定个性化培养方案，如岐黄学者主要通过"经典研修、临床研究、学科交叉、战略思维"4 个模块开展培养，中医临床优秀人才主要采用"读经典、做临

床、跟名师、强素养"的经典模式开展培养，骨干人才则采用"自主学习＋游学轮转"形式开展培养。三是发挥了良好的引领带动作用。岐黄学者中 3 人当选为两院院士，1200 名全国中医临床优秀人才中 9 人成为全国名中医、13 人入选岐黄学者、80％的全国中医临床优秀人才成长为科室主任或学科带头人，绝大部分骨干人才成长为所在科室、单位的中坚力量。在岐黄工程带动下，各省（区、市）组织实施了各具特色的省级中医药人才培养工程，如浙江、江西、河南等地分别实施了中医药"十百千"人才工程、杏林计划、仲景工程等，形成了上下联动推进中医药人才队伍建设的良好态势。

（四）中医药人才评价激励机制不断完善，人才成长环境更加优化

符合中医药特点的人才评价激励机制不断健全完善，中医药人才脱颖而出的外部环境逐步形成，中医药人员的干事创业活力得到有效激发，中医药职业荣誉感有力提升。一是国家重大人才工程、院士评选等加大对中医药的支持力度。中国工程院在医药卫生学部单设中医药组，在院士评选中单列中医药组、单列计划，有力推动了中医药拔尖人才成长。党的十八大以来中医药领域新增两院院士 7 名。二是职称制度改革不断深化。突出注重实绩的改革导向，对中医药人员重点考察掌握运用中医经典理论的水平、运用中医诊疗手段诊疗的能力、中药处方运用以及师带徒成果。三是表彰激励机制不断健全。推动构建临时性表彰和周期性表彰相结合的中医药人才表彰激励机制，建立国医大师、全国名中医周期性表彰奖励机制。2012 年以来，评选表彰 3 届共 90 名国医大师、2 届共 201 名全国名中医、60 名中医药高等学校教学名师和 80 名中医药杰出贡献奖获得者，推动各地评选表彰了一批省市级名中医、教学名师等，基本建立了符合中医药行业特点、不同层级衔接、政府表彰和社会褒奖相结合的人才激励机制。

抓好中医药人才工作将是下一步工作的重中之重。深入落实全国中医药人才工作会议精神和《关于加强新时代中医药人才工作的意见》，全面实施中医药特色人才培养工程（岐黄工程），加快推进中医药人才队伍建设，为中医药振兴发展提供坚强人才支撑。

一是医教协同持续深化中医药教育改革。推动中医药院校深化中医药专业课程改革，强化中医思维培养，调整优化学科专业结构，强化中医药专业主体地位，提高中医类专业经典课程比重，建立早跟师、早临床学习制度。实施卓越中医药师资培训计划。推进中医医师规范化培训，强化培训基地内涵建设，推进教学门诊试点，突出中医思维培养和临床能力训练。推动师承教育与职称评审、评优评先等挂钩；持续开展中医药师承教育项目，扩大师带徒范围和数量。

二是加快推进中医药人才队伍建设。全面实施中医药特色人才培养工程（岐黄工程）。持续开展岐黄学者、青年岐黄学者、中医药创新团队、中医临床优秀人才研修以及中药、康复、护理等骨干人才培养项目，实施西医学习中医人才培养专项，持续壮大领军人才、中青年拔尖人才梯次衔接的中医药高层次人才队伍。加强基层中医药人才培养，加大中医专业农村订单定向免费医学生培养力度，开展中医类别全科医生培训、中医馆骨干人才培训等项目。推进中医药学科发展，建设形成一批中医临床教学基地、全国名老中医药专家传承工作室等高水平人才培养平台，提升中医药人才培养能力。

三是健全完善中医药人才评价激励机制。坚持"破四唯"与"立新标"相结合，坚持以创新价值、业务能力、业绩贡献为导向，形成中医临床、基础、科研人才等分类评价体系，对临床人才重点评价临床疗效，对基础人才评价中医药基础理论研究和原创能力，对科研人才评价探索疾病规律、解决临床问题、用现代科学解读中医药学原理的能力。推进深化公立中医医院薪酬制度改革，完善薪酬水平核定机制，鼓励使用中医药技术方法，体现人员技术劳务价值。

四、中医药科技创新驱动焕发时代活力

"要做好守正创新、传承发展工作，积极推进中医药科研和创新，注重用现代科学解读中医药学原理，推动传统中医药和现代科学相结合、相促进"，这是习近平总书记 2021 年在河南南阳考察调研时作出的重要指示，为推动中医药传承创新发展指明前进方向，赋予新的历史使命。作为引领发展的第一动力，科技创新为中医药发展插上腾飞的翅膀，支撑引领着中医药在高质量发展之路上实现一个个新的突破。

（一）中医药科技创新体系不断完善

2021 年，科技部、国家中医药局联合出台了《推动中医药科技创新体系建设的实施方案》，进一步加强中医药科技创新体系建设，系统布局高水平中医药创新基地，完善中医药科技创新机制，激发中医药科技创新活力。在国家级科技平台方面，建设 7 个全国重点实验室，2 个国家临床医学研究中心，5 个国家工程研究中心，4 个国家医学攻关产教融合创新平台建设单位；建成 46 个国家中医药传承创

新中心，40 个国家中医临床研究基地，177 个国家中医药局重点研究室（含 41 个中医药防治传染病重点研究室），初步形成了"国家—行业—地方"三级中医药科技创新平台网络体系。

（二）中医药抗疫科研工作成绩突出

在抗击新冠疫情过程中，中医药人从古典医籍中找灵感，向科技创新要答案，全面加强总体设计和统筹协调，坚持临床科研一体化，贡献中医药科技创新成果，在湖北保卫战、武汉保卫战和应对局部聚集性疫情中取得了良好效果，不仅有效地缓解了疫情集中暴发、医疗资源不足的压力，而且在提高治愈率、降低病死率方面发挥了重要作用，为疫情防控取得重大战略成果作出重要贡献。一是第一时间筛选出以清肺排毒汤为代表的"三药三方"等中药有效方药，在没有特效药的情况下为应急性超常规防控提供了有效的治疗药物和治疗方案。目前已有 4 个抗疫中成药获得国家药监局批准上市，多种老药获得增加治疗新冠病毒适应症临床批件。二是三年多来共争取设立 15 个国家级中医药抗疫科研项目，支持经费 9500 万元；设立 163 项国家中医药局应急专项课题，支持经费 730 万元。围绕中医药治疗新冠病毒临床疗效评价、作用机制、有效方药筛选及研发等方向形成了一批高质量的研究成果，为说明白、讲清楚中医药疗效和原理提供支撑。三是建立了"国家局—省中医药局"应急科研联络机制，指导各地根据疫情发生情况及时规范开展中医药临床科研应急攻关工作。

（三）中医药传承创新加速振兴发展

名老中医学术经验传承、古籍保护传承等领域部署力度不断加大。"中华古籍保护计划"项目《中华医藏》编纂工作积极推进，目前第一批成果已出版。同时，通过中医药古籍文献传承专项、中医药古籍挖掘与保护条件提升项目等工作，系统推进中医药古籍保护、研究与利用，并在全国开展中医药行业古籍馆藏条件改善和修复能力提升，加强中医药古籍数字化建设。

（四）中医药科技创新成果更加凸显

2019 年健康中国行动启动实施以来，通过临床和机理研究，中医药在防治重大疾病、常见多发病方面取得重要进展，不断阐释中医药原理，在建立中医药循证研究方法学体系、中药产业化发展和关键技术创新等方面均取得重要进展，获得国家科学技术进步一等奖1 项、二等奖 7 项。2022 年，《"十四五"中医药科技创新专项规划》发布实施，持续加强中医药科技支撑平台建设，推动中医原创理论系统化诠释与创新，阐释中医药治疗重大疾病的核心病机，优化防治方案，加强中药新药创制与中医药关键技术装备研发，为中医药高质量发展发挥引领和支撑作用。

（五）中医药伦理平台建设加快推进

积极主动应对国际科研伦理发展的挑战和机遇，结合国家中医临床研究基地建设开展伦理平台建设与评估，主导建立的中医药研究伦理审查体系认证正式获批为国家认证项目（CAP 认证）。2023 年 2 月，国家卫生健康委、教育部、科技部、国家中医药局联合印发《涉及人的生命科学和医学研究伦理审查办法》，进一步加强伦理审查管理工作。

五、中药产业发展水平不断提升

在顶层设计、政策供给、经典传承和理论创新的多重驱动下，中医药传承创新成果全面支撑中药产业发展，产生显著的经济效益和社会效益。《关于促进中医药传承创新发展的意见》《"十四五"中医药发展规划》相继印发实施，大力推动中药质量提升、中医药产业和健康服务业高质量发展；《中医药振兴发展重大工程实施方案》包含8项重点工程，安排了26个建设项目，其中第5项重点工程就是要实施中药质量提升及产业促进工程。在国家政策的不断推进下，中药产业发展水平不断提升。

（一）中药创新研发更具活力

近年来，国家持续加大中药科技投入，建设一批全国重点实验室、国家工程研究中心等国家级平台，实施"重大新药创制"重大专项、"中医药现代化"重点研发计划、中药标准化等国家重大项目，持续加强中药基础、资源保障、新药研发等研究，全面提升中药产品技术水平，提高中成药产品的临床价值与科学价值，增强产品的科技竞争力，完善中药产业链标准体系，推动了中药产业整体提质增效。

（二）中药质量保障更加有力

一是全面完成第四次全国中药资源普查工作，范围覆盖全国31个省份所有县域，摸清中药资源家底，建成由1个中心平台、28个省级平台、65个监测站组成的国家基本药物中药原料资源动态监测和信息服务体系，布局2个中药材种质资源库，中药资源保护与开发利用水平得到大幅提升。二是运用第四次全国中药资源普查成果，针对大宗常用和临床短缺等重点品种支持建设一批适应当地的道地药材、珍稀濒危中药材良种繁育基地和种植基地，开展规范化种植、种子种苗繁育等技术培训和推广应用，中药材种植规范化水平不断提升。三是依托高等院校、医疗机构、企业等单位建设74家中药炮制技术传承基地，开展特色炮制技术挖掘、中药饮片标准制定、生产工艺优化、临床推广应用等工作，促进特色中药饮片临床优势发挥，饮片临床疗效显著提高。

（三）中药审评审批政策体系日益完善

推动改革完善符合中医药规律的中药审评审批制度，国家药监局发布《中药注册管理专门规定》，全方位、系统地构建了中药注册管理体系，建立中医药理论、人用经验和临床试验"三结合"的审评证据体系。中药新药临床试验和上市申请数量均持续增加，2017年以来获批上市中药新药共20件，其中2021年12件，2022年7件。作为具有我国自主知识产权和中药创新来源的古代经典名方，从2008年《中药注册补充管理规定》首次提出"经典名方"的定义和简化注册开始，共识不断凝聚，路径逐渐清晰，目标更加明确。2022年首个按经典名方目录管理的中药新药苓桂术甘颗粒通过技术审核，获批上市，中药创新研发活力不断增强，新药研发不断加速。

（四）中药产业发展水平不断提升

以中药农业为基础、中药商业为纽带、中药工业为主体的产业体系不断完善，产业发展态势良好。相关统计数据显示，2020年至

2022 年中药工业主营收入分别为 6196 亿元、6919 亿元、7543 亿元，增长态势良好，2022 年较上年增长 9%。

（五）中药特色助力乡村振兴

中医药具有重要的经济资源和生态资源属性。结合脱贫地区自然条件，因地制宜发展大宗、道地药材种植、生产，带动农业转型升级，增强脱贫地区自我发展能力和造血功能，促进脱贫人口持续增收。全国 832 个脱贫县中有 155 个县以中药材为主业，中药材产业在巩固脱贫攻坚、推进乡村振兴中的特色优势和作用得到充分发挥。

下一步，围绕中药种植、研发、生产、使用全过程，科技支撑引领作用将得到进一步增强，中药质量将持续提升，中药产业高质量发展将迈上新台阶，更好地彰显中药临床价值，满足人民群众用药需求。

六、中医药健康文化素养水平不断提升

中医药是中国古代科学的瑰宝，也是打开中华文明宝库的钥匙。《"健康中国 2030"规划纲要》明确提出，要"推进中医药文化传承与发展"。大力弘扬中医药文化，是贯彻落实习近平总书记重要指示批示精神和党中央、国务院决策部署的必然之举，是传承发展中华优秀传统文化的应有之义，是中医药振兴发展的血脉之基，对于坚定文化自信、增强民族自豪感具有重要意义。

（一）中医药文化建设机制不断健全

中医药文化工作是一篇"大文章"，离不开多方合力共建。

"十三五""十四五"时期，先后实施中医药健康文化推进行动、中医药文化传播行动，推动中医药文化建设顶层设计不断迈上新台阶。2021年，中医药文化弘扬工程列入《中华优秀传统文化传承发展工程"十四五"重点项目规划》，2022年国家中医药局、中央宣传部、教育部、商务部、文化旅游部、国家卫生健康委、国家广电总局、国家文物局联合制定印发《"十四五"中医药文化弘扬工程实施方案》。中医药文化建设的资源和力量进一步整合，多部门协同工作机制进一步完善，组织保障得到切实加强。

（二）中医药文化和科普活动精彩纷呈

通过展览展示、互动体验、巡讲直播、文化作品征集、知识大赛等多种形式，传播中医药文化理念，打造了一批全国联动的中医药文化活动，更好地满足群众对中医药的文化需求。举办系列中医药文化活动，"中医中药中国行"全国主题活动先后在鸟巢、国家博物馆、世园会等地举办，中医药文化传播行动"走进名医故里"系列主题活动在湖北蕲春、河南南阳、安徽亳州、陕西铜川陆续举办。连续举办中医药健康文化知识大赛、精品遴选、科普巡讲、文创产品设计大赛、说医解药大赛等，其中，第二届中医药健康文化知识大赛作品抖音平台播放量超2.7亿次。"悦读中医"连续举办9届，已成为全民阅读领域的品牌活动。推出科普活动"千名医师讲中医"，累计推出中医药科普微视频900余个、科普文章1600余篇，开展线上直播27期，全平台播放量超千万次。各地中医药文化活动精彩纷呈，累计2.8万余场，参与和辐射人数超过1800万。丰富中小学中医药文化教育和活动，结合名医故事、传统节日、二十四节气等，举办了形式多样的校园中医药主题日活动，其中，中医药文化进校园仲景冬至日、爱眼端午日、关爱脊柱日活动吸引近60万中小学生参与。各地不断加强部门合作，将中医药知识纳入中小学地方课程，支持中医药院校、医院和中小学共建"中医药文化教育基地""中医文化共建园地""志愿服务基地"，建设校园中医药文化角和学生社团，指导举办形式各样的中医药文化体验活动，陆续出版《中医药与健康》《中医药文化》《全国中小学中医药文化知识读本》等一批青少年读物。

（三）中医药文化科普产品供给丰富多样

探索"中医药＋动漫"全新传播形式，推出青少年中医药文化系列漫画"团团健康小课堂"，累计近200篇，篇均阅读量10万＋，受到青少年群体的喜爱。遴选发布中医药动漫形象"灸童"，推出系列周边文创、"灸童说"短视频产品，不断拉近中医药与年轻群体的距离。创作"中医药＋冰雪运动"主题动漫片《手指的魔法》，于北京冬奥会期间上线，为这场冰雪盛宴增添一抹中医药亮色。指导推出《本草中国》《本草无疆》《国医有方》《新时代的中医药》等纪录片。推出"大医精诚　无问西东——中西医结合抗击新冠肺炎纪实展""华踪医迹——东南亚华侨华人与中医药文化展""智慧之光——中医药文化展""发现中医之美——中国传统医药文物特展"等系列精品展览。

（四）中医药传播平台建设取得新成效

支持各地在乡镇卫生院、社区卫生服务中心、基层中医馆、社区居委会、乡村群众活动场所等建设2万余个中医药健康文化知识角，方便群众更便捷获取正确、规范的中医药养生保健知识。遴选建设全国中医药文化宣传教育基地81家，覆盖31个省（区、市），总面积近45万平方米，每年接待数百万人次；上线全国中医药文化宣传教育基地网上展馆，有效拓宽了中医药文化展示路径。拓展新媒体传播渠道，顺应线上传播的发展趋势，积极构建以政务新媒体平台为核心、各地中医药机构新媒体平台为支撑的中医药文化传播矩阵，不断扩大中医药文化的覆盖面和影响力。

下一步，将继续深入推进中医药文化弘扬工程，大力挖掘中医药文化的精神内涵和时代价值，推动中医药经典普及化，推进中医药文化传播平台建设，遴选建设一批中医药文化宣传教育基地和中医药文化体验场馆；不断丰富中医药文化产品和服务供给，打造一批中医药文化品牌活动、精品力作，推动中医药文化传播体系不断健全，促进公民中医药健康文化素养水平不断提升，为建设健康中国、文化强国贡献力量。

七、中医药开放发展新格局加速形成

党的十八大以来，中医药"走出去"步伐逐渐加快，中医药医疗、教育、科技、文化、产业等领域国际合作取得显著进展，为维护人类健康福祉作出积极贡献。

（一）中医药成为助力人类卫生健康共同体的重要载体

2017年1月，习近平总书记访问世界卫生组织总部并赠送针灸铜人雕塑，强调要用开放包容的心态促进传统医学和现代医学更好融合，期待世界卫生组织为推动传统医学振兴发展发挥更大作用，为促进人类健康、改善全球卫生治理作出更大贡献。据不完全统计，近年来，习近平总书记在上合组织成员国元首理事会会议等 30 余场国际活动中推介中医药，积极倡导开展国际合作，并见证中国—吉尔吉斯斯坦、中国—乌克兰、中国—澳大利亚、中国—尼泊尔、中国—巴西等多个中医药双边合作文件签署仪式，中医药成为助力构建人类卫生健康共同体的重要载体。

（二）中医药助力共建"一带一路"作出积极贡献

印发《中医药"一带一路"发展规划（2016—2020 年）》《推进中医药高质量融入共建"一带一路"发展规划（2021—2025 年）》，为中医药融入"一带一路"建设擘画了顶层设计和具体路线图。目前，中医药已传播至 196 个国家和地区，在共建"一带一路"国家建设了 30 个较高质量中医药海外中心，在国内建设一批中医药国际合作基地。屠呦呦研究员因发现青蒿素获得 2015 年诺贝尔生理学或医学奖，复方青蒿素快速清除疟疾项目帮助非洲逾百万人口地区短期内实现了从高疟疾流行区向低疟疾流行区的转变，中医药为共建"一带一路"国家民众提供了优质中医服务和中药产品，为共建"一带一路"国家改善民生、促进医疗卫生事业可持续发展作出积极贡献。

（三）中医药进入世界主流医学体系，推动国际传统医学发展

第 62 届、第 67 届世界卫生大会两次通过由中国提出的《传统医学决议》，敦促世界卫生组织成员国将传统医学纳入国家卫生体系。第 72 届世界卫生大会审议通过了《国际疾病分类第十一次修订本（ICD—11）》，首次纳入起源于中医药的传统医学章节，中医药历

史性地进入世界主流医学体系。推动世界卫生组织召开中医药救治新冠病毒感染专家评估会并发布《世界卫生组织中医药救治新冠病毒感染专家评估会报告》，报告肯定中医药救治新冠病毒感染的有效性和安全性。推动国际标准化组织成立中医药技术委员会（ISO/TC249），制定颁布了100项国际标准。

（四）国际交流合作发展持续扩大，中医药国际影响力不断提升

中医药被纳入多个政府间人文交流合作机制，中医针灸、藏医药浴法、太极拳被列入联合国教科文组织"人类非物质文化遗产代表作名录"，《本草纲目》《黄帝内经》和藏医《四部医典》被列入"世界记忆名录"，为推动以中医药为代表的中华传统文化与世界文明交流互鉴作出积极贡献。推动中医药服务贸易发展，中医药被纳入16个中外自由贸易协定。建设了31个国家中医药服务出口基地，积极参与国内自由贸易试验区和海南自由贸易港建设，推动中医药与健康旅游、森林康养业态融合发展。截至目前，中医药已经成为中国与东盟、欧盟、非盟、拉共体以及上海合作组织、金砖国家、中国—中东欧国家合作、中国—葡语国家经贸合作论坛等地区和机制合作的重要领域。

（五）打造粤港澳大湾区中医药高地，服务国家发展大局取得新成就

颁布实施《粤港澳大湾区中医药高地建设方案（2020—2025年）》，构建粤港澳大湾区中医药共商共建共享体制机制。在《内地与香港关于建立更紧密经贸关系的安排》《内地与澳门关于建立更紧密经贸关系的安排》允许港澳中医师赴内地开展短期行医的基础上，推动港澳中医师在内地公立医疗机构执业等一系列政策落地实施，支持港澳年轻一代到粤港澳大湾区执业创业。将港澳中医师纳入"全国名中医"和"青年岐黄学者"支持项目，促进港澳地区融入中医药学术思想继承和创新发展格局。简化港澳已上市的传统外用中成药在内地（广东省）注册审批流程，支持港澳地区做强做大中药产业。以香港首家中医医院及政府中药检测中心、粤澳合作中医药科技产业园、中药质量研究国家重点实验室等为载体，推进粤港澳大湾区中医药产学研用一体化、产业化、现代化发展，为港澳长远发展注入新动力，促进港澳融入国家发展大局。

下一步，中医药开放发展前景广阔。一是深化政府间中医药交流与合作。推进中医药高质量融入共建"一带一路"，实施中医药国际合作专项。二是加强与国际组织合作。深化与世界卫生组织合作。支持国际标准化组织中医药技术委员会发布中医药相关标准。发挥世界中医药学会联合会、世界针灸学会联合会平台作用，推动中医药海外发展。三是促进中医药服务贸易发展。用好服贸会等高层次平台，组织中医药板块活动。高质量建设国家中医药服务出口基地，完善中医药服务贸易统计体系。四是加强与港澳台地区合作。推动粤港澳大湾区中医药高地建设。深化对台中医药交流合作。

八、中医药法治体系不断完善

（一）中医药法治建设迈出重大步伐

《中华人民共和国中医药法》是我国第一部中医药领域的综合性、

全局性、基础性法律。《中医药法》颁布后，认真履行法定职责，措施有效有力，形成了部门协同、上下联动、社会支持的法律实施良好氛围，为中医药传承创新发展提供坚实的法律保障。2021年全国人大常委会专门对《中医药法》实施情况进行了执法检查，执法检查报告也充分显示《中医药法》实施以来极大地促进了中医药的发展，同时也对中医药未来发展产生了积极深远的影响。

一是中医药发展全方位步入了法治化轨道。《中医药法》对中医药服务、中药保护与发展、中医药人才培养、中医药科学研究、中医药传承与文化传播等方方面面作出了制度安排。《中医药法》出台后，国家中医药局积极协调国家卫生健康委、国家药监局等有关部门制定完善配套制度，陆续出台了《中医诊所备案管理暂行办法》《中医医术确有专长人员医师资格考核注册管理暂行办法》等6项配套规定。同时，27个省份新制定、修订了地方中医药条例，形成全方位、立体化、多层次较为成熟的法规体系，依法保障中医药传承创新发展始终沿着法治轨道健康有序推进，这也为中医药治理体系建设奠定了扎实基础和提供了坚强保障。

二是长期制约中医药发展的突出问题得到有效解决。《中医药法》构建了符合中医药特点和规律的法律制度，对相关法律制度中不适应中医药发展的制度作出了调整或者修正，解决了制约中医药发展的突出问题。如，中医诊所由审批改为备案管理，解决了社会反映的举办中医诊所审批困难的问题；中医医师资格由单一的医师资格考试创新为同时可以通过考核获得中医（专长）医师资格，考试和考核并轨，解决了一些中医医术确有专长人员行医资质的问题。再如，在法律中首次明确道地中药材的概念，有力促进和规范了中药材质量的提升和产业的发展；简化古代经典名方中药复方制剂注册审批，医疗机构使用传统工艺配制中药制剂实行备案管理，促进了中医药特色优势的发挥。同时，积极推动在相关法律法规的制定、修订中体现中医药特点。如，《中华人民共和国医师法》首次在法律中明确中医医师、西医医师的分类表述，解决了中医、中西医结合医师在临床科室的执业范围等长期制约中医、中西医结合医师执业的瓶颈问题。

三是为世界传统医药发展提供中国方案。《中医药法》是一部具有鲜明中国特色、中国风格，体现深厚历史底蕴和文化自信的重要法律，为其他国家传统医药立法提供了中国样本，为世界传统医药发展作出了中国贡献。

（二）中医药监督执法机制初步建立

近年来，深入贯彻落实《中医药法》和《中共中央　国务院关于促进中医药传承创新发展的意见》有关要求，强化事前事中事后监管，不断提升中医药监督执法能力，严厉打击非法行医、超范围执业、假借"中医"旗号夸大虚假宣传等损害群众利益、影响中医药声誉的违法违规行为。

一是建章立制，逐步建立完善中医药监督执法工作规范。根据《中医药法》和《中共中央　国务院关于促进中医药传承创新发展的意见》有关要求，先后制定发布了《关于加强中医药监督管理工作的意见》《中医药服务监督工作指南（试行）》等一系列文件，为中医药监督执法提供法律依据和制度保障。

二是开展专项整治，严厉打击中医药领域各类违法违规行为。国家中医药局与国家卫生健康委、市场监管总局等部委联合开展医疗乱象、医疗美容行业、违法违规使用医保基金突出问题专项治理，重点打击以"网络名医"名义诈骗行为和医疗美容行业突出问题等。协调市场监管总局加大对虚假违法中医医疗广告的监测力度，发现虚假违法中医医疗广告线索及时移交市场监管部门调查处理。

三是组织骨干培训，持续提升中医药监督执法能力和水平。2016年至2022年，每年安排1550万元中央转移支付公共卫生专项资金，开展中医药监督执法骨干培训，共培训监督执法人员18850人次，不断加强监督执法人员对中医药政策法规、基本知识的理解及对中医药服务监督执法标准的把握，初步建立各省级中医药监督执法专家库562人，评选办案能手74人，收集典型案例103个。

第七章　健全公共卫生体系

一、提高重大疫情监测预警和防控救治能力

（一）重大疫情监测预警体系和能力建设

党的十八大以来，特别是在新冠疫情防控中，充分运用信息技术手段，持续推进现代化传染病疫情监测预警体系建设，重大疫情早发现能力显著提升。

1. 疫情监测及时性大幅提高

我国已建成全球规模最大的传染病网络直报系统，覆盖全国几乎所有二级以上医疗机构，历经多次优化升级，目前已安全稳定运行近20年。从诊断到报告，时间间隔已降至4小时，报告效率和质量得到很大改善，有利于实时监控传染病疫情发展趋势，及时侦测传染病疫情暴发信号，指导各级疾控机构进行调查处置。

2. 实验室检测能力大幅提升

我国已经建立了上下联动、分工协作的国家、省、市、县四级实验室检测网络，100%的省级和90%的市级疾控中心具备核酸检测、常见及重大传染病相关病原体的分离鉴定能力，建成一批高等级生物安全实验室，重要病毒性传染病实验室网络和国家致病菌识别网络逐

步完善，建立 72 小时内快速鉴定 300 种已知病原体和未知病原体技术体系，显著提高传染病发现报告的及时性。

3. 新冠疫情多渠道监测体系初步形成

为动态掌握新冠病毒感染水平和变化趋势，及时监测病毒变异及生物学特性变化，评估医疗资源负荷情况，在传染病网络直报基础上，进一步拓展监测渠道，建立多个监测子系统，包括病例报告监测系统、医疗机构发热门诊（诊室）监测系统、哨点医院监测系统、病毒变异监测系统、城市污水监测系统、重点机构聚集性疫情监测系统、人群核酸和抗原检测监测系统、医疗机构在院病例监测系统、社区人群哨点监测系统、网络调查系统等。初步形成兼顾常态和应急、入境和本土、城市和农村、一般人群和重点人群的多渠道监测体系。

在新冠疫情常态化防控的新形势下，将继续优化完善新冠疫情监测系统，强化疫情形势分析和趋势研判。加强医防协同，推行疾控机构和医疗机构传染病监测相关信息逐步直接交换。以新发突发传染病、不明原因疾病、可能输入性烈性传染病监测为重点，以传染者临床症候群监测、病原微生物实验室监测和社会舆情监测系统建设为抓手，建立健全传染病疫情监测预警系统，完善不明原因疾病和异常健康事件监测机制，建设国家、省两级一体化信息管理平台，形成多点触发、反应快速、权威高效的传染病监测预警体系，完善跨部门协作和信息共享机制，及时研判风险，强化早期预警，为传染病疫情防控、应急处置和科学研究提供有力的技术支撑。

（二）重大疫情防控救治体系和应急能力建设

习近平总书记在党的二十大报告中明确提出了加强重大疫情防控

救治体系和应急能力建设的重大任务，对维护国家公共卫生安全、推动卫生健康事业发展、捍卫人民生命健康具有重要意义。以习近平新时代中国特色社会主义思想为指引，从国家安全战略高度出发，充分借鉴抗击新冠疫情经验做法，着力弥补薄弱环节，解决突出问题，加快构建科学高效、可持续发展的重大疫情防控救治体系，提升重大疫情应对能力和水平。

1. 重大疫情防控救治体系和应急能力建设取得的成效

习近平总书记始终心系人民健康，确立新时代党的卫生健康工作方针，重大疫情防控救治体系和应急能力取得长足进步，全面建立起医疗应急预案体系，强化应急处置等各个环节工作，加强了医疗应急基地与队伍、医疗应急物资储备等各方面的建设，加大了医疗应急知识的宣传普及力度。

一是指挥管理体制不断健全。建设统一高效的应急指挥体系，确保指令清晰、系统有序、条块畅达、执行有力，在总结新冠疫情防控等突发事件医疗应急实践的基础上，进一步健全部门和地方联防联控机制，细化各级政府职责，明确属地、部门、单位和个人的四方责任，医疗应急各部门、各层级、各机构、各环节的职责进一步明确，对接更加顺畅，在应急状态下，扁平化指挥体系的转化更加快速，重大疫情和突发事件国家医疗救援力量整体调动与支援机制更加完善、高效。

二是预案体系不断完善。各级卫生健康行政部门和各类医疗机构均制定医疗应急预案，各类应急预案、工作规范的针对性和可操作性进一步增强，形成理论—实践—理论的闭环。突发事件的紧迫性、信息不对称性和资源有限性要求相关部门快速作出应急决策，预案为准确研判突发事件的规模、性质、程度并合理决策应对措施提供了科学的思路和方法，从而减轻其危害程度。在历次突发事件处置中，预案提高了应急决策的科学性和时效性，"居安思危、思则有备、有备不乱"，真正达到"打有准备、有把握之仗"的目的。

三是机制建设取得进展。为有效预防和及时应对突发公共卫生事件，建立了由卫生健康部门统筹协调、多部门参与、军地协同的医疗应急联动机制，加强突发公共卫生事件的信息沟通与措施联动，建立联席会议、情报会商、联合培训演练等制度，在多次突发事件应对中，各部门立足职责、联手联动打出组合拳、形成战斗合力，新冠疫情防控中"三公（工）"（公安、公共卫生、工信）协同就是一个很好的例证，有效发挥联防联控机制作用，构筑防控坚固防线，维护人民群众生命安全和身体健康。

四是能力建设得到强化。按区域规划布局建设了国家卫生应急队伍，在地震、洪涝等自然灾害救援、新冠疫情救治支援、重特大传染病疫情和群体性不明原因疾病现场应急处置、重大活动保障中发挥了重要的排头兵作用，其中有5支队伍达到国际先进水平，成功通过了世界卫生组织国际应急医疗队认证。几乎所有国家紧急医学救援队伍都参加了新冠疫情武汉保卫战以及各地的抗疫工作，是一支拉得出、顶得上、打得赢的队伍。同时，推进国家重大传染病防治基地、国家紧急医学救援基地等建设，配备相应的救治装备，强化突发事件监测预警、培训演练、科研创新和综合救治能力建设，强化公立医院传染病防治能力建设，进一步加强国家、地方医药储备和医疗机构应急药品物资储备，特别是会同相关部门做好新冠疫情救治的药品物资保障工作，保证相关救治药品的可及性。各级医疗卫生机构的医疗应急能力也在磨炼中稳步提升。

五是平急转换的基层医疗救治和健康服务网络基本形成。乡镇卫生院和社区卫生服务中心建立发热诊室或把普通诊室改扩建为简易发热诊室，应设尽设、应开尽开，设置率提升至98%以上。重点人群筛查、监测、转诊服务机制进一步完善。基于城乡社区日常对65岁以上老年人、高血压和糖尿病患者等重点人群提供健康管理服务，快速、广泛、全面开展新冠重点人群筛查，全国累计调查65岁以上常住老年人口1.9亿人。推进关口前移，发挥家庭医生、乡村医生以及包保团队联系群众和主动服务作用，加强老年人等重点人群健康监测，落实动态服务到社区、进家庭。建立健全转诊机制和畅通转诊通道，及时发现、转诊重症风险较高的感染者。基于第十版诊疗方案，结合基层医疗卫生机构实际，制定《新冠病毒感染基层诊疗和服务指南（第一版）》《基层医疗卫生机构诊疗新冠病毒物资配备参考标准》《新冠重点人群管理服务与健康监测指南》，迅速开展基层医务人员全员培训，提升基层诊疗和健康服务规范化、同质化水平。落实分级分类、中西医协同的医疗救治服务，完善基层首诊、接诊、转诊等流程。强化上级医院对基层医疗卫生机构的对口帮扶、巡回指导，有力有序开展新冠病毒感染患者的救治工作。坚持中西医结合、中西医并用，为基层医疗卫生机构配备解热、止咳等药品以及治疗新冠病毒感染的小分子药物，指导城乡基层充分应用中药汤剂开展新冠病毒感染治疗工作。

六是突发事件有效处置。近五年来，有效开展了四川泸定地震、四川凉山和大兴安岭森林火灾、多地洪涝灾害等多起重特大突发事件的紧急医学救援，平稳推进灾后卫生防疫工作，全力开展新冠疫情防控和医疗救治工作，切实保障了人民群众身心健康和生命安全，得到了党中央、国务院的充分肯定以及社会各界的高度认可。同时，圆满完成了意大利、阿塞拜疆、埃塞俄比亚等国的新冠患者救治等国际医学救援任务，赢得受援国以及国际社会的广泛赞誉。在这个过程中，检验了预案、磨炼了队伍、提升了装备水平，为推进突发事件医疗应急工作的高质量发展打下了良好的基础。

2.未来面临的风险挑战

进入21世纪，全球公共卫生安全面临多重威胁，包括易流行的疾病、食源性疾病、意外和蓄意制造的疾病暴发、人为因素导致的公共卫生不安全、人类不当行为加速抗微生物药耐性、自然环境的灾难等。突发公共卫生事件仍处于易发多发期，造成损失重，应对难度大；突发急性传染病威胁持续存在，远距离传播风险不断增加。随着人类活动范围扩大、跨境流动频繁，病原体快速扩散到全球的条件不断发展，新发传染病不断出现，严重威胁人类健康，且由于国际旅行和贸易日益频繁、全球气候变暖等原因，与既往相比，现在发生传染病大流行的风险、传染病对人类的威胁呈上升趋势。从复杂程度来看，各种风险互相交织，在工业化、城镇化、全球化、网络化、信息化推进过程中，突发事件关联性、衍生性、复合性和非常规性不断增强。

3.下一步重点任务和改革举措

重大疫情防控救治体系和能力建设同国家整体战略紧密衔接，要始终坚持党的集中统一领导，坚持人民至上、生命至上，坚持常备不懈，把重大疫情防控救治作为国家防范化解重大风险的重要任务，做到预防为主、平急结合，提高监测预警的灵敏度，快速反应、高效处置，织密筑牢人民健康和国家公共卫生安全的防护网、隔离墙，为实现第二个百年奋斗目标、实现中华民族伟大复兴的中国梦打下更加牢固的健康基础。

加强公共卫生法律法规和预案建设。一是完善立法，加快制修订《中华人民共和国传染病防治法》《中华人民共和国突发公共卫生事件应对法》等法律法规，抓紧完善公共卫生管理相关部门规章，构建体系完备、相互衔接、运行高效的公共卫生法律体系。在制定、修订其他法律法规的过程中充分考虑公共卫生安全内容，切实做到"把健康融入所有政策"，强化重大疾病防控、突发事件医疗应急、生物安全等方面的法治保障。二是健全预案，结合突发公共卫生事件的形势变化和实施中的问题及时修订完善相关预案，提高预案的针对性、可操作性，完善应急物资储备与保障、生产生活生命线保障、科研攻关等关键点专项子预案。规范应急响应标准流程，加强不同情景构建下的务实管用的日常培训和演练。

提升重大疫情救治能力。依托综合医院、专科医院、中医医院、各类专科疾病防治院（所）和基层医疗卫生机构，构建分层级分区域各有侧重、有序衔接的传染病等重大疫情救治体系。加强国家重大传染病防治基地建设，进一步提升医疗机构传染病防治能力。加强医疗应急储备和日常防控演练，做到疫情的早发现、早报告、早隔离、早治疗，为疫情防控做好基础保障。按照平急结合原则，完善体育场馆、会展中心等大型公共设施规划建设标准，预留应急使用空间和方舱医院改造条件，为城市应急救治预留场所和空间。推进医疗应急队伍建设，在现有队伍基础上进行提质扩容，构建医疗应急核心力量，同步提升定点救治能力、机动作战能力。

进一步健全基层公共卫生体系。一是优化基层医疗卫生机构布局。加强乡镇卫生院和社区卫生服务中心规范化建设，发展社区医院，健全临床科室设置和设备配备。根据人口分布情况，因地制宜合理配置乡村两级医疗卫生资源，宜乡则乡、宜村则村，提升乡村医疗卫生机构单体规模和服务辐射能力，从注重机构全覆盖转向更加注重服务全覆盖。推进乡村医疗卫生机构一体化管理，有条件的地方可以逐步将符合条件的公办村卫生室转为乡镇卫生院延伸举办的村级医疗服务点。二是强化基层医疗卫生服务功能。强化基层医疗卫生机构常见病多发病诊治、公共卫生、健康管理和中医药服务能力，健全急诊急救和巡诊服务体系，提升传染病筛查、防治水平。以基层医疗卫生机构为主要平台，建立以全科医生为主体、全科专科有效联动、医防有机融合的家庭医生签约服务模式。三是提升基层机构疾病预防控制能力。强化基层医疗卫生机构的公共卫生科室标准化建设，在有条件的社区卫生服务中心、乡镇中心卫生院建立标准化的发热门诊，配备负压救护车，一般乡镇卫生院建立标准化的发热诊室（哨点）。强化村卫生室基本公共卫生服务功能，严格落实传染病疫情报告责任，筑牢基层疾病预防控制网底。四是壮大基层医疗卫生人才队伍。完善基层医疗卫生人才培养机制，增加全科、儿科、中医、公共卫生、预防保健、心理健康、精神卫生等紧缺人才供给。加强县域医疗卫生人才一体化配备和管理，有条件的地方可对招聘引进的医疗卫生人才实行县管乡用、乡聘村用。落实执业医师服务基层制度，鼓励医师到基层、边远地区、医疗资源稀缺地区和其他有需求的医疗机构多点执业。健全公共卫生医师制度，探索在基层医疗卫生机构赋予公共卫生医师处方权。建立公共卫生专业技术人员和医疗机构临床医生交叉培训制度，鼓励人员双向流动。

强化疫情防控和突发事件医疗应急领域科技力量。科技是第一生产力，战胜疫情也要靠科技，集中力量开展核心技术攻关，加强科技和人才支撑，努力推动我国重大疫情防控救治体系和应急能力向着高质量、科学化、精准化方向发展，使之与我国新时代建设相匹配、与突发事件应对需要相适应。

二、有效遏制重大传染性疾病传播

（一）新冠病毒感染

新冠疫情发生以来，以习近平同志为核心的党中央高度重视疫情防控，全面加强对防控工作的集中统一领导，因时因势不断优化调整疫情防控措施。14亿人民同心抗疫、坚韧奉献，先后经受住了全球五波疫情流行冲击，有效处置百余起聚集性疫情，实现从"乙类甲管"到"乙类乙管"的平稳转段，人民健康水平稳步提升，高效统筹疫情防控和经济社会发展，取得疫情防控重大决定性胜利，创造了人类文明史上人口大国成功走出疫情大流行的奇迹。一是快速建立领导机制。疫情初期，成立中央应对疫情工作领导小组，派出中央指导组，建立国务院联防联控机制。突出源头防控、患者救治、物资保障"三个重点"，抓好武汉与湖北全省、疫情舆情社情、疫情防控与经济社会发展"三个统筹"。疫情中期，健全基层防控网络，逐步形成社区防控"五包一"制度。建立全国视频会商机制，加强多部门联合督导。二是因时因势优化调整防控措施。2020年1月20日，将新冠纳入乙类传染病，实施甲类传染病的防控管理措施。随着对疾病认识的深化和战线的稳定，不断总结防控和临床救治经验，先后印发10版防控方案，及时有效采取针对性防控和诊疗措施。综合考虑国内外专家对奥密克戎病毒变异方向趋于稳定且致病性明显下降、我国疫苗接种率较高、高效统筹疫情防控和经济社会发展等情况，于2022年11月和12月分别发布"二十条"优化措施和"新十条"优化措施。在全面部署实施"乙类乙管"应对准备的基础上，2023年1月8日正式实行"乙类乙管"，防控工作全面转入"保健康、防重症"阶段。三是加强防控能力建设。进一步充实流调队伍，在中国疾病预防控制中心成立流调溯源专班，组建100支共1652人国家流调专家队，全国分8个片区组建了16支流调队。不断提高核酸检测能力和质量。加大集中隔离点储备，建立集中隔离点储备清单和梯次启用机制。推动平急结合，加强定点医院、方舱医院设置储备。四是落实常态化防控措施。健全多渠道监测预警机制，加强部门间工作协同，提高监测的敏感性。优化不同场景下区域核酸检测策略，按照分级分类的原则确定区域核酸检测的范围和频次。实施分区分级差异化精准防控，先后发布5版99类防护指南和150余个技术方案，落实重点场所、重点人群、重点环节防控举措。充分宣传推介疫情防控政策举措成效，广泛开展防疫知识科普宣传，引导群众自觉履行防控义务。五是加强聚集性疫情应急处置。提级统筹、扁平化运行应急指挥和预案体系，以最快速度调集资源和力量、划定和管控风险区域，推动"四应四尽"、日清日结落实到位，尽快控制疫情传播蔓延。建立以收治、隔离为中心的风险人员排查管控联动机制，在规定时间内实现应转尽转、应收尽收、应隔尽隔。推进"抗原＋核酸"筛查，坚持"三公（工）"协同开展流调，及时排查疫情暴发风险点。构建平急结合的医疗救治体系，健全疫情情况下分工管理体系，建立梯度收治病人机制和双向转诊机制。六是强化外防输入措施。落实境外—国门—家门的各环节、全过程管控，最大限度降低疫情输入风险。采取远端管控措施，对病例输入高风险国际航班实施熔断。严格实施旅客行前核酸检测、登机前防疫检查、机上防护监测，防范旅途感染。对入境人员采取集中隔离医学观察，对集中隔离场所、定点医院等高风险岗位人员实行闭环管理、高频核酸检测、个人防护等措施，严禁其闭环管理期间外出，防止疫情外溢。对新冠病毒感染实施"乙类乙管"后，继续优化调整外防输入措施，加强境外输入新冠病毒变异株监测，落实入境人员核酸抽检。先后取消远端防控、行前48小时核酸或抗原检测，将全国口岸健康申报模式由全员申报调整为主动申报模式，统筹做好疫情防控和便利中外人员往来。七是积极推进疫苗接种。2020年12月，启动感染高风险重点人群疫苗接种；2021年启动第一剂次免疫接种；2022年2月，第一剂次加强免疫接种增加序贯加强免疫接种方式。2022年12月，启动第二剂次加强免疫接种。2023年4月起，针对不同目标人群继续补齐免疫水平差距。八是加强疫情综合监测预警。进一步优化完善监测系统，强化疫情信息收集和报送，不断提升疫情监测与风险研判能力，持续开展医疗机构诊治患者、发热门诊、重点机构、社区人群、病毒变异等监测，动态掌握疫情流行趋势、病毒株变异、医疗资源使用等情况。根据疫情防控需要，适时依法采取公共卫生措施缓疫压峰，减轻感染者数量剧增对社会运行和医疗资源等的冲击。九是突出重点人群重点地区疫情防控。加大对"一老一小"等重点人群保护，充分发挥基层组织和基层医务人员作用，做好重症风险较高人群调查和日常健康监测管理，加强疫情流行期间养老机构、社会福利机构内人员的健康监测和定期检测，根据疫情形势适时采取封闭管理，严防机构内发生聚集性疫情。实施五级书记抓农村地区疫情防控，加大农村疫情防控补短板力度，调集医疗资源支持农村。建立市县重症转诊绿色通道，强化院前急救力量，确保重点人群能及时转诊到救治能力高的医院。全国乡镇卫生院基本配备指氧仪，"解热、止咳、中药"三类药品基本配备到位。

2023年以来，全球新冠疫情在较低水平波动。全国新冠疫情监测报告、新冠感染者网络调查等多种数据分析结果显示，2023年2月以来，我国疫情总体呈低水平、波浪式流行态势，新冠感染导致的重症住院呈稳定低水平波动。下一步，针对新冠病毒感染：一是加强联防联控。继续落实好"乙类乙管"各项措施，压实"四方责任"，坚持多病同防，保持联防联控工作机制常态化运转，加强部门协调和信息共享，继续落实五级书记抓农村地区疫情防控。二是加强疫情监测。重点强化新冠新型变异株的监测预警与流行病学调查，为科学研判疫情趋势提供参考。三是加强疫苗接种。强化基础性疾病患者、老年人群等重点人群的新冠疫苗接种。指导各地做好流感疫苗供应和接种服务保障，提升重点人群流感疫苗接种率。四是加强重点机构防控。落实托幼、学校、养老、社会福利等重点机构日常内部管理和人员健康监测，有效防范聚集性疫情发生。五是加强医疗救治。指导各级医疗机构根据当地疫情形势变化及时调整配置医疗力量，保持医疗救治工作平稳有序。六是加强防控知识宣传教育。引导群众积极保持良好的卫生习惯，提升科学素养，筑牢群防群控基础。

（二）艾滋病

艾滋病是危害人类健康的重大传染病。自1981年艾滋病在美国首次报道以来，人类与艾滋病的斗争经历了 40 余年，虽历经艰辛，但成效显著，艾滋病已成为可防可控的慢性传染病。艾滋病防治事关人民群众身体健康和生命安全，党中央、国务院始终高度重视艾滋病防治工作。习近平总书记在全国卫生与健康大会上指出，对艾滋病等传统流行重大疾病，要坚持因病施策、各个击破，巩固当前防控成果，不断降低疫情流行水平。中共中央、国务院印发的《"健康中国2030"规划纲要》提出，"加强艾滋病检测、抗病毒治疗和随访管理，全面落实临床用血核酸检测和预防艾滋病母婴传播，疫情保持在低流行水平"。2022 年 4 月，国务院办公厅印发的《"十四五"国民健康规划》要求，继续将艾滋病疫情控制在低流行水平，突出重点地区、重点人群和重点环节，有效落实宣传教育、综合干预、检测咨询、治疗随访、综合治理等防治措施。近年来，各地各部门认真贯彻党中央、国务院的决策部署，坚持人民至上、生命至上，坚持抗疫防艾、双线作战，全面推进《中国遏制和防治艾滋病"十三五"行动计划》《遏制艾滋病传播实施方案（2019—2022 年)》，开展"艾滋病防治质量年活动"等各项策略措施落实，艾滋病防治取得显著成效，较好地实现了防治目标。

经过多年努力，我国输血传播基本阻断，吸毒传播得到有效控制；母婴传播降至新低，学生疫情趋于平稳；大众人群防护意识不断提高，高危人群危险行为有所减少；艾滋病诊断发现不断提高，全面实现治疗目标。同时，艾滋病防治重点地区四川凉山州推进艾滋病防治攻坚，凉山州的感染者发现率、治疗覆盖率、治疗成功率明显上升，新发感染率、母婴传播率、夫妻一方感染艾滋病家庭配偶传播率显著下降。

下一步，按照党中央、国务院的决策部署，坚持人民至上、生命至上，推进健康中国建设，坚持不懈做好艾滋病防治工作，为人民群众提供全生命周期的高质量防治服务。包括高质量开展宣传教育，增强公众防治意识；高质量开展综合干预，提高预防服务有效性；高质量开展检测筛查，做到早检测早发现；高质量开展治疗关怀，提升抗病毒治疗效果；高质量开展母婴阻断，实现消除母婴传播。

（三）结核病

结核病是严重危害人民身体健康和经济社会发展的重大传染病。党中央、国务院始终高度重视结核病防治工作。中共中央、国务院印发的《"健康中国 2030"规划纲要》提出，要"建立结核病防治综合服务模式，加强耐多药肺结核筛查和监测，规范肺结核诊疗管理，全国肺结核疫情持续下降"。2022 年 4 月，国务院办公厅印发的《"十四五"国民健康规划》要求，全面落实结核病防治策略，加强肺结核患者发现和规范化诊疗，实施耐药高危人群筛查，强化基层医疗卫生机构结核病患者健康管理，加大肺结核患者保障力度。近年来，各地各部门认真贯彻党中央、国务院的决策部署，全面推进《"十三五"全国结核病防治规划》《遏制结核病行动计划（2019—2022 年）》的各项策略措施落实，结核病防治取得显著成效，较好地完成了各项防治工作目标。

经过多年努力，我国结核病发病呈现稳步下降趋势；结核病防治服务体系从单一的疾控机构负责结核病防治逐步转变为疾控机构牵头、医疗机构、基层医疗卫生机构分工明确、协调配合的综合防治服务体系；耐药结核病筛查范围不断扩大，诊断时间大幅缩短，建立了

"县（区）推荐、地（市）诊疗、社区管理"的耐药结核病诊疗管理模式；重点人群结核病防治不断强化，患者发现关口由因症就诊逐步向重点人群主动筛查前移。

下一步，按照党中央、国务院的决策部署，坚持人民至上、生命至上，推进健康中国建设，坚持不懈地做好结核病防治工作，为人民群众提供全生命周期的高质量结核病防治服务。包括坚持预防为主，减少结核病传播；落实患者早期发现，遏制结核病流行；实施规范诊疗，提升服务质量；加强治疗管理，推行人文关怀；突出重点人群防治，提高精准化防治水平。

（四）丙型肝炎

丙型肝炎（以下简称"丙肝"）是我国面临的重大疾病，是《传染病防治法》规定的乙类传染病。近年来，我国每年报告丙肝病例数均在 20 万例左右，居全国甲、乙类传染病报告数的第 4 位。

党中央、国务院高度重视病毒性肝炎防治工作，多年来，各地各部门积极落实《中国病毒性肝炎防治规划（2017—2020 年）》，持续开展大众人群宣传教育和高危人群综合干预等工作，不断强化医疗卫生机构院感防控，全面实施血站血液丙肝病毒核酸检测，加强药品供应保障，完善医疗保障政策，防治工作取得积极进展。2016 年，世界卫生组织提出 2030 年消除病毒性肝炎公共卫生威胁的愿景，国家卫生健康委于 2018 年提出启动 2030 年消除丙肝危害行动，并积极推动相关部门加快新型抗病毒治疗药物研发和注册上市、开展价格谈判和纳入国家医保药品目录，为实施消除丙肝危害行动奠定了基础。为落实《"健康中国 2030"规划纲要》《健康中国行动（2019—2030 年）》

有关要求，降低丙肝流行水平，保障人民群众身体健康，助力实现全球 2030 年消除病毒性肝炎公共卫生危害目标，国家卫生健康委等 9 部门于 2021 年联合印发《消除丙型肝炎公共卫生危害行动工作方案（2021—2030 年）》。

消除丙肝公共卫生危害要继续坚持以人民为中心的发展思想，强化政府、部门、社会、个人四方责任，坚持依法科学防治、预防为主、医防融合，注重目标导向与问题导向并举，深化医疗、医保、医药"三医"联动，完善创新工作机制，充分利用新技术新方法，全面落实各项防治措施和保障措施，加快补齐短板弱项，巩固当前防治成果，推进消除丙肝公共卫生危害，为推进健康中国建设、保护人民群众健康奠定基础。

三、建立基本公共卫生服务制度

2009 年，中共中央、国务院印发《关于深化医药卫生体制改革的意见》，提出促进城乡居民逐步享有均等化的基本公共卫生服务。国家基本公共卫生服务项目实施以来，国家卫生健康委在组织保障、经费使用、技术指导、绩效评价等方面不断加强制度化建设。牵头成立由国家卫生健康委分管负责同志任组长的协调工作组、组织在相关领域有业界权威的专家成立专家组，发挥统筹协调、政策咨询、技术指导和支持等作用。先后印发 3 版《国家基本公共卫生服务规范》，明确各项服务的服务对象、服务流程、绩效指标和实施机构等。配合财政部门不断完善《基本公共卫生服务补助资金管理办法》，明确补助资金来源、使用、绩效评价等要求。每年会同财政部等有关部门印发年度工作通知，明确经费使用要求和年度重点工作，并在年终组织开展绩效评价，重点对各地的组织实施、经费管理使用、服务落实和群众满意度等进行评价，评价结果与经费拨付挂钩。2020 年 6 月 1 日起实施的《基本医疗卫生与健康促进法》第十五条明确基本公共卫生服务由国家免费提供，并明确基本公共卫生服务的组织管理、经费保障、服务人群等，将基本公共卫生服务的实施纳入法制化轨道，为持续推进基本公共卫生服务均等化提供法律遵循。

基本公共卫生服务涵盖 0—6 岁儿童、孕产妇、老年人及高血压、糖尿病患者等重点人群健康管理服务，以及面向全人群的健康教育、建立健康档案等内容。2009—2022 年，服务项目从 9 大类扩展到 12 大类，并将部分重大公共卫生服务项目和计划生育项目等 16 项内容并入，形成基本覆盖全人群全生命周期的健康服务格局，人均财政补助经费从 15 元提高到 84 元，免费向全体城乡居民提供。随着基本公共卫生服务利用率不断提高，城乡居民定期接受健康管理服务的意识和行为逐步建立，切实发挥了防病关口前移作用，基本公共卫生服务的健康效果逐步显现。2020—2022 年连续 3 年增加的基本公共卫生服务经费人均合计 15 元，全部统筹用于城乡社区疫情防控和基本公共卫生服务，为城乡社区疫情防控和新冠重点人群分类分级健康管理提供基础支撑。

下一步，认真贯彻落实党的二十大精神和《基本医疗卫生与健康促进法》，持续提升基本公共卫生服务均等化水平。推动建立基本公共卫生服务项目动态调整机制，进一步扩大服务受益人群，结合家庭医生签约增加服务频次，做实儿童、老年人和慢性病患者等重点人群健康管理，强化医防融合服务。积极发挥信息化在基本公共卫生服务中的作用，推进电子健康档案务实应用，有效提升群众利用基本公共卫生服务的获得感和感受度。

四、持续加强慢性病健康管理

随着经济和社会不断发展，特别是全球化、工业化、城镇化和人口老龄化的影响，居民生活方式发生了很大变化，慢性病造成的疾病负担不断加重。2006 年，卫生部与世界卫生组织联合首次发布全球报告《预防慢性病：一项至关重要的投资》，明确提出慢性病正在严重威胁全球人民的健康与生命，慢性病危害 80%发生在中低收入的发展中国家。党中央、国务院高度重视慢性病防治工作，将其作为国民经济和社会发展规划纲要和《"健康中国 2030"规划纲要》重要内容，全面实施了防治慢性病中长期规划。党的二十大报告指出，要"坚持预防为主，加强重大慢性病健康管理，提高基层防病治病和健康管理能力"，对慢性病防控工作提出明确要求。在新时代党的卫生健康工作方针指导下，牢固树立大卫生、大健康观念，创新体制机制和工作模式，推进从以治病为中心向以人民健康为中心转变，初步构建了全人群、全生命周期、全流程的慢性病健康管理服务体系，为共建共享健康中国奠定了重要基础。

（一）我国慢性病防控的宝贵探索

慢性病病因复杂、起病隐匿、病程长、花费大，具有高发病率、高患病率、高复发率、高致失能致病死的特点，严重影响患者的生存质量，给患者、家庭和社会带来沉重疾病负担。慢性病患病人数多，高危人群更多，仅仅依靠治疗必然不行，必须关口前移、预防为主、综合防控。有效的慢性病防控是一项社会系统工程，我国和世界各国一样，都在通过不断的实践和探索寻求解决之道。

1. 探索慢性病防控顶层设计

随着对疾病谱和死亡谱快速转变的科学规律认识不断加深，参考国际上慢性病防控的策略措施与实践经验，我国也不断探索慢性病防控顶层设计。1994 年，卫生部适时将卫生防疫司改为疾病控制司，增设慢性病控制处。2001 年，卫生部印发了《关于疾病预防控制体制改革的指导意见》，明确了各级疾病预防控制机构的职能与任务，增加了预防控制慢性病等功能，卫生防疫站更名为疾病预防控制中心。

2009 年，中共中央、国务院印发《关于深化医药卫生体制改革的意见》，国家正式启动实施基本公共卫生服务项目，将慢性病患者作为重点人群，免费提供慢性病患者健康管理服务。2012 年，卫生部等 15 个部委联合印发《中国慢性病防治工作规划(2012—2015 年)》，提出建立政府主导、多部门合作的跨部门慢性病防治协调机制和将健康融入各项公共政策的发展战略。

2016 年，中共中央、国务院印发《"健康中国 2030"规划纲要》，明确提出"实施慢性病综合防控战略，加强国家慢性病综合防控示范区建设"。2017 年，国务院办公厅发布《中国防治慢性病中长期规划（2017—2025 年)》，提出到 2020 年和 2025 年力争 30 岁到 70 岁人群因心脑血管疾病、癌症、慢性呼吸系统疾病和糖尿病导致的过早死亡率较 2015 年分别降低 10% 和 20%。这是首次以国务院名义发布慢性病防控规划，突出慢性病防治工作的综合性和社会性，提出构建自我为主、人际互助、社会支持、政府指导的健康管理模式，将健康教育与健康促进贯穿于全生命周期，推动人人参与、人人尽力、人人享有。

2.探索创新慢性病防控模式

慢性病防控纳入疾病预防控制工作范畴后，全国范围内逐步构建完善慢性病及危险因素监测体系，实施重点慢性病高危人群筛查干预项目，特别是逐渐形成以从上而下的慢性病综合防控示范区建设和从下而上的全民健康生活方式为特点的双向顶层设计，并将高血压、Ⅱ型糖尿病等慢性病患者健康管理纳入基本公共卫生服务项目全面推行。

医防融合管理模式。先后印发《国务院关于建立全科医生制度的指导意见》《国务院办公厅关于推进分级诊疗制度建设的指导意见》、原国务院医改办等8部门《关于推进家庭医生签约服务的指导意见》及国家卫生健康委、国家中医药局《关于规范家庭医生签约服务管理的指导意见》等政策文件，促进慢性病防控逐渐从医疗卫生服务模式转向以家庭医生签约服务为载体的医防融合管理模式。该模式基于全科医疗理念，结合基本医疗和公共卫生服务，由全科医生、公卫医生、护士等组成服务团队。团队依托签约形式与居民建立长期稳定的服务关系，以老年人群及慢性病患者为突破口，提供基本医疗服务如门诊咨询、药物管理、技术指导、双向转诊、家庭病床服务和基本公共卫生服务如定期随访、健康评估、健康教育等，对健康进行全过程维护，有效实现基层医防融合。

体医融合和非医疗健康管理模式。目前非医疗健康管理方法主要包括运动健身和饮食调整，对重点人群进行健康干预，国家提倡以体医融合为主要切入点，探索与推广非医疗健康管理方法。国家号召广泛开展全民健身运动，提高群众身体素质，以科学的体育活动促进机体调节水平提升，降低慢性病患病风险。体育部门通过制定体育活动指南，建立和完善针对不同群体、不同生活环境、不同身体状况的运动处方库，帮助家庭医生在健康干预措施中合理地结合运动处方、健康饮食等非医疗手段，以减脂、控制血糖血压、补充微量元素为目的，既保护了身体的免疫力，又减少了药物治疗对老年人产生的副作用，让疾病预防与健康促进双管齐下。

"互联网＋慢性病"管理模式。《中国防控慢性病中长期规划（2017—2025 年）》明确提出，要"促进互联网与健康产业融合，发展智慧、健康产业，探索慢性病健康管理服务新模式"。我国慢性病管理模式正由传统管理模式逐步向"互联网＋慢性病"管理模式发展。慢性病管理已经不再局限于医护人员与患者之间面对面的服务方式，互联网技术的普及和无线网络的全面覆盖衍生出了以移动终端系统为支撑的管理模式。"互联网＋慢性病"管理模式将移动互联网平台、大数据、云计算、物联网、人工智能与传统医疗行为巧妙结合，慢性病患者通过医生评估后拟定个体化的管理方案，形成"患者—家庭—医疗团队"协同的管理机制。该模式通过移动互联网平台，实现医患沟通、药品调整、体征监测、交互随访、运动建议、营养指导、心理咨询、远程问诊、在线处方等一系列实时高效的动态管理，是提升医疗卫生现代化管理水平、优化资源配置、提高服务效率、降低服务成本，更好地满足人民群众日益增长的医疗卫生服务需求的一种创新模式。

3.慢性病综合防控示范区建设

为了及时总结推广各地的做法和经验，通过示范引领推动慢性病综合防控更好地开展，国家慢性病综合防治示范区建设工作于2010年启动，得到了地方政府和各级卫生健康行政部门的积极响应，已成为各地落实慢性病综合防控策略的平台与抓手。

慢性病综合防控示范区建设经历了五个阶段：一是准备与启动阶段（2009—2010年）。出台指导方案，正式启动示范区建设，起草技术指导性文件，规范示范区建设工作。二是试点与探索阶段（2010—2011年）。引导各省进行首批示范区申报（自愿申报），组织专家进行材料审核，开展现场评审、综合评审、命名与总结。三是巩固与发展阶段（2012—2014年）。完善考评内容和工作流程，开展培训，启动开展第二批和第三批示范区建设。四是调整与提升阶段（2015—2020年）。及时调整示范区建设的内容和指标，修订示范区建设管理办法，启用"国家慢性病综合防控示范区管理信息系统"，开展第三方效果评价，开展第四批、第五批示范区建设，开展第一批、第二批复审，出版第一集《慢性病综合防控案例集》，建设示范区支持推广平台。五是高质量发展助力健康中国建设阶段（2020年至今）。对标推进健康中国建设，修订示范区建设指标体系，完成第三批示范区复审，出版第二集《慢性病综合防控案例集》，推动示范区数字化建设。

通过慢性病综合防控示范区建设，各级政府建立多部门协作联动的工作机制，积极出台慢性病防控相关政策，因地制宜探索慢性病防控策略、措施和管理模式。政府主导、部门协作、全民参与的慢性病综合防控机制在各示范区逐步形成，慢性病综合防控体系进一步健全完善，示范区建设越来越得到社会关注与认可，示范推广效应逐步呈现。

（二）我国慢性病防控工作取得新成效

党的十八大以来，以习近平同志为核心的党中央坚持以人民为中心的发展思想，强调把人民健康放在优先发展的战略位置，大力推进健康中国建设，努力全方位、全周期保障人民健康，慢性病防控工作取得新成效。

1.慢性病防治政策体系持续完善

2019 年，国务院印发《关于实施健康中国行动的意见》，对慢性病防治提出了具体目标：到 2022 年，重大慢性病发病率上升趋势得到遏制，到 2030 年，因重大慢性病导致的过早死亡率明显下降。从全方位干预健康影响因素、维护全生命周期健康、防控重大疾病 3 个方面列出了 15 个专项行动。其中，心脑血管疾病防治行动、癌症防治行动、慢性呼吸系统疾病防治行动、糖尿病防治行动属于重大慢性病防治行动。监测、检测、早诊早治、规范化治疗等建议贯穿 4 个重大慢性病防治行动，在策略上从注重"治已病"向注重"治未病"转变。以《"健康中国 2030"规划纲要》等综合性规划为行动纲领，《中国防治慢性病中长期规划（2017—2025 年）》为基本路径，《健康中国行动（2019—2030 年）》为工作目标，稳步提升全民健康素养水平，加快推广健康生活方式，有效控制主要健康影响因素，在心脑血管、癌症、慢性呼吸系统、糖尿病等多个疾病领域实施专项行动，遏制重大慢性病发病率上升趋势，形成多病共防、多病共管的慢性病防治政策体系。

2. 慢性病防控专业工作网络逐步构建

从 20 世纪 50 年代末开始，我国慢性病防治体系经历了从无到有逐步发展的过程。1969 年，成立全国肿瘤防治研究办公室（1978 年更名为卫生部肿瘤防治研究办公室）；1987 年，卫生部设立全国心血管病防治研究办公室、全国脑血管病防治研究办公室；1988 年，成立全国牙病防治指导组。为使传统的防疫防病机构和体系更好地适应新的发展形势，我国卫生防疫系统开始从传统单纯应对传染病的理念向慢性病领域拓展。为加强预防为主并整合疾病防控力量，2002 年中国疾病预防控制中心成立，并专门设立慢性病预防控制中心，自此慢性病综合防控有了国家级的技术指导和协调部门，并促进了省、市、县级疾病预防控制中心慢性病防治科（所）的建设和发展，形成了以预防为主、以群体慢性病防控为重点的工作网络。目前，在全国形成了由中国疾病预防控制中心、国家心血管病中心、国家癌症中心、全国脑血管病防治研究办公室、各省级及以下疾病预防控制中心、专病防治研究办公室、二级及以上医院和基层医疗卫生机构等共同组成的慢性病防治网络，共同构筑了慢性病防治的全面防线，促进了防治结合、优势互补的慢性病防治工作开展。

3. 慢性病综合防治工作机制逐步形成

我国一直积极探索适合中国国情的慢性病防控策略和模式，并不断实践。从关注疾病到重视危险因素，从单学科防治到多学科联防联治，从社区综合防治到综合防控示范区建设，从专家主导到政府主导，慢性病综合防治工作机制在探索中不断创新、逐步形成。通过建立"政府主导、部门协作、社会动员、全民参与"的慢性病综合防治工作机制，以慢性病综合防控示范区建设为抓手，推动地方政府对慢性病防治工作的重视，推进多部门协同配合，统筹各方资源，加强政策保障。随着《中国防治慢性病中长期规划（2017—2025年)》《健康中国行动（2019—2030年)》的发布及实施，慢性病防控任务指标如人均期望寿命、重大慢性病过早死亡率等纳入政府综合目标考核，进一步强化了慢性病综合防控工作机制。

4.慢性病监测体系逐渐完善

以死因监测、慢性病与危险因素监测、肿瘤随访登记为主体的慢性病监测体系不断完善，心脑血管、慢阻肺等疾病也建立监测体系，全面监测重大慢性病发病、患病、死亡状况和危险因素流行水平及其变化趋势。建立监测信息定期发布制度，发布《中国居民营养与慢性病状况报告》及肿瘤登记、心血管健康、脑卒中防治等年报，不断提高全社会对慢性病防治和营养改善工作的关注力度和重视程度。

5.医防融合的慢性病防控体系逐步成熟

我国慢性病防治的突出变化是预防为主的观念更加深入人心，预防与临床的合作更为紧密。医疗机构、疾控机构形成医防融合一体化的慢性病防控、健康管理服务联合体。疾控机构承担慢性病及危险因素监测与综合防控效果评估，综合性医疗机构承担疑难重症慢性病诊疗及对基层的技术指导，基层医疗卫生机构负责常见慢性病的诊疗及健康管理。以慢性病监测、重大慢性病早期筛查干预为切入点，实施慢性病监测、重点癌症早诊早治、心脑血管疾病和慢阻肺高危筛查、儿童口腔疾病综合干预等重大公共卫生项目。以国家基本公共卫生服务高血压、糖尿病等慢性病患者健康管理服务，推动上级医疗机构与基层医疗卫生机构双向转诊，探索建立慢性病预防、筛查、诊断、治疗、康复全流程健康管理服务模式，切实提高群众获得感和满意度。

2022 年，在基层医疗卫生机构接受健康管理服务的高血压、Ⅱ型糖尿病患者分别达到 11236.3 万人、3791.5 万人。

6. 慢性病救治与服务能力全面提升

充分发挥各级临床慢性病防治中心作用，应用医疗质量管理与控制信息化平台，加强重大疾病诊疗服务实时管理与控制，持续改进医疗质量和医疗安全。全面实施临床路径管理，规范诊疗行为，优化诊疗流程。在综合性医疗机构加强（高级）卒中中心、胸痛中心建设，加强癌症多学科联合诊疗，开展呼吸学科规范化建设，基层医疗卫生机构开展卒中防治站、胸痛防治单元建设等，全面提升救治能力。开展群众性应急救护培训，普及应急救护知识。积极推进分级诊疗，形成基层首诊、双向转诊、上下联动、急慢分治的合理就医秩序。

7. 全民健康生活方式行动持续深入

2007 年，卫生部疾病预防控制局、全国爱国卫生运动委员会办公室、中国疾病预防控制中心联合在全国范围内发起全民健康生活方式行动。第一阶段行动为"健康一二一"行动，其内涵为"日行一万步，吃动两平衡，健康一辈子"，以合理膳食和适量运动为切入点，倡导和传播健康生活方式理念，推广技术措施和支持工具，开展了各种全民参与的活动。2016 年，启动第二阶段全民健康生活方式行动，提出开展"三减三健"行动，提倡"减盐、减油、减糖，健康口腔、健康体重、健康骨骼"等 6 个专项活动。截至 2022 年，全国累计有 2880 个县区开展了以"三减三健"为主题的全民健康生活方式行动，覆盖率达到 97.3%，践行健康生活方式成为时代新风尚。

8. 慢性病防控相关指标显著提升

《中国防治慢性病中长期规划（2017—2025 年）》将降低重大慢

性病过早死亡率作为核心目标，提出到 2025 年，力争 30—70 岁人群因心脑血管疾病、癌症、慢性呼吸系统疾病和糖尿病导致的过早死亡率分别较 2015 年降低 20%，并提出了 16 项具体工作指标。截至 2022 年底，重大慢性病过早死亡率从 2015 年的 18.5% 下降到 2022 年的 15.2%，接近 2025 年的目标。许多具体指标也接近或超越 2025 年目标，比如国家慢性病综合防控示范区覆盖率 2025 年目标为 20%，目前已建成国家慢性病综合防控示范区 488 个，县区覆盖率超过 17%；居民健康素养水平从 2012 年的 8.8% 提升到 2022 年的 27.8%，已超过 2025 年的目标值 25%。

（三）慢性病防控面临的挑战与机遇

新时代高质量发展对慢性病防控提出新要求，特别是近年来工业化、城镇化、人口老龄化进程加速，高血压、糖尿病等慢性病患病率仍呈上升趋势，防治形势依然较为严峻。从社会整体层面看，目前预防为主、防治结合的观念虽得到社会普遍认可，但在实际工作中落实还不够深入。此外，我国各地之间慢性病防治工作发展不平衡，慢性病管理和防治技术的科技成果应用水平有待提升，尚不能满足人民群众多层次多样化的健康需求。

党的二十大明确了新时代新征程的使命任务，提出了到 2035 年"建成健康中国"的远景目标，强调要坚持预防为主，加强重大慢性病健康管理，提高基层防病治病和健康管理能力，为新时代新征程上奋力推进慢性病防控高质量发展指明了方向。要坚持以习近平新时代中国特色社会主义思想为指导，贯彻落实党的二十大精神，坚持以人民为中心的发展理念，正确认识和把握卫生健康工作新形势新要求，以《"健康中国 2030"规划纲要》等为行动纲领，聚焦当前工作中亟待解决的主要问题和短板，全面推进慢性病防治工作，助力健康中国建设，增进人民健康福祉。

（四）下一步重点任务和改革举措

1.加强统筹协调，强化政府主导责任

贯彻落实习近平总书记提出的把保障人民健康放在优先发展的战略位置，推进将健康融入所有政策，强化政府主导责任。政府在慢性病防控中发挥着至关重要的作用。要进一步加强政府的统筹协调，建立跨部门协作机制，明确各部门的职责和分工，整合各方面的资源，确保慢性病防控工作全面推进。要巩固"政府主导、部门协作、社会动员、全民参与"的慢性病综合防控工作机制，以国家慢性病综合防控示范区建设为抓手，统筹各方资源，协调部门行动，聚集各方力量，有效控制居民主要健康危险因素，形成强大的工作合力。同时，加大对慢性病防控的投入，提高公共卫生经费的比例，为慢性病防控工作提供资金保障。

2.坚持预防为主，推动慢性病防控关口前移

预防是解决慢性病问题的关键。要建立健全慢性病风险评估和预警机制，及时发现和控制慢性病的发生发展。巩固深化慢性病综合防控工作机制，多渠道推进慢性病相关危险因素的一级预防，持续深入推进"三减三健"等全民健康生活方式行动的开展，推进基本公共卫生服务均等化，做好高血压、糖尿病等慢性病患者健康管理服务，进一步推动慢性病防控关口前移。要鼓励人们养成健康生活方式，如合理饮食、适量运动、戒烟限酒等，降低慢性病的患病风险。同时，要

主动由"单病种防治为主"的慢性病管理模式逐渐转变为以人为核心全程"多病种共管"的服务模式。要完善多病共防、多病共治、医防融合、医防协同的有效工作机制，开展人性化服务，实行人性化管理。

3. 完善工作体系，提升慢性病防控管理和服务能力

加强慢性病防控网络建设，完善社区卫生服务体系，提高基层医疗卫生机构的服务能力和水平。提升慢性病患者的健康管理和服务水平，建立健全慢性病患者登记和随访制度，提高慢性病患者的规范管理率和控制率。积极探索慢性病防控的新模式和新机制，如基于互联网的健康管理、家庭医生签约服务等，提高慢性病防控的效率和质量。全面推进慢性病综合防控示范区建设，建立示范区管理长效机制，进一步突出示范区建设的引领作用。深入总结既往的慢性病防控工作经验，不断加强慢性病防治适宜新技术研究及推广应用，制定完善慢性病防控技术指南，指导各级各类医疗机构规范化开展慢性病筛查和早诊早治工作。优化慢性病健康管理服务模式，持续推进慢性病的防、筛、诊、治、康、知、行、管、保、控整体融合发展。

4. 强化科技支撑，推动科技成果转化和应用

科技是解决慢性病问题的强大武器。要加强科技创新，研发更多高效、安全、便捷的慢性病防治技术和手段。开发应用慢性病风险评估模型和疾病筛查新技术，筛查慢性病高危人群，及早诊断并治疗。将先进的医疗技术引入到临床实践中，探索智能辅助诊疗系统，规范慢性病临床诊疗过程，加大新药特药的研制力度，提升慢性病临床治疗效果。应用穿戴式智能设备监测健康指标、运动及睡眠信息等，提升慢性病患者健康管理水平。加快科技成果的转化和应用，应用推广

慢性病防控适宜技术，提高慢性病防治及健康管理成效，推动各地慢性病综合防控实践。以慢性病监测、筛查、诊断、治疗和管理为重点，促进医疗机构诊疗信息与公共卫生管理信息的全面互联互通与高效共享。加强健康医疗大数据研究与应用，推动慢性病流行病学学科发展与研究，分析掌握慢性病流行规律和特点，确定主要健康问题和慢性病防治优先领域，为制定防治政策提供循证依据。促进互联网与慢性病防控深入融合，探索智慧医疗、个性化健康服务等慢性病健康管理服务新模式。完善移动医疗、健康管理标准规范，推动移动互联网、云计算、大数据、物联网与健康相关产业的深度融合，充分应用信息技术丰富慢性病防治手段和工作内容，持续强化科技创新的支撑作用，全面提升人民群众健康水平。

5. 加强健康教育，持续提升居民健康素养

《"健康中国 2030"规划纲要》指出："推动人人参与、人人尽力、人人享有，落实预防为主，推行健康生活方式，减少疾病发生，强化早诊断、早治疗、早康复，实现全民健康。"在慢性病防控的大健康时代，针对全人群全生命周期的健康维护和促进的需求，广大民众也应该积极参与到维护和促进自己健康的过程中，倡导每个人是自己健康第一责任人的理念。《基本医疗卫生与健康促进法》明确，"公民是自己健康的第一责任人，树立和践行对自己健康负责的健康管理理念，主动学习健康知识，提高健康素养，加强健康管理"。落实全新的"主动健康"理念是实现慢性病防控"关口前移"战略的关键，需要社会全方位的发力。健康教育是预防和控制慢性病的重要手段。要加强健康教育，通过多种形式和渠道普及慢性病防治知识，提高公众的健康意识和自我保健能力。同时，要加强学校健康教育，从小培养

青少年的健康意识和习惯，为他们的未来健康奠定基础。

6.促进国际交流，分享慢性病防控的中国方案

在全球化背景下，慢性病防控需要各国共同合作和交流。要积极参与国际交流与合作，分享我国在慢性病防控方面的经验和成果，为全球慢性病防控事业作出贡献。同时，要学习和借鉴国际先进的慢性病防控经验和技术手段，不断改进和完善我国的慢性病防控工作。此外，要积极推动国际合作，共同开展慢性病防控技术研究，为增进人类健康福祉贡献力量。

五、巩固提升重点地方病、寄生虫病防治

（一）重点地方病

重点地方病防治攻坚成效巩固明显。多年来，认真贯彻落实党中央、国务院关于地方病防治的决策部署，全面实施地方病防治攻坚行动，不断完善防控措施，各项工作取得了历史性突破。一是防控工作机制不断完善。编制实施全国地方病防治规划，10部门联合开展地方病防治专项三年攻坚行动，联防联控、综合施策，合力推动食盐加碘、防病改水、低氟砖茶、改炉改灶等防治干预措施，改善病区人居环境，控制消除地方病风险。二是实现了重点地方病控制消除阶段性目标。截至2021年底，全国2799个碘缺乏病县、379个大骨节病病区县、330个克山病病区县、171个燃煤污染型氟中毒病区县、12个燃煤污染型砷中毒病区县、122个饮水型砷中毒病区县或高砷区县均达到控制或消除标准，达标率均为百分之百。三是地方病监测体系不断健全。每年以村为单位，开展大骨节病、饮水型氟砷中毒、燃煤污

染型氟砷中毒、水源性高碘监测，以乡为单位开展克山病监测，以县为单位开展碘缺乏病和饮茶型氟中毒监测，全国重点地方病监测实现全覆盖。四是防病扶贫与脱贫攻坚任务同步完成。将贫困地方病患者纳入低保、评残等社会保障制度，实施手术治疗补贴、药物治疗免费政策，现症地方病患者全部建档立卡和应治尽治，病区家庭摆脱了因病致贫、因病返贫的状态。在国家级贫困县中，全部地方病病区县均达到控制或消除标准，达标率为百分之百。五是防治能力和科技防病水平不断提升。各级财政加大对国家级专业机构、重点地区和基层防治机构的资金和政策倾斜力度，强化科研攻关，在大骨节病治疗药物筛选、水氟水碘等先进检测技术方面取得了突破，提升了各类地方病实验室检测和医疗检诊能力，多途径解决基层防治力量不足问题。六是形成了地方病防治的中国经验。将地方病防治工作与乡村振兴战略和脱贫攻坚紧密结合，坚持预防为主、防治结合、分类指导、分省推进、综合施策、目标管理的地方病防治工作策略，形成了有效的防控工作机制和完善的标准体系，创造了发展中国家有效控制消除重点地方病危害的奇迹，为全球治理地方病引起的公共卫生问题提供了中国智慧和方案。

《"健康中国2030"规划纲要》提出，到2030年保持控制和消除重点地方病。然而，当前乃至今后很长一段时期，地方病仍然是严重威胁广大农村地区人民群众健康的重要卫生问题。我国地方病的病因主要在于外部环境，而这些环境因素难以彻底改变。地方病的防控措施主要以阻断环境暴露因素向人体内转移为基础，通过改善环境、改变种植结构、恢复生态阻断地方性寄生虫病和自然疫源性地方病对健康的危害。防治措施的持续和巩固是保证地方病防治成果的前提条件，一旦工作滑坡，地方病必定卷土重来。

下一步，实施新一轮地方病防治巩固提升行动，全面推进地方病综合防治工作，确保到 2025 年实现控制和消除大骨节病、克山病等部分地方病危害的目标，2030 年实现全面消除地方病危害的目标。一是分病种、分梯次推进实现防治目标。二是坚持"防、控、治、管"一体，综合施策。三是落实地方病防治关键措施，促进高质量发展。四是落实各项工作保障措施，确保防治目标实现。

（二）寄生虫病

寄生虫病全面控制和消除进程加速推进。党中央、国务院历来高度重视寄生虫病防治工作。特别是党的十八大以来，我国寄生虫病控制和消除工作加速推进，寄生虫病防治工作取得了显著成效。一是重点寄生虫病防治工作组织领导机制不断完善。建立重大疾病联席会议制度、血吸虫病"春查秋会"制度，"十三五"时期制定出台一系列防治规划和行动方案，寄生虫病防治工作列入国家财政项目。各地不断完善政府领导、部门合作机制，形成工作合力，积极推进落实各项防治工作。二是重点寄生虫病控制和消除进程不断推进。经过几代人的艰苦努力，2007 年我国宣布消除淋巴丝虫病，2015 年实现全国血吸虫病传播控制目标，2021 年全国消除疟疾顺利通过世界卫生组织认证，全国 439 个（97.34%）血吸虫病流行县（市、区）已达传播阻断或消除标准，包虫病病例降至 3 万例以下，基本控制了包虫病流行。三是重点寄生虫病监测网络不断健全。随着重点寄生虫病疫情的不断下降，全国逐步建立了高效敏感的重点寄生虫病监测网络，基本形成重点病种、重点流行区全覆盖的现场监测点网络，为掌握全国重点寄生虫病疫情变化趋势、制定防控对策提供了有效支撑。四是重点寄生虫病防治能力不断提升。全国初步形成了"国—省—县"三级血吸虫病诊断实验室网络，疟疾和包虫病流行区省级参比实验室实现全覆盖，省级土源性、食源性寄生虫病诊断参比实验室建设有序推进。连续多年举办全国重点寄生虫病防治技术竞赛，以赛代培、以赛促训，不断提升各级寄生虫病防治技术能力。

《"健康中国2030"规划纲要》提出，到2030年全国所有流行县达到消除血吸虫病标准，继续巩固全国消除疟疾成果，全国所有流行县基本控制包虫病等重点寄生虫病流行。然而，重点寄生虫病流行范围广、防控环节多、自然环境等影响因素难以根本改变，防治成果巩固难度大，加之基层专业防治力量仍较薄弱、早期诊断晚期治疗及媒介控制等关键技术尚未有效解决，距离防治目标仍有一定差距。此外，随着"一带一路"倡议的推进，对外交往的日益频繁，面临的输入性疫情风险持续加大。

下一步，继续坚持政府领导、部门协作、预防为主、群防群控、因地制宜、综合防治的基本原则，持续实施综合防治措施，明确防治目标、任务指标、防控策略措施和保障措施，加快血吸虫病消除进程，防止疟疾输入再传播，遏制黑热病回升，持续推进土源性、食源性寄生虫病等重点寄生虫病控制和消除进程，分病种、分梯次推进防治目标实现。

第八章　普及健康生活方式

一、提高全民健康素养

健康素养是指个人获取和理解基本的健康信息和服务，并运用这些信息和服务作出正确的判断和决定，以维持和促进自身健康的能力。健康素养是个人健康理念、态度、知识、技能和行为的综合体现。党中央、国务院高度重视健康素养促进工作，明确提出"提高全民健康素养水平，是提高全民健康水平最根本最经济最有效的措施之一"。目前，居民健康素养水平已被纳入多种考核体系，成为《"健康中国 2030"规划纲要》《健康中国行动（2019—2030 年）》的评价指标。

（一）提升公众健康素养的重要性和迫切性

1. 提升公众健康素养的重要意义

提升公众健康素养，是人民群众维护和促进自身健康、追求美好生活的内在要求，也是社会发展与文明进步的必然要求。提升公众健康素养对于提升公众健康水平、推动经济社会快速发展、全面建成社会主义现代化强国具有重要意义。

从经济社会发展视角来看，世界卫生组织（WHO）指出：健康素养是健康的重要决定因素，是群体健康状况一项较强的预测指标，与人群预期寿命、健康状况密切相关。提升公众健康素养可有效减少健康不公平，显著降低社会成本，政府应将提高健康素养水平作为卫生和教育政策的一项明确目标。从生命周期视角来看，从婚检、优生优育开始一直到老年，不同生命阶段面临的主要健康问题不同，每一个生命阶段都有需要关注的重点健康问题，都有需要重点掌握的健康知识和技能。从个体视角来看，提升个体健康素养有利于强化个体的健康责任意识，激发个体维护和促进自身健康的内在潜力，是最主动、最积极、最有效、最具成本效益的卫生保健、疾病预防和健康促进的策略和措施。

提升公众健康素养，有利于引导公众树立科学健康观念，提升公众健康知识与技能水平，让公众自觉自愿采纳健康生活方式与行为，提高公众应对和解决健康问题的能力，使公众不得病、少得病、晚得病，从而提升每个人的健康状况和生命质量，最终提升全社会的健康、文明和福祉水平。

2. 提升公众健康素养的迫切性

提升公众健康素养，对我国来说更为迫切，有着更为重要的现实意义。第一，我国仍处于社会主义初级阶段，经济发展水平直接制约卫生资源的发展水平和供给。在卫生资源有限的情况下，提升公众健康素养是从根本上提升全社会健康水平和健康状况的最有效措施。第二，我国的慢性病居高不下，占全部死因的 88.5%，给个人和社会造成了沉重的经济负担，也成为影响预期寿命提升和人民群众生活质量的重要因素。慢性病的主要防治措施就是养成健康的生活方式与行为，增强患者疾病自我管理能力，这些都依赖于个体健康素养的提高。第三，呼吸道传染病、消化道传染病和接触性传染病仍然常见多发。树立文明卫生意识，养成良好卫生习惯，可以有效避免这些疾病的发生。第四，提高健康素养，加强健康风险意识，掌握疾病早期识别知识，定期健康体检，可有效提高疾病的早期发现率，降低致死致残率。第五，在国民教育体系中，关于生命知识、健康知识、疾病预防、安全急救、性与生殖健康、死亡教育等教育不足，亟待加强。第六，连续多年的监测结果表明，我国公众健康素养有较大提升空间。

（二）提升公众健康素养的政策要求

2008 年 1 月，卫生部发布了《中国公民健康素养——基本知识与技能（试行）》，这是世界上第一份界定公民健康素养的政府文件，拉开了提升公众健康素养的大幕。2008 年 10 月，卫生部印发了《中国公民健康素养促进行动工作方案（2008—2010 年）》，这是我国第一次印发关于健康素养促进行动的专题工作方案。之后，健康素养促进成为卫生健康工作的重要内容之一。

2014 年 4 月，国家卫生计生委发布《全民健康素养促进行动规划（2014—2020 年）》，这是我国第一个关于健康素养促进的工作规划，明确提出：到 2020 年，东部地区居民健康素养水平提高到 24%，中部地区提高到 20%，西部地区提高到 16%。

2016 年，中共中央、国务院印发《"健康中国 2030"规划纲要》，提出 5 个方面战略任务，其中，放在首位的是"普及健康生活"，明确提出"强化个人健康责任"，把"全民健康素养大幅提高，健康生活方式得到全面普及"作为战略目标。居民健康素养水平成为《"健康中国 2030"规划纲要》的 13 个主要指标之一，要求"2020 年，达到 20%，2030 年达到 30%"。由此可见，提升居民健康素养水平既是健康中国建设的重要内容，也是健康中国建设成效的重要评价指标。

为了贯彻落实《"健康中国 2030"规划纲要》，聚焦当前和今后一段时期内影响人民健康的重大疾病和突出问题，实施疾病预防和健康促进的中长期行动。2019 年 6 月，国务院印发《关于实施健康中国行动的意见》，提出了 15 项行动，把"普及知识，提升素养"作为基本原则，把提升健康素养作为增进全民健康的前提，要求根据不同人群特点有针对性地加强健康教育与促进，让健康知识、行为和技能成为全民具备的素质和能力，实现健康素养人人有。强化政府、社会、个人三方责任，倡导每个人是自身健康第一责任人。2019 年 7 月，健康中国行动推进委员会印发《健康中国行动（2019—2030 年）》，明确提出"提高全民健康素养水平，是提高全民健康水平最根本最经济最有效的措施之一"，并对 15 项行动提出了具体要求。在 15 项行动中，第一项行动就是健康知识普及行动，明确指出"《中国公民健康素养——基本知识与技能》界定了现阶段健康素养的具体内容，是公民最应掌握的健康知识和技能"。同时，在其他 14 项行动中，均把面向公众开展健康知识普及作为重要的工作内容。

2020 年 6 月，《基本医疗卫生与健康促进法》正式实施，多个条款都涉及健康教育和健康素养。如第四条：国家建立健康教育制度，保障公民获得健康教育的权利，提高公民的健康素养。

目前，居民健康素养水平已被纳入多种考核体系，成为各级政府、卫生健康行政部门制定政策的重要循证来源。2012 年，纳入《国家基本公共服务体系建设"十二五"规划》；2014 年，纳入《全民健康素养促进行动规划（2014—2020年）》；2016年，成为《"健康中国2030规划"纲要》的主要指标；2018年，成为健康城市、健康县区的评价指标；2019年，成为《健康中国行动（2019—2030年）》的评价指标；2022年，成为《"十四五"国民健康规划》的主要指标。

（三）提升公众健康素养的重要举措

1. 国家基本公共卫生服务项目

2009年，我国实施了国家基本公共卫生服务项目。其中，健康教育服务是一项独立的服务内容，其首要任务就是面向辖区居民宣传普及《中国公民健康素养——基本知识与技能（试行）》。在其他服务中，也都把健康教育作为重要工作内容。

2. 中央补助地方健康素养促进行动项目

2012年，国家启动了中央补助地方健康素养促进行动项目，每年投入超过2亿元，覆盖31个省（区、市）和新疆生产建设兵团。2017年，该项目被划入国家基本公共卫生服务项目。主要内容包括：开展健康县区建设；开展健康科普；开展健康促进医院建设；开展健康素养监测；开展重点疾病、重点领域和重点人群的健康教育。

3. 区域和场所健康促进

区域和场所健康促进是健康中国建设的重要内容。区域健康促进就是要把健康融入城乡规划、建设、治理的全过程。我国开展了多种形式的区域健康促进工作，如卫生城市、健康城市、健康县区、健康乡镇等建设；开展了多种形式的场所健康促进工作，如健康促进医院、健康机关、健康学校、健康企业、健康社区等建设。在区域和场所健康促进工作中，提升公众健康素养是重要的工作内容，居民健康素养水平是建设成效的评价指标之一。

4. 健康科普活动

普及健康生活是健康中国建设和健康中国行动的重要内容，居民健康素养水平是重要的成效评价指标。全国各地每年都要开展大量的健康科普活动。以国家层面为例，每年都有不同主题的健康宣传倡导活动，如全民健康生活方式行动、中国烟草控制大众传播活动、全国肿瘤防治宣传周活动、全民营养周活动等，各地围绕卫生健康主题日广泛开展健康知识普及活动，如全国高血压日、世界糖尿病日、世界防治结核病日、世界艾滋病日等宣传活动。

5. 健康素养研究与监测

2008 年 1 月，卫生部发布的《中国公民健康素养——基本知识与技能（试行）》共涉及 66 条基本健康知识和技能，其中包括基本知识和理念 25 条、健康生活方式与行为 34 条和基本技能 7 条。2015 年，根据我国城乡居民的主要健康问题和健康需求的变化，以及卫生健康领域新的循证成果，对 2008 版《中国公民健康素养——基本知识与技能（试行）》进行了修订。2023 年，根据工作需要启动了新一轮的修订工作。

2012 年，在中央财政支持下，启动了健康素养监测工作，标志着规范性健康素养监测工作的开始。健康素养监测是一个系统工程，包括监测方案制定、监测点的抽取、调查对象的抽取、调查问卷的研制、调查人员培训、组织实施、质量控制、数据分析、报告撰写、结果发布、数据管理等多个环节，每个环节都有相应的技术要求。截至 2022 年底，已经完成了连续 11 年的健康素养监测任务，监测结果成为国家及各地政府制定健康政策的重要循证来源。

（四）提升公众健康素养取得显著成效

1. 健康素养水平提前实现规划目标

自 2012 年起，国家卫生健康委每年组织开展全国居民健康素养水平动态监测，截至 2022 年底，连续完成 11 年的监测任务。中国居民健康素养监测范围覆盖 31 个省（区、市）的 336 个监测点（县/区）（不包括港、澳、台地区）。监测对象为非集体居住的 15—69 岁常住人口，每年监测约 8 万人。

2012 年我国居民健康素养水平为 8.80%，2022 年提升至 27.78%，提升 18.98 个百分点，意味着每 100 个 15—69 岁居民中，有 27 个人具备了基本的健康素养。

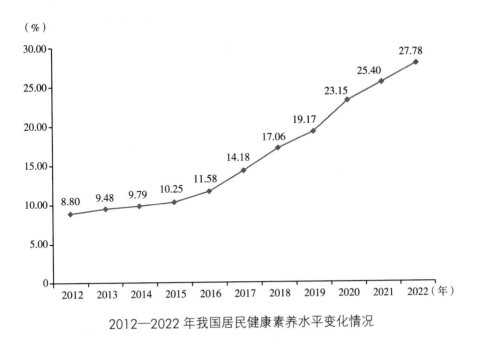

2012—2022 年我国居民健康素养水平变化情况

从城乡分布来看，城市居民健康素养水平从 2012 年的 11.79% 提升至 2022 年的 31.94%，增长幅度为 20.15 个百分点。农村居民健康

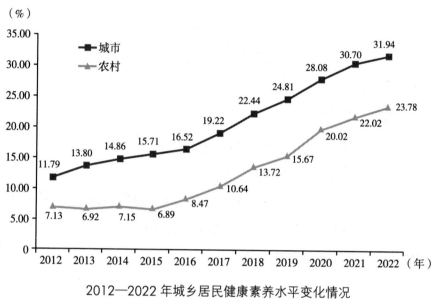

2012—2022 年城乡居民健康素养水平变化情况

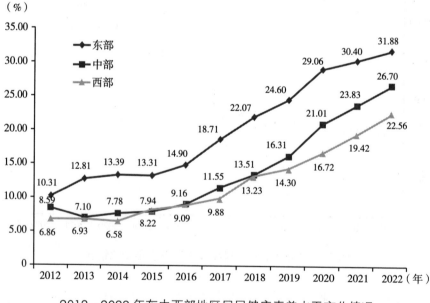

2012—2022 年东中西部地区居民健康素养水平变化情况

素养水平从 2012 年的 7.13％提升至 2022 年的 23.78％，增长幅度为 16.65 个百分点。

　　从地区分布来看，东中西部地区居民健康素养水平都有明显提升。东部地区居民健康素养水平从 2012 年的 10.31％提升至 2022 年的 31.88％，增长幅度为 21.57 个百分点；中部地区增长幅度为 18.11 个百分点；西部地区增长幅度为 15.70 个百分点。

　　根据知—信—行理论，将健康素养划分为三个方面，即基本知识和理念素养、健康生活方式与行为素养、基本技能素养。2012—2022 年，全国居民三个方面健康素养水平均有显著提升。基本知识和理念素养由 2012 年的 18.96％提升至 2022 年的 41.26％，提升 22.30 个百分点；健康生活方式与行为素养提升 19.41 个百分点；基本技能素养提升 13.71 个百分点。

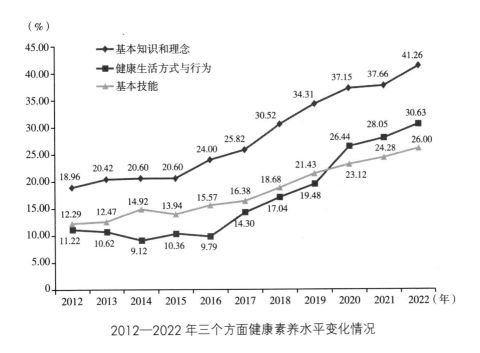

2012—2022 年三个方面健康素养水平变化情况

2.提升公众健康素养的主要经验

党的十八大以来，以习近平同志为核心的党中央把全民健康作为全面小康的重要基础，强调把人民健康放在优先发展的战略位置，把提升健康素养作为增进全民健康的前提，为提高全民健康水平作出了制度性安排，把提升公众健康素养作为实施健康中国战略、推进健康中国行动、落实健康扶贫工程、抗击新冠疫情等工作的重要内容和工作目标。大卫生、大健康的观念日益深入人心，多部门协作进一步加强。2016 年，《"健康中国 2030"规划纲要》印发，明确提出到 2020 年，居民健康素养水平达到 20%；到 2030 年，居民健康素养水平达到 30%的工作目标；2019 年，《健康中国行动（2019—2030 年）》出台，提升公众健康素养既是健康中国行动的重要工作内容，也是主要考核指标之一；2020 年 6 月，《基本医疗卫生与健康促进法》正式实施，规定"国家建立健康教育制度，保障公民获得健康教育的权利，提高公民的健康素养"。

各地各部门认真贯彻落实党中央、国务院决策部署，大力开展健康素养促进行动。一是出台了一系列提升公众健康素养的政策，明确工作重点、工作机制和各方责任，为开展健康素养促进工作做好顶层设计。二是通过国家基本公共卫生服务项目、健康素养促进行动、健康中国行、贫困地区健康素养促进三年攻坚行动等专项健康素养促进项目，集中力量、整合资源、提升能力、健全体系，大力提升居民健康素养水平。三是开展健康城市、健康县区、健康村镇、健康学校、健康促进医院、健康社区、健康企业、健康家庭等系列健康场所创建活动，为城乡居民健康素养提升创造了支持性环境。四是大力开展健康知识普及，采取多种途径和形式，面向公众广泛开展健康教育和健康科普活动。五是人民群众作为自己健康第一责任人的意识不断增强，主动获取健康知识、自觉践行健康生活方式的氛围逐渐形成。六是开展健康素养研究和全国健康素养监测，通过连续监测获得了我国城乡居民健康素养水平数据及动态变化趋势，分析了健康素养促进的重点地区、重点人群和重点问题，为制定卫生健康政策提供循证支持，为研究健康素养促进干预措施提供依据。

（五）提升公众健康素养的重点难点任务

1. 城乡居民健康素养水平仍有较大提升空间

尽管近年来我国居民健康素养水平呈逐年上升趋势，特别是推进健康中国建设以来，健康素养提升幅度明显加快。但是，公众健康素养整体水平仍然不高，有待提升空间较大，城乡、地区以及人群间的不均衡较为明显。此外，吸烟、酗酒、缺乏锻炼、不合理膳食等不健康生活方式普遍存在，人民群众自觉维护和提升自身健康水平的意识和能力还有待进一步提升，这些都是健康素养促进工作应该关注的重点问题。

2. 多部门协作有待进一步加强

健康素养促进是一项社会系统工程，需要政府各相关部门、社会及个人的共同努力。近年来，跨部门行动不断增强，但总体来看，部门协作常态化机制尚未形成，有些政策的落实和衔接方面还相对薄弱，尚未形成强有力的健康促进合力。

3. 针对低文化水平人群和老年人的有效干预方法不足

低文化水平人群、老年人是健康素养薄弱的重点人群。受教育水平是健康素养首要决定因素。低文化水平人群、老年人在获取、理解、应用健康信息方面，都存在更多困难。如何提升低文化水平人群、老年人的健康素养水平，一直都是一个难题，也是提升公众健康素养的重点难点问题。

4.健康传播和健康科普水平有待提升

社会上的健康科普信息良莠不齐，监管力度不够，给公众选择健康信息带来很大困扰。专业机构和专业人员的健康科普能力须进一步提升，信息呈现形式创新不足，传播力、影响力有待加强。医疗机构、医务人员开展健康科普激励机制尚未有效建立等，都会制约健康科普工作的开展。

5.健康教育体系服务能力有待提高

健康中国建设对健康促进与教育工作提出了更高要求，但当前健康促进与教育工作体系不健全，专业机构人员数量不足，人员结构有待进一步优化。基层医疗卫生机构健康教育服务能力不足，医院、学校、机关、社区、企事业单位普遍缺乏健康教育职能部门，直接制约了健康促进与教育工作的质量和成效。

（六）下一步提升公众健康素养的主要举措

1.深入贯彻落实党的二十大精神，扎实推进健康中国建设

党的二十大报告明确提出，推进健康中国建设，完善人民健康促进政策，提高基层防病治病和健康管理能力。《"健康中国2030"规划纲要》《健康中国行动（2019—2030年）》提出了到2030年居民健康素养水平达到30%的工作目标。这就要求各地进一步贯彻落实新时期党的卫生健康工作方针，进一步加强部门合作，强化政府、社会、个人责任，加快工作理念、服务方式转变，建立健全健康教育体系，形成有利于健康的生态环境和社会环境，为全方位全生命周期保障人民健康、推进健康中国建设奠定坚实基础。

2. 以健康场所建设为切入点，提高健康素养促进工作成效

健康理念、行为和生活方式的形成，不仅需要健康知识的普及，还需要健康支持性环境建设。区域和场所构成了健康中国的微观基础，是施政决策的发力点和着力点。要充分发挥爱国卫生运动的制度优势、组织优势、文化优势和群众优势，进一步统筹推进卫生城市、健康城市、健康县区、健康村镇等工作，加强学校、医院、机关和事业单位、企业、社区、家庭等健康场所建设，扩大健康场所的覆盖面，建设健康支持性环境，提高健康素养工作成效。

3. 针对重点地区、重点人群，大力开展健康教育适宜技术研究

监测结果表明，健康素养在城乡、地区、人群间存在不均衡性，农村居民、老年人、低文化程度者等是健康素养薄弱人群，提示要进一步加强理论和实践研究，不断总结健康素养提升的有效策略、方法和技术，有针对性地开展健康素养促进工作。各地要因地制宜，结合当地特点和资源，充分发挥主动性和创造性，形成符合当地特点的健康教育模式。以维护全生命周期健康为目标，加强儿童青少年、孕产妇、职业人群、老年人等重点人群健康教育工作。大力开展多部门合作，加强农村居民、脱贫地区居民、流动人口、留守儿童、残疾人等健康素养薄弱人群的健康教育工作。

4. 加大健康科普力度，规范科普信息生成与传播

开展健康知识普及是提升公众健康素养的有效策略和措施，但科普信息质量良莠不齐，需要进一步加大健康科普监管力度，建设并不断完善健康科普资源库和健康科普专家库，为全社会提供权威的健康

科普信息，鼓励医疗卫生机构和医务人员发挥专业特长开展健康科普工作。注重发挥各类媒体的作用，优势互补，全方位、多渠道开展健康知识传播。同时，公众要进一步树牢每个人是自己健康第一责任人的理念，关注自身和家人健康，主动学习健康知识和技能，践行健康生活方式，提高对健康相关信息的获取、理解、甄别和应用能力。

5.进一步完善健康促进与教育体系建设，加强机构能力建设

根据全国健康教育统计报表，我国省、市、县健康教育专业体系还不完善，市、县级建制不全，人员数量不足规划要求的1/2，从业人员专业背景、学历、职称结构不合理，严重影响了健康教育工作的开展，影响到健康中国行动的实施和落地。因此，各地要进一步建立健全健康教育工作体系，保证专业人员数量，不断优化人员结构。依据健康教育人员专业能力建设标准，进一步加强能力建设，不断提升各级专业机构的服务能力和技术支撑能力。

二、实施合理膳食行动

党的十八大以来，在党中央、国务院的决策部署下，国民营养计划和合理膳食行动取得阶段性成效。国家、省级层面成立营养健康指导委员会，组建合理膳食行动工作组，推进营养相关政策措施出台，国民营养健康工作体系机制初步建立。

（一）实施合理膳食行动的重要性和迫切性

合理膳食是人体免疫的基石。民以食为天，膳食营养是保证人民身体健康和学生成长发育的重要物质基础，事关国民素质的提高和经

济社会的发展。近年来，我国居民营养健康状况明显改善，但仍面临营养不足与过剩并存、营养相关疾病多发等问题。《中国居民营养与慢性病状况报告（2020年）》显示，2019年我国因慢性病导致的死亡人数占总死亡人数的88.5%，其中心脑血管疾病、癌症、慢性呼吸系统疾病死亡占比为80.7%，慢性病防控形势依然严峻。高盐、高糖、高脂等不健康饮食是引起肥胖、心脑血管疾病、糖尿病及其他代谢性疾病和肿瘤的危险因素。合理膳食以及减少每日食用油、盐、糖摄入量，有助于促进个人健康、增强体质，减少肥胖、糖尿病、高血压、脑卒中、冠心病等疾病的患病风险。

合理膳食，食养是良医，与中医讲究"药食同源"一脉相承，充满深刻的哲学思想，又具有通俗易懂的实践思维，是中华民族古老智慧的生动体现，是华夏健康饮食文明不断传承创新的美好结晶。在当前国民营养健康状况下，提倡科学食养、合理膳食，具有特殊的现实意义。

（二）实施合理膳食行动的政策要求

2019年7月，国家发布了《健康中国行动（2019—2030年）》，其中明确提出实施合理膳食行动。《健康中国行动（2019—2030年）》以普及健康知识、参与健康行动、提供健康服务、延长健康寿命为基本路径，明确总体目标：到2022年，覆盖经济社会各相关领域的健康促进政策体系基本建立，全民健康素养水平稳步提高，健康生活方式加快推广，心脑血管疾病、癌症、慢性呼吸系统疾病、糖尿病等重大慢性病发病率上升趋势得到遏制，重点传染病、严重精神障碍、地方病、职业病得到有效防控，致残和死亡风险逐步降低，重点人群健康状况显著改善；到 2030 年，全民健康素养水平大幅提升，健康生活方式基本普及，居民健康主要影响因素得到有效控制，因重大慢性病导致的过早死亡率明显降低，人均健康预期寿命得到较大提高，居民主要健康指标水平进入高收入国家行列，健康公平基本实现，实现《"健康中国 2030"规划纲要》有关目标。国家卫生健康委系统梳理评估了我国在营养整体规划、产业发展、人群营养政策等方面制定的文件，分析实施难点和薄弱环节，不断完善实施合理膳食行动的保障措施。

（三）实施合理膳食行动的重要举措

实施合理膳食行动需要政府、社会、个人共同完成。政府层面，主要聚焦营养健康问题，发挥政策引导、资源投入、推动落实的作用。政府将任务分解明确到各个部门，例如国家卫生健康委会同教育部、体育总局，针对学生儿童肥胖问题开展"吃动平衡"方面的项目。社会层面，主要依靠专业机构和行业企业，负责标准引领。例如企业应当严格执行国家食品安全标准，行业应当联合学会、协会推广普及健康知识、有效适宜技术。个人和家庭层面，积极倡导个人和家庭主动学习膳食科学知识，倡导每个人从自身做起，从每一天、每一餐做起，带动家庭社区提升营养健康素养。

2019 年 2 月，国家层面成立了由卫生健康、农业、教育、体育等 18 个部委组成的国民营养健康指导委员会，并组建合理膳食行动工作组，指导成立省级国民营养健康指导委员会，凝聚起部门协作、上下联动的工作合力。

2020 年 6 月，国家市场监管总局等四部门联合印发《校园食品安全守护行动方案（2020—2022 年）》，推动学校及幼儿园食品安全治理体系和治理能力现代化，保障广大师生"舌尖上的安全"。国家设立健康中国行动专题网站，大力宣传实施健康中国行动、促进全民健康的重大意义、目标任务和重大举措，推动全民营养周"5·20"中国学生营养日等活动的常态化，组织营养健康知识进社区、进家庭。

2021年，国家卫生健康委联合教育部、市场监管总局等印发《关于加强学校食堂卫生安全与营养健康管理工作的通知》《关于全面加强和改进新时代学校卫生与健康教育工作的意见》等，开展校园营养健康环境建设，全面保障学生健康。农业农村部持续推进"双蛋白工程"，开展双蛋白食品系列产品创制与临床营养干预研究。国家统计局完善基本公共卫生服务、妇儿监测等领域营养健康数据资料，为营养政策制定与营养改善工作提供数据支撑。推动使用公勺公筷、提供小份菜、落实"光盘行动"、科学营养配餐纳入《反食品浪费法》，以更鲜明态度和强有力措施，大力弘扬合理膳食、避免浪费理念。中央农办牵头印发《粮食节约行动方案》，引导个人和家庭减少食物浪费，养成合理膳食良好习惯。商务部、国家卫生健康委等14个部门联合印发《关于坚决制止餐饮浪费的指导意见》，从消费环节把关，将避免浪费融入食品标识、冷链物流、宣传教育等。

2022年，国家卫生健康委指导国民营养健康专家委员会及秘书处建立管理制度，梳理工作流程，发挥专家作用。国家卫生健康委联合中国人口福利基金会等设立"合理膳食促进"基金项目，加大工作扶持力度，保障年度重点任务实施。教育部会同国家发展改革委、财政部、农业农村部、国家卫生健康委、市场监管总局、国家疾控局印发《农村义务教育学生营养改善计划实施办法》，持续提升农村学生营养状况。市场监管总局会同教育部、国家卫生健康委、公安部印发

《关于做好 2022 年秋季学校食品安全工作的通知》，有序推进 2022 年
秋季学期学校食品安全与营养健康相关工作，加强食品安全日常管
理。国家卫生健康委印发《临床营养科建设与管理指南（试行）》，遴
选 378 家试点单位，指导多地将营养支持纳入新冠疫情防控整体工
作，提升营养健康服务能力。国家卫生健康委组织编写《营养指导人
员能力提升培训参考教材》，完善考试题库，召开营养指导人员培训
考核工作磋商会，研究营养指导人员培训推进路径。国民营养健康指
导委员会办公室发布《关于组织营养指导能力提升培训试点工作考试
的通知》，组织开展 2 期修养指导能力提升全国考试，30 个省（区、市）
2.5 万余人通过考试。

2023 年，国家卫生健康委联合中直管理局、国管局、国务院国
资委印发《关于深入开展反食品浪费促营养健康工作的通知》，要求
中央和国家机关及其直属和联系单位食堂、在京中央企业总部食堂、
各地驻京办食堂率先垂范，弘扬"饮食有节"的优良传统，厉行节约，
合理膳食，促进形成有利于健康的饮食习惯、生活方式和社会环境，
防控慢性病的发生发展，助力健康中国建设。

（四）实施合理膳食行动取得显著成效

党的十八大以来，以习近平同志为核心的党中央坚持把人民健康放
在优先发展的战略位置，坚持人民至上、生命至上，把人民群众的生命
安全和身体健康放在第一位。近年来，政府动员引导、社会共建共享、
人人参与践行的工作局面初步形成，实施合理膳食行动取得显著成效。

居民营养健康状况持续改善。2015 年至 2019 年，18—44 岁中国
成年男女的身高分别增加 1.2 厘米、0.8 厘米，成人营养不良率下降

1.8 个百分点（至 4.2%）；居民和孕妇贫血患病率分别下降 1.7 个百分点和 3.6 个百分点；6 岁以下儿童生长迟缓率降至 7% 以下，低体重率降至 5% 以下；人均每日烹调用盐 9.3 克，与 2015 年相比下降了 1.2克。2019 年，我国居民因心脑血管疾病、癌症、慢性呼吸系统疾病和糖尿病等四类重大慢性病导致的过早死亡率为 16.5%，与 2015 年的 18.5% 相比下降了 2 个百分点。

制定发布食品安全国家标准 1563 项，包含 2.3 万余项指标，涵盖了从农田到餐桌、从生产加工到消费全链条的各个环节，有效保障儿童、孕产妇、老年人等全人群的饮食安全和膳食营养。建设 2 万余家营养健康餐厅和营养健康食堂，培育 5.4 万名营养指导员，开展营养服务进学校、进社区活动，促进居民健康素养水平从 2012 年的 8.8% 提高到 2022 年的 27.78%。

（五）实施合理膳食行动的重点难点

1. 膳食不平衡问题仍然突出

家庭人均每日烹调用盐和用油量仍远高于推荐值，蔬菜、水果、豆及豆制品、奶类消费量不足，而增强居民健康意识需要全方位、多渠道、广覆盖的合理膳食和营养健康宣传。

2. 慢性病患病/发病率居高不下，仍呈上升趋势

我国慢性病患者基数仍不断扩大，同时因慢性病死亡的比例持续增加，超重肥胖问题不断凸显，这种局面的改变依赖合理膳食行动的有效落实，对患者和社会公众做出合理的营养膳食指导。

3. 城乡发展不平衡，农村地区膳食结构亟待改善

农村居民营养不良、贫血、维生素 A 缺乏的发生率均高于城市

居民，农村老年人低体重率（6.1%）明显高于城市老年人（3.2%），老年人的膳食照顾等仍需要加强。与此同时，农村居民膳食相关慢性病的发病率也出现快速增长趋势。油盐摄入、食物多样化等营养科普教育亟须下沉基层。需要特别关注农村地区居民的营养与健康问题，在解决营养不良的同时，强调预防和控制慢性病的快速增长。

4.婴幼儿、孕妇和老年人的营养问题仍须特别关注

我国6月龄内婴儿纯母乳喂养率仍然偏低，6—23月龄婴幼儿辅食喂养仍存在种类单一、频次不足的问题，总体可接受辅食添加率较低。孕期妇女存在增重过高等问题。部分老年人存在能量或蛋白质摄入不足等问题，由于膳食不平衡造成老年人肥胖以及营养相关慢性病问题依然严峻。

（六）下一步实施合理膳食行动的主要举措

一是夯实营养健康工作基础。持续开展食物成分监测，加强全国总膳食研究、食物消费量调查与营养监测、食物成分监测的数据共享利用，建立食物消费、膳食暴露、食物成分、人群营养健康、食品标签等相关数据库。制定营养素及营养相关物质风险评估技术指南，为营养干预策略制定、营养标准制定提供科学支撑。

二是抓好营养创新能力建设。依托国家、省级食品营养专业技术机构，逐步开展区域性营养创新平台试点建设，加大科研投入，瞄准营养健康领域基础关键问题、"卡脖子"问题，打通科学通道，支持产业迈进与创新驱动，实现高质量发展。

三是协调促进营养干预措施落地落实。健全地方各级营养健康工作协调机制，推动营养健康纳入健康城镇和健康单位、健康社区等健

康细胞建设，营造各方参与的营养健康社会氛围。加大营养健康食堂、餐厅、学校的试点示范建设工作力度，强化对食品企业和公众的营养健康知识宣传教育，动员全社会积极参与"减盐、减油、减糖"。系统梳理不同专业层级人才建设任务，持续开展营养指导员能力提升培训考核，搭建营养健康人才梯队，提升营养健康服务能力。

三、重视心理健康和精神卫生

党的二十大报告对推进健康中国建设作出全面部署，强调"重视心理健康和精神卫生"，为做好新时代心理健康和精神卫生工作指明了发展方向、提供了根本遵循，必将对我国卫生健康事业高质量发展、增进人民身心健康福祉产生深远影响。

（一）充分认识重视心理健康和精神卫生的重大意义

重视心理健康和精神卫生是推进健康中国建设的内在要求。心理健康是健康的重要组成部分。世界卫生组织指出，健康是指躯体健康、心理健康、社会适应良好皆健全。心理健康不仅影响个体情绪、认知和社会功能，同时与躯体健康密切联系、相互作用。党的十八大以来，以习近平同志为核心的党中央高度重视心理健康和精神卫生工作。2016 年，习近平总书记在全国卫生与健康大会上指出，要加大心理健康问题基础性研究，做好心理健康知识和心理疾病科普工作，规范发展心理治疗、心理咨询等心理健康服务。近年来，随着健康中国建设全面推进，相关工作取得长足进步。《"健康中国 2030"规划纲要》聚焦人民群众主要健康问题和影响因素，专门强调促进心理健康，对加强心理健康服务体系建设和规范化管理等工作作出了重要部署。《健康中国行动（2019—2030年）》专门设立"心理健康促进行动"，提出正确认识、识别、应对常见精神障碍和心理行为问题的意见，明确政府、社会、家庭、个人主要行动举措和具体目标要求。党的二十大报告中强调"重视心理健康和精神卫生"，体现了党对心理健康和精神卫生事业的重视和关心，更加突出了心理健康和精神卫生在推进健康中国建设总体布局中的重要作用。

重视心理健康和精神卫生是保障人民享有幸福安康生活的基础条件。心理健康和精神卫生不仅是医疗卫生问题，同样是重大的民生问题和社会问题。我国当前正处于经济社会快速转型期，社会发展进程加快带来了生活方式的深刻变化，心理行为问题及其引发的社会问题日益受到社会各界广泛关注。推进心理健康和精神卫生工作，不仅是保障公众健康的重要任务，也是维护社会和谐稳定的必然要求。国家卫生健康委、中央政法委等部门认真贯彻落实党的十九大报告关于"加强社会心理服务体系建设，培育自尊自信、理性平和、积极向上的社会心态"的部署要求，将社会心理服务体系建设作为推进平安中国、健康中国建设的重要抓手，组织开展了试点工作，深入探索覆盖全人群的心理服务模式和工作机制，将心理健康服务融入社会治理体系，逐步建立健全社会心理服务体系。党委政府高度重视、相关部门齐抓共管、全社会积极参与的社会心理服务合力正在形成，对促进人民群众获得感、幸福感、安全感更加充实、更有保障、更可持续发挥积极作用。

党的二十大报告深入阐述中国式现代化理论，基于自身国情提出包括"物质文明和精神文明相协调"在内的五个方面重要特征。习近平总书记强调："现代化的最终目标是实现人自由而全面的发展。"身心健康是人的自由全面发展的重要内涵。同时，推进心理健康和精神卫生工作，进一步提高全民健康水平，营造良好社会心态和社会环境，也将为全社会每个人的自由全面发展奠定坚实的基础。要把心理健康和精神卫生工作作为中国式现代化建设的重要任务，加大力度推进相关工作高质量发展，持续保障人民身心健康、维护社会和谐安定，提升人民群众的幸福感。

（二）心理健康和精神卫生工作提质扩面为高质量发展奠定坚实基础

《中华人民共和国精神卫生法》于 2013 年 5 月 1 日正式实施，是我国心理健康和精神卫生事业发展史上的一个重要里程碑。十余年来，得益于党中央、国务院的坚强领导，得益于各地各部门的共同推动，得益于全国广大一线工作者的团结奋斗，我国心理健康和精神卫生工作目标、方向、路径更加清晰，相应的工作网络和机制逐步搭建，专业队伍不断壮大，技术能力稳步提升。

1. 预防为主的方针持续推进

《精神卫生法》规定，精神卫生工作实行预防为主的方针，坚持预防、治疗和康复相结合的原则。设置"心理健康促进和精神障碍预防"章节，强调各级政府、有关部门和村（居）委会相应职责任务。2020 年实施的《基本医疗卫生与健康促进法》也明确提出"预防、治疗精神障碍"，为推进各部门、全社会落实相关工作要求提供了法律保障。为贯彻落实预防为主的方针，加强心理健康促进，多部门联合开展心理健康促进行动，对提高心理行为问题和常见精神障碍的筛查、识别、处置能力等提出要求。各地围绕居民心理健康素养等主要指标以及儿童青少年、孕产妇、老年人等重点人群常见心理问题探索开展评估，部分地区将相关评估纳入政府民生实事项目或组织开展试点及推广工作。

2. 医疗服务能力持续提升

2020年，国家卫生健康委等7个部门联合印发《关于加强和完善精神专科医疗服务的意见》，推进精神专科医疗机构建设和人才队伍配备与培养，进一步提升专科服务能力。随着精神专科医疗机构、精神心理门诊和精神科建设目标要求相继提出，精神（心理）相关诊疗规范进一步完善，精神科医师转岗培训和继续教育深入推进，服务质量管理不断强化，医疗服务规范化、可及性水平持续改善。同时，国家层面成立了国家心理健康和精神卫生防治中心，建设国家精神疾病医学中心，加强专业队伍建设，发挥技术支持作用；各地设置各级精神卫生中心，加强各地管理服务队伍和工作队伍建设，都有效支撑了精神障碍诊疗服务能力持续提升。

（三）心理健康和精神卫生工作高质量发展面临的形势和下一步工作思路

近十年来，我国心理健康和精神卫生工作各方面长足进步，为进一步全方位、全周期、立体化的高质量发展奠定了扎实基础。但相关服务体系还有诸多短板和不足，特别是很多发展不平衡、不充分的问题仍客观存在，与人民群众需求和社会发展需要之间还存在较大差距，如心理健康服务有待进一步加强，精神卫生服务能力还需要持续提升。同时，快速发展的经济社会使心理健康服务需求进一步加大，高质量发展面临新情况、新问题、新挑战。

心理健康和精神卫生涉及医疗卫生、社会工作、宣传教育、投入保障等多部门多领域工作，涉及社会各方面。要坚持以习近平新时代中国特色社会主义思想为指导，实践探索适应新发展阶段、符合人民群众需求、具有中国特色的发展路径，确保重视心理健康和精神卫生落地落实落细；要坚持预防为主、群防群控，推动各部门、各系统和全社会针对自身实际建立完善相应服务体系，形成共助心理健康的良好局面，共同提升服务公平性、可及性和实效性；要着力推动提升居民健康素养水平，提高预防、应对心理健康问题的意识和能力。

（四）推动心理健康和精神卫生工作高质量发展的重点任务和举措

1.自觉运用系统观念发展事业，切实加强组织领导

要加强顶层设计，坚持统筹兼顾、系统谋划、整体推进，进一步加强组织领导，进一步发挥社会心理服务体系涉及的各相关部门优势，构建统一领导、统筹协调、齐抓共管、密切联动的工作格局。要以总结推广社会心理服务体系试点经验为契机，进一步调动各部门、各行业、各地方积极性，形成强有力的领导机制和高效的工作机制。要加大政策支持、投入保障力度，完善有关扶持政策和措施。推动建立完善工作情况考核评价指标体系，发挥考核评价"指挥棒"作用，督促推进相关工作落实。深入开展调查研究，广泛汇集群众智慧，充分吸收基层经验，搭建工作经验分享交流推广平台。

2.深入推进科学研究，强化成果转化应用

加强重点领域的前瞻性、基础性、应用性系列研究，推动理论研究与应用研究协调发展。充分发挥专业机构、科研院校、学会协会等

机构科研力量作用，优化研发布局，强化医学、心理学、社会学、教育学等相关学科研究的交叉融合、贯通联动。紧紧围绕人民群众日益增长、不同层次的心理健康需求与服务供给不平衡不充分之间的矛盾，从科学原理、服务模式、技术路线、标准规范等方面进行集中攻关，推进服务模式、服务标准"中国化"，全面提升成果运用效能。持续追踪国际发展趋势，积极拓展交流合作，吸收、借鉴先进理念及工作经验，大力推进本土化理论和实践创新。

3. 着力完善分级服务保障体系，提升专业服务能力

针对健康人群、心理行为问题人群、精神障碍患者、严重精神障碍患者，推动构建分层级服务网络。进一步加强基层社区、学校、用人单位等的心理服务体系建设，配备专业心理服务人员，提供心理健康宣传教育、心理测评、心理疏导、心理咨询等服务；建立健全国家、省、市、县四级精神卫生诊疗服务网络，加强综合医院精神科、精神专科医院建设，推进精神专科医疗机构建设和人才队伍配备、培养，开展精神科医师转岗培训、继续教育，完善精神障碍诊疗指南、相关技术操作规范等，进一步提高诊疗规范化水平；建立综合服务体系，完善各级政府及部门协调机制，强化社区关爱帮扶小组作用，落实联合随访、服务职责，提高综合服务水平。同时，要提高医疗卫生机构、各类临床医务人员对心理健康和精神卫生的重视程度，增强识别心理行为问题和精神障碍的能力，注重在医疗服务中满足患者的心理健康需求。积极发挥中医药在心理健康和精神卫生服务方面的重要作用。

4. 加大科普宣传教育引导力度，提升居民心理健康素养

充分发挥各类传统媒体和新媒体作用，深入宣传心理健康和精神

卫生政策，提高社会心理服务机构、心理援助热线公众知晓率和使用率，确保相关政策切实惠及广大人民群众。广泛传播"身心同健康，关心不歧视""精神障碍可防可治，心理问题及早求助""重视心理健康，理性看待心理问题"等健康理念以及自尊自信、乐观向上的现代文明理念，大力普及心理健康知识，鼓励个人正确认识心理行为问题，掌握基本的情绪管理、压力管理等自我心理调适方法，引导公众重视并正确认识相关问题，逐步消解社会歧视。充分发挥5G、物联网、人工智能等现代科技手段作用，助力心理服务信息化平台建设，开展科普宣传、心理支持、心理疏导等特色项目，提供更便捷可及的心理健康服务。

5.促进心理健康和精神卫生行业健康发展，保障人民群众健康权益

落实《精神卫生法》和有关法律法规，强化对各地各部门心理健康和精神卫生工作的督促指导，确保心理健康和精神卫生工作职责落实到位。各有关部门要加强本系统心理健康工作的培训指导，确保依法依规开展相关工作。制定完善相关指南规范，加强监督指导，进一步提高心理治疗、精神障碍诊疗规范化水平。推动完善心理健康和精神卫生相关保障救助政策，提高相关服务可及性、可负担性，保障人民群众健康权益。

第九章　广泛开展全民健身活动

　　党的十八大以来，以习近平同志为核心的党中央坚持以人民为中心，把人民健康放在优先发展的战略地位，高度重视全民健身事业，把全民健身上升为国家战略，从国家强盛、民族复兴的战略全局，从满足人民群众对美好生活向往的高度引领全民健身事业健康稳步发展，推动全民健身和全民健康的深度融合。习近平总书记每次出席体育有关会议活动，每当谈到体育工作时，都强调全民健身的重要意义，对发展群众体育提出殷切期望。习近平总书记系列重要指示批示把全民健身的重要性提升到了新的高度。习近平总书记自 2013 年第十二届全国运动会起，连续三届全国运动会都亲切接见全国群众体育先进单位和先进个人代表，给予深切勉励；对"健身去哪儿"等群众关心的"健身难"问题多次作出重要指示批示；十分关心群众性冰雪运动开展，自 2017 年以来连续 5 次深入赛区实地考察北京冬奥会筹办工作和群众性冰雪运动开展情况，多次主持召开专题会听取工作汇报。习近平总书记在党的二十大报告中指出，广泛开展全民健身活动，加强青少年体育工作，促进群众体育和竞技体育全面发展，加快建设体育强国。

　　习近平总书记和党中央、国务院的亲切关怀、高度重视有力地推动了全民健身事业的发展。国务院全民健身工作部际联席会议于

2016 年底成立；党中央、国务院连续出台《体育强国建设纲要》《全民健身计划（2021—2025 年）》《关于构建更高水平的全民健身公共服务体系的意见》等一系列政策性文件，为全民健身事业发展指明了方向。全民健身在《"十四五"规划纲要》等基础性规划文件中被重点提及。《中华人民共和国体育法》全面修订，全民健身内容更加丰富，为构建更高水平的全民健身公共服务体系提供了强有力法律保障。

一、全民健身工作成效显著

党的十八大以来，在党中央、国务院的坚强领导下，各部门、各级政府深入贯彻落实习近平总书记和党中央、国务院关于发展全民健身事业、做好群众体育工作的系列指示和部署要求，紧紧围绕构建更高水平的全民健身公共服务体系，着力推动政策法规的贯彻落实，抓住关键、突出重点，创新思路、破解难题，以奋发有为的姿态不断推动全民健身事业跃上新台阶、开创新局面。

（一）着力加强政策法规制度建设，推动完善全民健身工作顶层设计

十多年来，党中央、国务院密集出台了一系列关于全民健身的政策文件。国务院以五年为一个周期制定实施《全民健身计划》，在《关于加快发展体育产业促进体育消费的若干意见》中，首次提出将全民健身上升为国家战略；《"健康中国 2030"规划纲要》《关于实施健康中国行动的意见》就推动全民健身与全民健康融合提出要求；《体育

强国建设纲要》谋划了建设体育强国的蓝图；《关于加强全民健身场地设施建设发展群众体育的意见》《关于构建更高水平的全民健身公共服务体系的意见》就解决群众"健身去哪儿"难题、推进全民健身公共服务体系建设作出一系列制度性安排。

（二）着力推进开放融合发展，推动建立全民健身工作协同联动机制

2016 年，国务院成立全民健身工作部际联席会议，28 个部门从政策保障、资金支持、表彰奖励、督导考核等方面推动全民健身工作开展，在国家层面形成了部门协同配合的工作机制。十多年来，党中央、国务院对全民健身工作的重视程度前所未有，各部门对全民健身工作的支持力度前所未有，通过部门协同推出的全民健身工作成果前所未有。

（三）着力加强群众体育关键领域改革创新，推动建立以改革创新促发展的鲜明导向

经全国评比达标表彰工作协调小组批准，开创性地组织开展了全民运动健身模范市（县、区）创建工作，调动地方党委、政府重视全民健身工作的积极性。2022 年，体育总局命名了第一批全民运动健身模范市（县、区），在全民健身领域推出了一批可供各地学习借鉴的典型，社会反响强烈。积极调整公共体育场馆中央财政补助政策，打破原先按大型场馆座位数分配补助资金的做法，将群众身边的中小型场馆和健身中心纳入进来，根据场馆接待人次等因素安排补助资金，极大地调动了公共体育场馆开放积极性。2023 年，中央财政补

助的免费低收费开放场馆近 2500 个，数量约为 2014 年的两倍。

（四）着力破解群众"健身去哪儿"难题，推动群众健身场所建设取得新进展

在各级政府共同努力下，健身场所"有没有"问题正得到逐步破解，健身场所数量大幅增加。体育总局协同国家发展改革委、财政部等部门，引导支持地方建设"雪炭工程"、农民体育健身工程、全民健身中心、全民健身路径等健身设施，在城乡基层破除了一批没有任何健身设施的空白区。健身设施"好不好"问题不断改善，健身设施质量稳步提升，城乡基层建成了一批现代时尚的场地设施。截至 2022 年底，全国体育场地 422.68 万个，体育场地面积 37.02 亿平方米，人均体育场地面积 2.62 平方米。城市居民从家步行 15 分钟能找到的健身设施种类更多、环境更美，针对"一老一小"的适老化、适儿化场地设施越来越多，体育公园、健身步道、滑冰场、智能健身器材使用人群络绎不绝。体育场馆"开不开"问题得到有效应对，场馆服务水平不断提高。各级体育、财政部门出台政策推动场馆开放，2023 年仅中央财政补助的免费低收费开放场馆就分布在全国 1400 多个县（市、区），为群众健身带来极大便利。

（五）着力拓宽群众健身交流展示大舞台，推动全民健身赛事活动更加丰富

各地举办的群众体育赛事活动丰富多彩。从 2017 年开始，全国运动会设置群众比赛项目，使广大群众有机会参与全国最高层级的综合性运动会，为群众提供了与专业运动员同场竞技、施展身手的广阔

舞台。社区运动会、"全民健身线上运动会"成为广大群众展示健身成果的新平台。以 2022 年"全民健身线上运动会"为例，报名参赛人数突破 1360 万人，媒体曝光量达 56 亿多次。连续举办 10 届的"大众冰雪季"成为群众体育赛事活动新品牌，"全国大众欢乐冰雪周""中国冰雪大篷车"等一系列群众身边冰雪主题活动的开展，把冰雪运动的参与门槛降得更低、吸引力更强，带动了更多群众特别是青少年走进冰场、走上雪场。统计数据显示，从 2015 年北京申冬奥成功，到 2021 年 10 月全国冰雪运动参与人数达到 3.46 亿人，居民参与率达 24.56%。经过近年来的努力，"贯穿全年、覆盖全国、人群多样、富有特色"的系列全国性全民健身主题示范活动初步成型。以时间为序，新年登高、行走大运河、纪念"发展体育运动，增强人民体质"题词、全民健身日、农民丰收节、九九重阳、大众冰雪季等主题活动序时开展，压茬推进。系列全民健身主题示范活动有效带动了全国各级各地群体赛事活动开展，进一步激发了群众参与健身的热情，也掀起了全民健身宣传的新热潮。

（六）着力深入开展科学健身指导，提高群众健身素养和体质水平

新冠疫情发生以来，各级体育部门推出简便易行、科学有效的居家健身方法，普及科学健身知识，同时组织举办各级各类全民健身网络赛事活动，为广大群众足不出户开展体育锻炼和参加赛事活动创造了条件，深受群众欢迎。对疫情居家期间增强群众身体素质，提高免疫力，调节心情，舒缓压力起到很好作用，在疫情防控中凝聚起体育抗疫的强大正能量。当前"会健身""健好身"正成为广大群众的共

同追求，各级体育部门研究各类健身方式方法，在利用传统媒体进行宣传的同时，充分利用各类互联网新媒体加大科学健身宣传力度，提高科学健身指导水平，群众获取科学健身知识更加便利。《国家体育锻炼标准》和多个体育项目运动水平等级标准广泛推行，群众健身自我评价方式更加完善。充分利用社会体育指导员加大科学健身指导力度，社会体育指导员队伍建设从重数量增加向重质量提升、从重培训向重实践指导转变，广大社会体育指导员开展健身知识宣传、健身技能培训等公益服务，充分利用"3·5"学雷锋日、"12·5"国际志愿者日和北京冬奥会等重大时间节点开展各类全民健身志愿服务，利用新媒体录制科学健身指导视频，宣传推广居家健身。截至2022年底，社会体育指导员已经达到282万人。科学健身已成为越来越多群众的自觉选择，科学运动成为全民健身新时尚。有关调查数据显示，2020年经常参加体育锻炼的人数比例为37.2%，比2014年提高3.3个百分点；2020年我国居民达到《国民体质测定标准》合格等级以上人数比例为90.4%，总体合格率较2014年提升0.8个百分点。

（七）着力不断深化体卫融合，积极探索运动促进健康新模式

体育总局加强体卫融合工作顶层设计，将会同国家卫生健康委、教育部、科技部等部门共同推进体卫融合体系建设，拟定和发布《关于促进体卫融合推动健康事业高质量发展的意见》《运动促进健康行动计划》等文件。修订和完善《全民健身指南》。推进社区运动健康中心试点建设，先行先试在上海、浙江、湖北、贵州和海南等五个省（市）开展试点，打造以社区为核心，以"全人群、全周期、智慧化"服务为特色，为社区居民提供体质与健康测评、科学健身指导、体育

健康科普宣传等多样化服务的社区运动健康中心体系，覆盖全民健身中心、体育场馆、体育公园、医疗卫生和康养机构、社区场地、临街商铺、企事业单位、院校等多种类型场地，调动体卫资源和力量，为青少年群体、中老年群体和慢性病等多种人群开展体卫融合服务。打造体卫融合科研平台，计划在全国范围内组建一批体卫融合重点实验室，引领体卫融合理论创新、科技创新和实践创新工作，为社区运动健康中心提供更多的科研支撑和人才力量。联合科技部建设了58家首批国家体育科普基地，积极推广科学健身知识，充分发挥了体育科普活动的示范引领作用。

实践充分证明，新时代十年群众体育工作之所以能取得一系列成就，最根本的原因就是有以习近平同志为核心的党中央对体育工作的全面领导，有习近平新时代中国特色社会主义思想的科学指引，有习近平总书记关于体育的重要论述的领航定向。近年来，全民健身事业发展格局更加明晰，全民健身公共服务体系逐步构建，全民健身经费投入不断加大，场地设施逐步增多，科学健身指导惠及更多群众，体育社会组织更加下沉基层，全民健身信息化、智能化水平稳步提升，全民健身多元功能进一步发挥，人民群众健身热情日益高涨，健康中国和体育强国建设迈出新步伐。

二、新时代开展全民健身的价值

习近平总书记深刻指出，体育是提高人民健康水平的重要途径，是满足人民群众对美好生活向往、促进人的全面发展的重要手段，是促进经济社会发展的重要动力，是展示国家文化软实力的重要平台。

充分认识全民健身在新时代的多元价值和重要意义，是开展新时代全民健身行动的基础。

（一）全民健身是每个人主动赢得健康的"金钥匙"

当今我国乃至全球健康问题不容乐观。《中国居民营养与慢性病状况报告（2020年）》显示，2019年我国因慢性病导致的死亡人数占总死亡人数的88.5%。慢性病已成为严重威胁我国居民健康的最主要因素。同时，青少年抑郁症检出率高达24.6%，"小眼镜""小胖墩"等问题依然普遍；中青年"过劳死"等现象频发；老年人"三高"等问题突出。世界卫生组织公开数据显示，在2019年人类的前10大死因中，7个为慢性病，因慢性病导致的死亡人数占比高达73.6%。2020年数据显示，全球有近10亿人受到不同程度精神问题的影响。与此同时，随着全民健身广泛开展，"体育生活化""人人健身　人人健康"等理念不断深入人心，体育健身逐渐成为人们衣食住行外的"第五生活要素"。健身对健康的积极促进作用也已成为国际共识。世界卫生组织提出："积极进行身体活动对健康和幸福至关重要，它有助于延长寿命，提高生活质量。只要动起来，都有益健康，尤其是在面对疫情的限制措施时，不论以何种方式，我们每天都要进行身体活动。"《关于身体活动和久坐行为指南》指出："如果全球人口更加积极地参加身体活动，每年可以避免400万至500万人死亡。"毫无疑问，随着时代发展人们对主动健康的需求将会更加强烈。

（二）全民健身是每个人走向幸福生活的"阳光大道"

全民健身在促进健康、满足人们对美好生活的需求、促进人的全面发展等方面，具有不可替代的重要价值。健身需要人们亲自参与，健身过程中带来的愉悦、伤痛、挫折等都是人的真实体验，也是自身的收获与成就。除了个人体验，还有朋友、家庭、团队甚至线上跨时空的共同体验、相互交流与分享，这些都增加了彼此间的认同感、归属感。此外，全民健身项目类型多样，有针对不同季节、环境、气候的锻炼方法，也有适合不同年龄、不同性别、不同健身水平的项目，这给健身参与者带来丰富的体验。在参与全民健身过程中，每个人的知识、能力、健康等都在不断提升，不同年龄段的人群体验和感受也不一样。健身给每个人带来了愉悦感、成就感和社会认同感，健身在提升人的社会存在感、实现个人价值、获得全面发展等方面的作用越来越凸显。

（三）全民健身是未来经济社会发展的"最大富矿"

当今新一轮科技革命和产业革命加速演进，随着人工智能、万物互联等高科技发展带来的数字经济蓬勃发展，数据已成为重要生产要素。全民健身因其独特性在数字经济时代的价值日益凸显，成为不可忽视的发展新动能。全民健身领域聚集了海量终端消费者，为这些消费者提供服务的供应商也可以得到丰厚收益。由于全民健身具有门槛低、项目多、终身性等特点，在充分保障个人信息隐私和安全的前提下，通过全民健身更容易采集到全人群、全场景、终身化的信息，这些信息来源广泛、体量巨大、内容丰富，包括健身人群的性别、年龄、好恶、消费习惯、身心状态等，能够为经济社会发展不断提供、存储、累积、提炼、转化最大化的健康数据，成为促进经济社会发展的重要动力。

（四）全民健身是未来每一个人重塑自我的"孵化器"

未来人们的健身热情只会越来越高，对健身服务产品的需求也绝不是如今赛事活动、场地设施等这么简单，人们对健身的需求也绝不会仅满足于不得病、少得病、得小病。当人们面对科技给生活带来的加速变革时，势必会发现全民健身具有的多元功能与价值，也势必会将全民健身作为适应这种变化进而寻求成为更好自己的工具。当个体的人将全民健身用于追求更好的自己时，也就意味着他在追求自我品质的提升。当越来越多的人以这个追求参与健身的时候，往往会产生"蝴蝶效应"或"多米诺骨牌效应"，促进家庭品质、民族性格的提升。健身是创造共同话题、引发有效交流的途径，体育是全人类的共同语言，要充分认识到全民健身在未来对个人、家庭、国家、民族乃至人类的意义，提早布局，为每一个人构建未来重塑自我的"孵化器"。

三、新时代全民健身行动的思路

全民健身工作者要全面学习、全面把握、全面落实习近平新时代中国特色社会主义思想和党的二十大精神，分析研判新时代全民健身工作面临的新形势、新任务、新要求，进一步统一思想，凝聚共识，坚定信心，明确方向，推动构建更高水平的全民健身公共服务体系，促进全民健身高质量发展。当前，全民健身有持续向好向上发展的条件和基础，习近平总书记对发展全民健身提出了明确要求，为全民健身工作开展指明了方向；党中央、国务院高度重视全民健身工作，将全民健身上升为国家战略，修订后的《体育法》正式实施，全民健身制度性举措更加完善，为全民健身工作开展提供了强有力的法规制度保障；我国已全面建成小康社会，正向社会主义现代化强国迈进，经济社会事业不断发展进步，为全民健身发展提供了有利的物质条件；新一轮科技革命深入发展，大数据、云计算、人工智能、物联网等新技术的应用越来越广泛，为全民健身工作开展提供了重要的科技支撑；公共健身设施数量大幅增加，公共体育场馆开放水平不断提高，全民健身组织网络基本形成，全民健身志愿服务队伍不断壮大，科学健身指导服务供给加强，为全民健身高质量发展奠定了坚实基础；新时代尤其是新冠疫情以来，广大人民群众越来越认识到运动健身对增进健康、提高免疫力、预防疾病的重要价值，越来越关注和参与全民健身，为全民健身工作提供了广泛深厚的社会和民意基础。

（一）加强党的全面领导，为全民健身公共服务体系建设提供坚强政治保障

全民健身事业是党的事业，群众体育是党的群众工作在体育领域的具体体现。要不断提高政治站位，从党的百年奋斗重大成就和历史经验中汲取力量，在中华民族伟大复兴战略全局和世界百年未有之大变局背景下思考和推动全民健身事业。要切实把坚持党的领导贯穿全民健身公共服务体系建设各领域、各方面，对标对表习近平总书记关于构建更高水平全民健身公共服务体系的要求，推动建立党委领导、政府主导、部门协同、公众参与、法治保障的全民健身工作机制，不断增强人民群众的获得感、幸福感。

（二）加强全民健身政策、法规和标准建设，用好全民健身基本工作制度

以贯彻落实《体育法》、推动修订《全民健身条例》为引领，研究制定国家步道体系建设方案、体育助力乡村振兴意见、公共体育设施管理办法等政策性文件和规章。研究制定体育公园配置等国家标准，印发公共体育场馆平战两用改造设计、室外健身器材配建管理等工作指南，健全完善健身设施配建管理标准体系。充分发挥社会体育指导员、国民体质监测、全民健身活动状况调查、国家体育锻炼标准等全民健身基本工作制度作用，以降低准入门槛、扩大队伍规模、提升服务水平和科学健身指导水平为原则，加快修订并出台《社会体育指导员管理办法》；修订《国民体质测定标准》，探索体质测试常态化开展，发挥体质监测在日常指导群众科学健身中的作用；推广实施国家体育锻炼标准，完善《国家体育锻炼标准》测评指标，采取多种形式扩大影响力，提供更多测试场景，增加测验人数，探索在社区运动会中设立国家体育锻炼标准达标测验项目，让群众参与国家体育锻炼标准达标测验更加便利。

（三）充分利用各类激励措施推动地方各级党委、政府积极主动、更好地构建更高水平的全民健身公共服务体系

首先是用好全民运动健身模范市（县、区）创建这一杠杆，根据评审命名第一批全民运动健身模范市（县、区）的经验，研究出台今后开展创建工作的常态化举措，充分调动市、县级党委、政府开展全民健身工作的积极性，进一步提升各地对全民健身工作的重视程度；其次是用好彩票公益金和公共体育场馆免费低收费开放补助资金、公

共文化服务体系建设资金等，通过对各地使用彩票公益金的效益评价，调整下一年度分配额度，加大对全民健身工作开展得好、工作积极性高地区的资金支持力度；再次是用好群众体育先进、体育事业突出贡献奖、体育系统先进等评选表彰制度，不断激发地方党委、政府和相关部门投入全民健身工作的积极性，提升参与全民健身工作的荣誉感，营造浓厚的全民健身工作氛围。通过行之有效的措施，推动落实《体育法》规定的县级以上人民政府和体育行政部门履行开展全民健身工作的职责。

（四）多措并举提升公共健身设施建设和公共体育场馆开放水平

针对人口密集区、老旧城区健身设施缺乏等痛点，引导支持各地建设完善体育公园、全民健身中心、健身步道、社会足球场等群众身边的健身设施，补齐乡镇（街道）全民健身场地器材设施；组织实施新修订的《公共体育场馆向社会免费或低收费开放补助资金管理办法》及其配套政策，重点推动体育系统管理的训练中心、基地、体校等向社会开放，召开全国公共体育场馆开放使用综合试点现场会，探索非体育部门所属公共体育场馆和社会力量举办的体育场馆开放的路径，加大对场馆免费或低收费开放的评估督导力度，指导公共体育场馆数字化、信息化升级改造，进一步提升开放服务水平。

（五）以群众赛事活动为龙头，带动全民健身公共服务产品更加充分供给

第一，以赛事活动为引领和平台，有效促进群众身边的健身组织建设，带动科学健身指导、国家体育锻炼标准达标测验、国民体质测试、全民健身志愿服务等常态化开展，为社会体育指导员队伍提供广阔的舞台。第二，整体设计全国运动会群众赛事活动、全国全民健身大会、社区运动会，构建"金字塔"型的群众赛事活动格局。第三，打造系列全民健身主题示范活动品牌，形成年度系列全民健身主题活动的工作流程图，明确每项主题活动的时间环节和操作流程，扩大影响，形成品牌，营造氛围。第四，推动全年龄参与，全行业发动。通过赛事体系设计、主题示范活动引领、重点项目合作等方式，引导、推动各人群协会、各行业协会、工青妇等部门广泛开展、积极参与全民健身活动，把更多人群组织起来参与运动健身。第五，常态化开展"全民健身线上运动会"，运用好网络信息平台、智能体育手段，强化数字化平台和服务供给。努力实现各级全民健身大会、社区运动会和各项目群众性赛事活动广泛融合开展，实现国家、省、市、县四级联动、线上线下互补、贯穿全年的全民健身赛事活动公共服务供给，促进全民健身蔚然成风，努力做到"天天有赛事，人人能运动"。

（六）巩固和扩大"带动三亿人参与冰雪运动"成果

突出全国联动，突出群众身边，持续开展"冰雪惠民计划"，推动冰雪运动场地设施运营单位分时间、时段向群众免费或优惠开放，"把群众冰雪运动热情保持下去"；大力扶持群众身边的冰雪社会组织建设，实施冰雪运动大众技术等级标准，促进群众性冰雪运动发展水平不断提高；在冬奥场馆、国家队训练基地等，结合冰雪元素策划一系列青少年研学活动、爱国主义主题教育活动和冰雪夏、冬令营等，为学生广泛参与校外冰雪体育活动提供支持；利用好北京冬奥会引发的全民冰雪热，组织专题对外讲述和传播中国冰雪健儿勇于拼搏为国争光的生动故事，弘扬中华体育精神，大力宣传冰雪运动项目文化；加强冰雪运动指导员队伍建设，加大冰雪运动各类人才培养力度；补充和完善现有冰雪运动场地相关标准，提升冰雪运动场地安全管理水平。

（七）不断加大科学健身指导供给，进一步加强全民健身宣传推广

加强相关部门、单位的配合联动，丰富科学健身指导方式、渠道和频次，强化全民健身激励；探索体卫融合新路径，推进社区运动健康中心建设；针对不同群体特点，研究有特色的科学健身方法，支持创编各类体育健身科普作品。鼓励各全国性体育社会组织建立面向全社会的运动水平等级标准，并通过各类赛事开展评定；推动开展形式多样的全民健身志愿服务活动，结合国家队、省队运动员进校园、进社区制度的建立，打造全民健身志愿服务品牌项目。加大公益广告制作投放力度，积极引导形成把运动健身融入生活的良好氛围；加强全民健身活动项目的策划设计，充分利用各类传统媒体和新媒体渠道，建立常态化协调沟通机制，推广全民健身的理念，宣传全民健身的作用，在全社会形成积极参与全民健身、支持全民健身的强大声势。

（八）统筹全民健身发展与安全

坚持底线思维，强化风险意识，统筹全民健身场地设施、赛事活动的安全督导体系建设，完善制度，健全机制，加强督导，坚决杜绝管行业不管安全、管业务不管监管的现象，杜绝发展与安全、业务与监管"两张皮"问题；以标准化引领全民健身安全工作，制定出台群

众性赛事活动办赛、参赛指南以及群众性赛事活动安全管理相关政策
文件，切实提升全民健身工作的安全管理水平和治理能力。关注群众
赛事中赛风赛纪和反兴奋剂问题苗头，完善制度，加强监管，坚决防
止不良风气向全民健身领域渗透。

第十章 健全健康保障体系

一、健全医疗保障体系

医疗保障是减轻群众就医负担、增进民生福祉、维护社会和谐稳定的重大制度安排。习近平总书记指出，要加快建立覆盖全民、城乡统筹、权责清晰、保障适度、可持续的多层次医疗保障体系。党的十八大以来，全民医疗保障制度改革持续推进，在破解看病难、看病贵问题上取得了突破性进展。党的十九大报告指出，要全面建立中国特色基本医疗卫生制度、医疗保障制度和优质高效的医疗卫生服务体系。党的二十大报告提出，要健全覆盖全民、统筹城乡、公平统一、安全规范、可持续的多层次社会保障体系。在党中央、国务院坚强领导下，国家医保局坚持以习近平新时代中国特色社会主义思想为指导，持续完善中国特色医疗保障制度，推动医保改革走向纵深，实现管理服务提质增效，医保制度运行总体平稳，基金安全可持续，群众待遇巩固完善。我国已建成世界最大、覆盖全民的基本医疗保障网，为全面建成小康社会、实现第一个百年奋斗目标作出了积极贡献，为健康中国建设的推进奠定坚实基础。

（一）党的十八大以来医疗保障工作进展和成效

1.健全多层次医疗保障体系

2020 年，中共中央、国务院印发《关于深化医疗保障制度改革的意见》，我国已基本建成以基本医保为主体、医疗救助为托底、补充医疗保险等共同发展的多层次医疗保障制度框架，通过发挥三重制度梯次减负作用，切实减轻了群众医疗费用负担。

一是巩固基本医疗保险制度。目前我国全民医保基本实现，在参保缴费方面，各类人群均可按规定参保缴费并享受医保待遇。与用人单位形成稳定劳动关系的人员，应随所在单位参加职工医保；其他人员可以根据自身情况，以灵活就业人员身份参加职工医保，由个人按照规定缴纳医疗保险费，也可以参加居民医保，在个人缴费基础上按规定享受普惠性财政补助。在待遇保障方面，职工医保、居民医保目录内住院费用基金支付比例分别达到 84.2% 和 68.3%，统筹基金最高支付限额分别达到当地职工年平均工资和居民人均可支配收入的 6 倍左右。普遍开展普通门诊统筹和门诊慢性病、特殊疾病保障工作，对部分适合在门诊开展、比住院更经济方便的特殊治疗，参照住院待遇进行管理，减轻参保群众就医负担。

二是规范补充医疗保险制度。在基本医保基础上，城乡居民大病保险等补充医疗保险进一步减轻群众高额医疗费用负担。目前，各统筹地区大病保险起付线原则上不高于统筹地区居民上年度人均可支配收入的 50%，政策范围内费用报销比例不低于 60%。大病保险对低保对象、特困人员、返贫致贫人口进一步实施起付标准降低 50%，支付比例提高 5 个百分点以上，取消封顶线等倾斜支付政策。

三是健全医疗救助制度。全面落实分类资助符合条件的困难群众参加居民医保，对救助对象经基本医保、大病保险支付后个人负担较重的，按规定予以进一步保障。对低保对象、特困人员等救助对象经基本医保、大病保险报销后的政策范围内费用在年度救助限额内按不低于70%的比例给予救助。2018—2022年，全国累计资助46511.7万人参加基本医疗保险，参保补助资金累计支出916.0亿元；累计实施住院救助13430.6万人次，救助资金累计支出1504.3亿元；累计实施门诊救助29298.5万人次，救助资金累计支出263.4亿元。

2018—2022年全国医疗救助资助情况

年份	参保资助人数（万人）	参保资助资金数（亿元）	住院救助人次数（万人次）	住院救助资金数（亿元）	门诊救助人次数（万人次）	门诊救助资金数（亿元）
2018	7673.9	118.3	2297.7	264.4	3063.3	32.6
2019	8750.8	158.9	2608.7	293.0	4441.6	41.2
2020	9664.2	187.3	2848.6	297.2	5514.5	50.1
2021	10645.4	227.7	3031.5	325.5	7094.6	62.6
2022	9777.4	223.8	2644.1	324.2	9184.5	76.9
总计	46511.7	916.0	13430.6	1504.3	29298.5	263.4

四是接续助力乡村全面振兴。2022年，原承担医保脱贫攻坚任务的25个省份资助8186.4万人参加基本医疗保险，支出181.0亿元，人均资助221.0元，农村低收入人口和脱贫人口参保率稳定在99%以上。基本医疗保险、大病保险、医疗救助三重制度累计惠及农村低收入人口就医14481.7万人次，减轻医疗费用负担1487亿元。

2.推动医保基金平稳健康运行

党的十八大以来，基本医疗保险覆盖面持续扩大，2012—2022

年，全国基本医疗保险参保人数稳定在 13.4 亿人以上。截至 2022 年底，全国基本医疗保险参保人数 13.46 亿人，其中，参加职工基本医疗保险人数 3.62 亿人，参加城乡居民基本医疗保险人数 9.83 亿人，参保覆盖面稳定在 95% 以上，参保质量持续提升。

2012—2022 年全国基本医疗保险参保情况

（单位：亿人）

年份	总计	职工医保	城乡居民医保	新农合
2012	13.41	2.65	2.72	8.1
2013	13.73	2.74	2.96	8.0
2014	13.33	2.83	3.15	7.4
2015	13.36	2.89	3.77	6.7
2016	7.44	2.95	4.49	—
2017	11.77	3.03	8.74	—
2018	13.45	3.17	10.28	—
2019	13.54	3.29	10.25	—
2020	13.61	3.45	10.16	—
2021	13.63	3.54	10.09	—
2022	13.46	3.62	9.83	—

注：以上部分数据因四舍五入，总计与分项合计略有差异。2016 年、2017 年不含未整合的新农合参保，2018 年起城乡居民医保数据含整合后的新农合参保；2012—2014 年数据含城乡居民医保与新农合重复参保人员。

2012—2022 年，基本医疗保险基金（2020 年起含生育保险）总收入从 6938.7 亿元增长至 30922.2 亿元，总支出从 5543.6 亿元增长至 24597.2 亿元，年末基金累计结存从 7644.5 亿元增长至 42639.9 亿元。我国基本医保基金运行平稳，长期保持了收支平衡，基金累计结存不断增长，保障基础不断稳固。

（亿元）

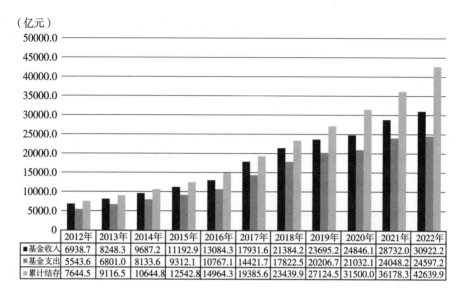

	2012年	2013年	2014年	2015年	2016年	2017年	2018年	2019年	2020年	2021年	2022年
■基金收入	6938.7	8248.3	9687.2	11192.9	13084.3	17931.6	21384.2	23695.2	24846.1	28732.0	30922.2
■基金支出	5543.6	6801.0	8133.6	9312.1	10767.1	14421.7	17822.5	20206.7	21032.1	24048.2	24597.2
■累计结存	7644.5	9116.5	10644.8	12542.8	14964.3	19385.6	23439.9	27124.5	31500.0	36178.3	42639.9

2012—2022 年全国基本医疗保险基金总体情况

3. 完善医药服务管理

一是持续优化药品目录结构和管理。现行版《国家基本医疗保险、工伤保险和生育保险药品目录》收载西药和中成药共 2967 种，其中西药 1586 种，中成药 1381 种。另有中药饮片 892 种。协议期内谈判药（含竞价）363 种。肿瘤、慢性病、儿童、罕见病用药等药品目录保障范围进一步扩大，多数治疗领域的药品保障实现与国际同步，基本满足了参保患者的用药需求。自 2018 年国家医保局成立以来，连续 5 年开展医保药品目录调整，累计将 618 种药品新增纳入目录范围，其中 2022 年新增药品 111 种。国家医保局持续做好新版国家医保药品目录落地工作，完善谈判药品"双通道"管理，加强对谈判药品配备情况的监测，确保药品"买得到、用得上、能报销"。2022 年，275 个协议期内谈判药累计在全国近 20 万家定点医药机构配备，全年报销 1.8 亿人次，当年累计为患者减负 2100 余亿元。

2016—2022 年基本医疗保险药品目录调整情况

（单位：种）

年份	数量（不含中药饮片）	西药	中成药	协议期内谈判药	中药饮片
2016	2196	1164	1032	—	—
2017	2571	1297	1238	36	—
2018	2588	1297	1238	53	—
2019	2709	1279	1316	114	892
2020	2800	1264	1315	221	892
2021	2860	1273	1312	275	892
2022	2967	1586	1381	363	892

注：2022 年 363 种协议期内谈判药含竞价药品。

二是持续完善医保支付政策。持续深入推进按疾病诊断相关分组（DRG）付费和按病种分值（DIP）付费支付方式改革工作，引导医疗机构加强管理，促进分级诊疗。2022 年，206 个统筹地区实现 DRG/DIP 支付方式改革实际付费。在实际付费地区中，按 DRG/DIP 付费的定点医疗机构达到 52%。

探索门诊支付方式改革按人头付费，全国 62.3% 的统筹地区开展了门诊按人头付费试点。2022 年 3 月，国家医保局会同国家卫生健康委等部门印发《关于推进家庭医生签约服务高质量发展的指导意见》，积极发挥基本医保引导作用，推进基层医疗卫生机构门诊就医按人头付费，鼓励基层医疗机构和家庭医生团队开展健康管理服务；积极配合参与国家卫生健康委 567 个紧密型县域医共体试点工作，研究对紧密型县域医共体实行总额付费，形成内部激励机制，引导医共体控制医疗费用不合理增长，持续促进优质医疗资源下沉。

4. 开展医药价格动态调整和药耗招标采购

深化医疗服务价格改革是推进医疗保障和医疗服务高质量协同

发展的重要举措。2021 年，国家医保局等 8 部门联合印发《深化医疗服务价格改革试点方案》，明确在建立健全更可持续的总量调控机制、规范有序的价格分类形成机制、灵敏有度的价格动态调整机制、目标导向的价格项目管理机制和严密高效的价格监测考核机制上进行探索。

国家医保局扎实开展医疗服务项目价格编制工作，全面建立实施医疗服务项目价格动态调整机制，2021—2023 年，各省连续 3 年全部完成年度价格调整评估工作并按评估结果实施调价。2018 年以来，医疗服务价格总体上升 15.9%。2022 年，国家层面共开展 1 批化学药品和 1 批高值医用耗材国家组织集中带量采购，覆盖 60 种药品和 5 种骨科脊柱类耗材，平均降价幅度分别为 48% 和 84%。2018—2023 年上半年，已累计开展 8 批国家组织药品集中带量采购，累计采购 333 种药品，价格平均降幅超 50%，约占公立医疗机构化学药品和生物制品采购金额的 36%；开展 3 批国家组织高值医用耗材集采工作，包括冠脉支架、骨科人工关节和脊柱类骨科耗材，价格平均降幅超 80%，切实减轻参保人就医负担。同时，指导各地协同推进省级药品耗材集采，扩大群众受益面。

2022 年，全国通过省级医药集中采购平台网采订单总金额为 10615 亿元，比 2021 年增加 275 亿元。其中，西药（化学药品及生物制品）8618 亿元，比 2021 年增加 303 亿元；中成药 1997 亿元，比 2021 年减少 28 亿元。医保目录内药品网采订单金额为 7945 亿元，占网采订单总金额的 74.8%。

5.助力妇幼健康、职业健康和老年健康促进行动

一是落实资助参保政策，确保包括符合条件的孕产妇和新生儿在

内的困难群众全部纳入基本医疗保障覆盖范围。

二是持续做好生育保险相关工作，指导地方做好参保女职工生育医疗费用和生育津贴待遇保障，全面落实参保女职工生育三孩生育保险待遇，确保应享尽享，同步做好居民医保参保人生育医疗费用保障，减轻群众生育医疗费用负担。截至2022年底，全国生育保险参保人数24608万人，比2021年底增加856万人，同比增长3.6%。生育保险基金支出891.82亿元，同比增长4.7%。

三是配合相关部门做好《国家职业病防治规划（2021—2025年）重点任务分工方案》印发和《中华人民共和国职业病防治法》修订工作，部署强化救治措施、做好职业病患者保障工作。

四是稳步推进长期护理保险制度试点。深入贯彻落实党中央、国务院决策部署，2020年，国家医保局会同财政部印发《关于扩大长期护理保险制度试点的指导意见》，明确探索建立以互助共济方式筹集资金，为长期失能人员的基本生活照料和与之密切相关的医疗护理提供服务或资金保障的社会保险制度。加大试点支持力度，指导试点地区重点围绕政策体系、标准体系、管理办法、运行机制等方面开展探索。目前试点工作进展顺利，取得阶段性成效，制度机制逐步健全，制度保障功能和稳经济、促发展等外向功能逐步显现。截至2022年底，长期护理保险制度试点覆盖49个城市、近1.7亿人，累计195万人享受待遇。同时，积极推进长期护理保险从业人员规范化标准化管理，在2022年版国家职业分类大典中新增长期照护师职业工种，提升长期护理保险从业人员的职业获得感和认同感。

6. 助力传染病、癌症及地方病防治行动

持续做好新冠救治费用保障和新冠病毒疫苗及接种费用保障工

作，指导地方按规定支付参保患者看病就医时的核酸检测费用，2022年全年医保基金支付患者在医院看病就医时发生的核酸检测费用 43 亿元。2021—2022 年，全国累计结算新冠病毒疫苗及接种费用 1500 余亿元（含医保基金和财政补助）。牵头与疫苗生产企业开展价格磋商，将灭活疫苗、重组蛋白疫苗、腺病毒载体疫苗 3 种技术路线的单支单剂价格基准统一为 16 元左右。切实履行医疗服务价格管理部门职责，指导各地做好新冠病毒核酸检测和抗原检测价格管理。核酸检测单人单检每人份价格不高于 16 元，多人混检每人份价格不高于 5 元，大规模检测每人份降至 3.5 元以下，抗原检测"项目价格 + 检测试剂"收费不高于每人份 6 元，有效减轻群众负担，降低社会防疫成本。

将更多肿瘤药和传染病用药纳入医保支付范围，同时开展药品集采工作，降低药品价格，减轻参保患者用药负担。国家医保局配合国家卫生健康委开展大病专项救治，对农村低收入人口中罹患食道癌、肺癌、胃癌、肝癌、结直肠癌的患者开展集中救治。按规定资助低保对象、特困人员、防止返贫监测对象中的传染病、地方病患者参加居民医保。强化三重制度综合保障，分类做好医疗救助，统筹完善救助托底保障措施，重点向大病慢性病患者倾斜。

（二）当前面临的新形势新要求

习近平总书记强调，社会保障是治国安邦的大问题，经济发展和社会保障是水涨船高的关系，水浅行小舟，水深走大船。当前，世界百年未有之大变局加速演进，国际秩序、世界经济深刻调整，世界进入前所未有的动荡变革期。在全球经济发展缓慢大背景下，各国民生保障压力骤增。如何在经济增长放缓背景下，做好全民医疗保障成为时代之问。我国社会主要矛盾深刻变化，城镇化、人口老龄化、就业方式多样化、人口流动常态化加快发展，医疗和医药技术飞速进步，疾病谱加速慢性病化，叠加疫情冲击，医保支出面临更大压力，我国较他国宏观医保负担相对较轻的优势正逐步缩小。

医保改革已迈入深水区，一系列新机制尚在襁褓，一系列老问题还需根除，一系列深层次结构性矛盾逐步暴露。医保工作牵扯利益复杂，需从战略全局出发，凝聚共识，准确理解把握事关医保改革发展的关键战略问题，以关键任务为突破引领医保改革发展。一是充分认识医保与经济高质量发展的关系，统筹发挥医保"保民生""促经济"的作用。二是充分认识医保领域福利主义的危害，坚持尽力而为，量力而行。三是充分认识推动全国医保一盘棋的重大战略意义，把促进公平享有基本医疗保障作为工作出发点和落脚点。

（三）下一步重点工作安排

1. 健全夯实多层次医疗保障体系

始终在思想上政治上行动上同以习近平同志为核心的党中央保持高度一致，增强"四个意识"、坚定"四个自信"、做到"两个维护"，坚持公平适度、稳健运行，持续完善基本医疗保障制度。按照中央深化医疗保障制度改革有关任务部署，贯彻落实《"十四五"全民医疗保障规划》，提升基本医疗保险参保质量，完善基本医疗保障待遇保障机制，优化基本医疗保障筹资机制，统筹发挥基本医保、大病保险、医疗救助三重制度综合保障功能，指导地方继续做好医疗保障各项工作，巩固住院待遇水平，加强门诊共济保障，更好保障各类参保人员医保权益。

2. 改革创新医疗保障支付机制

立足基金承受能力,适应群众基本医疗需求、临床技术进步需要,建立并完善医保药品目录调整规则及指标体系,动态调整优化医保药品目录,及时将临床价值高、患者获益明显、经济性评价优良的药品按程序纳入医保支付范围。健全医保药品评价机制,加强医保药品目录落地情况监测和创新药评价,支持药品创新,做好谈判药品落地工作,提高谈判药品可及性。落实 DRG/DIP 支付方式改革三年行动计划,聚焦抓扩面、建机制、打基础、推协同四个方面,在全国范围内普遍实施以按病种付费为主的多元复合式医保支付方式,引导医疗机构合理诊疗,提高医保资金使用效能。通过设置基层病种(组)、提高疑难重症组的权重值等多种协同措施,引导患者有序就医。

3. 深化完善医疗服务价格改革

加强医疗服务价格宏观管理,完善定调价规则,改革优化定调价程序,探索医疗服务价格形成机制。制定完善医疗服务价格项目编制规范,分类整合现行价格项目,健全医疗服务价格项目进入和退出机制,简化新增医疗服务价格申报流程,加快受理审核,促进医疗技术创新发展和临床应用。完善公立医疗机构价格监测,编制医疗服务价格指数,探索建立灵敏有度的动态调整机制,发挥价格合理补偿功能,稳定调价预期。加强总量调控、分类管理、考核激励、综合配套,提高医疗服务价格治理的社会化、标准化、智能化水平。

4. 稳步建立长期护理保险制度

贯彻落实党的二十大关于建立长期护理保险制度的决策部署,适应我国经济社会发展水平和老龄化发展趋势,推动建立覆盖全民的长期护理保险制度，协同促进长期照护服务体系建设。健全互助共济、责任共担的多渠道筹资机制，形成筹资动态调整机制。健全公平适度的待遇保障机制，合理确定待遇保障范围和基金支付水平。建立健全全国统一的长期护理保险需求认定、等级评定等标准体系和管理办法，研究建立长期护理保险支付管理机制。健全长期护理保险经办服务体系。完善管理服务机制，引入社会力量参与长期护理保险经办服务，鼓励商业保险机构开发商业长期护理保险产品。做好与经济困难的高龄、失能老年人补贴以及重度残疾人护理补贴等政策的衔接。

5. 全面强化医保信息化支撑

深入推进全国统一的医保信息平台应用，进一步加大医保码、医保服务平台网厅和 App、异地就医小程序等的推广力度，加快推进长期护理保险等模块的开发应用，持续优化运行维护体系和安全管理体系，完善"互联网＋医疗健康"医保管理服务，提升医疗保障大数据综合治理与医保服务能力。通过全国一体化政务服务平台，做好医疗保障数据分级分类管理，实现数据跨地区共享，探索建立医疗保障部门与卫生健康、药监等部门信息共享机制。

二、完善药品供应保障

（一）健全药品供应保障制度是党中央在卫生健康领域作出的重大部署

1. 药品供应保障制度是中国特色基本医疗卫生制度的重要组成部分

深化医改以来，以国家基本药物制度为基础的药品供应保障体系逐步建立。2016 年，习近平总书记在全国卫生与健康大会上强调，

要努力在分级诊疗制度、现代医院管理制度、全民医保制度、药品
供应保障制度、综合监管制度 5 项基本医疗卫生制度建设上取得突
破。党的十九大报告进一步明确，实施健康中国战略，全面取消以药
养医，健全药品供应保障制度。党的十九届四中全会强调，要提高
公共卫生服务、医疗服务、医疗保障、药品供应保障水平。2020 年，
习近平总书记在教育文化卫生体育领域专家代表座谈会上提出，要深
化医疗卫生体制改革，加快健全药品供应保障制度等 5 项制度。党的
二十大报告提出，深化医药卫生体制改革，促进医保、医疗、医药协
同发展和治理。这彰显了党和国家完善药品供应保障的意志与决心，
要求在实践中扎实推进新发展阶段药品供应保障高质量发展，更好地
适应国家治理体系和治理能力现代化要求，满足公众健康需求。

2. 药品供应保障制度是卫生健康领域法治化建设的重要内容

2016 年印发的《"健康中国 2030"规划纲要》将"完善药品供
应保障体系"上升到了国家战略的高度。2019 年，新颁布的《基本
医疗卫生与健康促进法》设置独立章节对药品供应保障作出规定，
新修订的《中华人民共和国药品管理法》增设了药品储备和供应章节，
其中明确国家完善药品供应保障制度，建立健全药品供求监测体系，
实行短缺药品清单管理制度；国家实施基本药物制度，公布基本药
物目录，加强组织生产和储备，提高基本药物的供给能力，强化基
本药物质量监管，确保基本药物公平可及、合理使用；鼓励儿童用
药品的研制和创新，对儿童用药予以优先审评审批。这充分体现了
党的主张、践行了党的宗旨，实现了公众健康需求和药品供应保障
制度建设的高度统一，也充分肯定了现行制度符合以人民健康为中
心的发展方向和内在规律。

3.药品供应保障制度是践行以人民健康为中心理念的重要举措

保障"小药片"供应体现着党和政府的"大民生"。随着我国经济社会发展、城镇化、老龄化进程加快以及疾病谱结构改变，人民群众对用得上药、用得起药、用创新药、用高质药的期望不断提升，对合理用药和药学服务的需求日益增长。近年来，国务院及相关部门发布了一系列药品领域改革政策文件，都将突出药品临床价值放在重要位置。药品价值最终体现在临床使用终端，从使用端发力建立健全药品供应保障制度，是卫生健康事业改革发展的关键环节和永恒主题。党和国家机构改革赋予卫生健康部门开展药品使用监测、临床综合评价和短缺药品预警的新职能，当前和今后一段时期，要继续坚持以药品临床价值和临床用药需求为导向，充分运用药品使用监测评价等临床实践大数据，持续推进药品供给侧结构性改革，推动医药产业健康发展，促进科学合理安全用药，切实增强人民群众获得感、幸福感、安全感。

（二）"十三五"期间药品供应保障工作取得明显成效

1.基本药物制度更加巩固完善

一是制度建设顶层设计进一步加强。国务院办公厅先后印发《关于完善国家基本药物制度的意见》《关于进一步做好短缺药品保供稳价工作的意见》，进一步明确基本药物"突出基本、防治必需、保障供应、优先使用、保证质量、降低负担"的功能定位，推动各级医疗机构逐步形成以基本药物为主导的"1+X"用药模式。二是基本药物目录结构进一步优化。现行的《国家基本药物目录（2018年版）》品种总数由原来的520种增加到685种，其中西药417种、中成药268

种（含民族药），能够更好地适应各级医疗机构基本用药需求。三是基本药物质量进一步提升。国务院办公厅印发《关于开展仿制药质量和疗效一致性评价的意见》，率先对列入《国家基本药物目录（2012年版）》的化学药品、仿制药、口服固体制剂开展一致性评价，并逐步扩大到其他药品，这为国家持续提高药品质量、组织药品集中采购创造了条件。四是基本药物主导地位更加突出。组织国家基本药物临床应用指南、处方集的修订编写和培训宣传工作。公立医疗机构全面配备使用基本药物。二级和三级公立医院绩效考核纳入基本药物使用品种和金额占比等指标，促进各级公立医疗机构基本药物使用占比逐年提高。

2. 创立完善短缺药品供应保障新机制

一是建立完善多部门会商联动机制。2017 年印发《关于改革完善短缺药品供应保障机制的实施意见》，建立由多部门参加的国家短缺药品供应保障工作会商联动机制，2019 年成员单位由 9 个增加到12 个。各省（区、市）同步建立了相应的省级工作机制。二是建立健全药品协同监测、协调应对机制。建立全国公立医疗机构短缺药品信息直报系统，2019 年形成覆盖国家、省、市、县四级短缺药品监测和应对体系，2021 年建成国家短缺药品多源信息采集与供应业务协同应用平台。三是全面落实短缺药品清单管理。2020 年，首次公布国家短缺药品清单和临床必需易短缺药品重点监测清单，共计 57个品种，侧重妇儿专科、重大疾病、急（抢）救等领域用药。四是建立健全多部门协调应对机制。工业和信息化部牵头建立 6 家联合体，加快小品种药（短缺药）集中生产基地建设。国家药监局优先审评审批国家短缺药品清单品种，开发建设"短缺药品生产供应及停产报告信息采集模块"，持续监测短缺药品复工复产情况，同国家卫生健康委、工业和信息化部共享相关监测数据。市场监管总局对滥用市场支配地位案、垄断协议案等案件作出行政处罚。国家医保局对未提交信用承诺的企业采取撤网、告诫等约束措施。为稳妥解决国内未注册上市的少量临床急需药品供应问题，国家卫生健康委会同国家药监局印发《临床急需药品临时进口工作方案》《氯巴占临时进口工作方案》。

3. 全面构建药品使用监测和临床综合评价体系

2019 年，印发《关于开展药品使用监测和临床综合评价工作的通知》，明确了监测评价政策框架和总体安排。一是建立健全覆盖面广、上报规范的药品使用监测新机制。依托现有资源建成国家药品使用监测信息平台，初步建立覆盖国家、省、市、县四级监测网络体系。2021 年，作为监测数据标准化的基础——药品编码（YPID）纳入卫生行业标准。监测范围目前已覆盖三级、二级公立医院和80％以上政府办社区卫生服务中心和乡镇卫生院。二是加强药品使用数据汇聚分析应用。持续开展 2016 年以来药品使用监测数据的采集和质量控制，建立健全药品使用监测年度报告制度，国家连续编印了2016—2020 年 5 个年度《全国公立医疗卫生机构药品使用监测报告》，同步形成儿童用药等多项专题分析报告。三是建立药品临床综合评价指南规范体系。2021 年，印发《关于规范开展药品临床综合评价工作的通知》，同时配发《药品临床综合评价管理指南（2021 年版　试行)》，明确从安全性、有效性、经济性、创新性、适宜性、可及性 6个维度开展科学规范的整合分析与综合研判。2022 年，组织有关单位制定并发布了心血管病药品、抗肿瘤药品、儿童药品临床综合评价技术指南。四是推动药品临床综合评价规范开展。充分发挥国家和地方不同层级卫生健康行政部门、技术机构的作用，指导地方和国家儿童医学中心结合实际，规范开展药品临床综合评价工作。

4.全面加强儿童药品供应保障

按照《关于保障儿童用药的若干意见》要求，重点围绕儿童适宜药品不足、企业研发生产积极性不高等问题，不断完善保障儿童用药政策措施。一是鼓励儿童药品研发。2016年以来，国家先后发布三批《鼓励研发申报儿童药品清单》，共纳入105个儿童适宜品种品规，其中8个为罕见病用药。"重大新药创制"科技重大专项对治疗小儿特有疾病药品予以重点支持。国家药监局开通了儿童用药审评审批绿色通道。目前已有16个药品获批上市，其中包括6个罕见病用药。二是推动企业修订儿童药品说明书。对于境外已批准用于成人和儿童、我国已批准用于成人的药品，如循证医学证据充分、国内临床已积累大量儿童用药经验，可直接增加儿童适应症及用法用量等内容。国家药监局药品审评中心与国家儿童医学中心（北京）合作设立"中国儿童用药说明书规范化项目"，2021年发布了3种精神类药品、5种抗癌药品说明书增加儿童用药信息的公告。三是保障儿童药品供应。《国家基本药物目录（2018年版）》更加注重儿童等特殊人群用药，新增临床急需的22个儿童用药品种，并在目录内设置儿科用药专栏。放宽医疗机构儿童适宜品种、剂型、规格的"一品两规"限制。

5.鼓励仿制药品取得可喜进展

2018年，国务院办公厅印发《关于改革完善仿制药供应保障及使用政策的意见》，为促进仿制药研发，明确制定鼓励仿制的药品目录。2019年以来，国家卫生健康委会同科技部等部门组织专家对国内专利到期和即将到期尚没有提出注册申请、临床供应短缺等药品，结合我国临床用药需求和国产仿制药品生产供应情况，按程序进行遴选论证，先后制定发布两批《鼓励仿制药品目录》，共收录56个药品品种。目前，共有29个品种获批上市（5个品种填补国内空白、6个品种填补国产空白），其中包括抗肿瘤药5个、儿童用药5个、罕见病用药5个。另有15个药品已纳入优先审评审批通道，还有21个品种处于在研阶段。

6.医疗机构药品集中采购制度不断完善

落实《国务院办公厅关于完善公立医院药品集中采购工作的指导意见》，不断规范药品集中采购工作，创新采购方式，助力深化医改，降低患者用药负担。一是坚持以省（区、市）为单位的网上药品集中采购方向。实行一个平台、上下联动、公开透明、分类采购，采取招生产企业、招采合一、量价挂钩、双信封制、全程监控等措施。对不同药品分别实行省级公开招标、国家谈判、定点生产、直接挂网等采购方式。二是规范药品采购平台建设。确定省级药品集中采购平台具备的基本功能。建成国家药品供应保障综合管理信息系统，并与各省级平台实现互联互通，明确国家与省级平台数据传输内容。2016年完成省级药品集中采购平台数据交换接口的规范化升级工作，纳入药品唯一性识别码（YPID）和卫生机构（组织）代码。三是完成首次国家药品价格谈判。建立16个部门参加的国家药品价格谈判部门协调机制，2016年公布首批国家谈判结果，3个专利药价格平均降价幅度达50%以上，为进一步完善国家谈判机制奠定了基础。四是协同推进药品集中带量采购改革形成常态化机制。通过多种方式加大对国家组织药品集中采购及配套措施的宣传力度，指导医疗机构将中选药品纳入本机构的药品处方集和基本用药供应目录，强化中选药品的合理用药管理。

（三）奋力开创"十四五"期间药品供应保障工作新局面

"十四五"是我国现代化建设进程中具有特殊重要性的一个时期。全面扎实推进药政工作，要以习近平新时代中国特色社会主义思想为指导，全面贯彻党的二十大精神，以落实"十四五"规划为契机，以加快健全药品供应保障制度为主线，以落实《基本医疗卫生与健康促进法》《药品管理法》和国家基本药物制度、短缺药品保供稳价、国家组织集中采购和使用改革等文件为重点，推动药政工作取得新突破、取得更大成效，为全面深化医改、建设健康中国、保障全民健康作出更大贡献。

1.坚持主导地位，全力推动基本药物制度进一步落地落实

优化调整国家基本药物目录，推动各级医疗机构形成以基本药物为主导的"1+X"用药模式。以城市医疗集团、县域医共体等医联体为载体推动区域内医药资源共享，促进上下级医疗机构用药衔接，推进基本药物优先使用。

2.坚持统筹协调，扎实做好短缺药品保供稳价工作

进一步加强短缺药品协同监测，推进信息共享共用。建成多层次短缺药品供应保障体系，初步形成短缺药品信息收集、汇总分析、分级应对、部门协同的工作格局。

3.坚持"三医"联动，切实做好国家组织集中采购中选药品临床配备使用工作

加强卫生健康、医保、药监等部门的统筹协调，形成政策合力，指导医疗机构根据临床用药需求合理使用国家集采药品。

4.坚持整体推进，全面加快药品使用监测建设

研究药品使用监测数据多方应用与安全保障机制，优化药品使用监测工作流程，深入推进监测数据分析应用。完善国家和省两级药品使用监测平台建设。

5.坚持目标引导，稳步开展药品临床综合评价

健全药品临床综合评价工作机制和标准规范，引导医疗机构将评价结果作为用药目录遴选、临床合理使用等工作的重要依据。不断完善鼓励仿制药品目录以及鼓励研发申报儿童药品清单相关鼓励扶持政策。

6.坚持多措并举，促进药学服务高质量发展

加强药师队伍建设，推进《药师法》制定和实施。推动药学服务模式转型，不断提高药学服务水平，鼓励有条件的地区开展医疗机构总药师制度试点工作。

7.坚持问题导向，深化药物政策研究

与党中央提出的"十四五"经济社会发展主要目标和2035年远景目标对标对表，加强前瞻性研究和政策协同研究，促进成果交流转化，为健全药品供应保障制度提供支撑。

第十一章　建设健康环境

一、加强环境健康管理

党的十八大以来，以习近平同志为核心的党中央坚持把生态文明建设摆在全局工作的突出位置，同时把保障人民健康放在优先发展的战略位置，提出建设美丽中国与健康中国的战略目标。近年来，我们不断强化环境健康管理，"把健康融入所有政策"在生态环境保护工作中得到有效落实，大气、水、土壤污染防治深入推进，努力改善生态环境质量、维护和促进人民群众身体健康，在协同推进美丽中国和健康中国建设方面取得积极进展。

（一）习近平生态文明思想为环境健康管理提供了思想指引和行动指南

党的十八大以来，以习近平同志为核心的党中央从中华民族永续发展的高度出发，深刻把握生态文明建设在新时代中国特色社会主义事业中的重要地位和战略意义，大力推动生态文明理论创新、实践创新、制度创新，创造性提出一系列富有中国特色、体现时代精神、引领人类文明发展进步的新理念新思想新战略，形成了习近平生态文明思想，高高举起了新时代生态文明建设的思想旗帜，为新时代我国生态文明建设提供了根本遵循和行动指南。

人与自然是生命共同体，良好的生态环境是人类生存与健康的基础。习近平总书记高度关注环境健康问题，围绕生态环境与人民健康发表了一系列重要论述，深刻指出"绿水青山不仅是金山银山，也是人民群众健康的重要保障""美丽中国就是要使祖国大好河山都健康，使中华民族世世代代都健康"。生态兴则文明兴，生态文明建设是关系中华民族永续发展的根本大计，人民健康是民族昌盛和国家强盛的重要标志，有效保障人民群众健康和生态安全稳定是生态环境保护事业的初心使命，让老百姓呼吸上新鲜的空气、喝上干净的水、吃上放心的食物、在宜居的环境中生活是建设人与自然和谐共生的现代化的基本要求。加强环境健康管理，就是要站在保障中华民族永续发展、对子孙后代负责的高度，切实践行保护人民群众生命健康的初心使命。

良好生态环境是最公平的公共产品，是最普惠的民生福祉。健康是人民群众最关心、最直接、最现实的利益，人民的获得感、幸福感、安全感都离不开健康。习近平总书记始终将保障人民群众健康作为生态环境保护的重中之重，强调要"把健康融入所有政策""环境保护和治理要以解决损害群众健康突出环境问题为重点""建立健全环境与健康监测、调查、风险评估制度"等。加强环境健康管理，就是要坚持以人民为中心的发展思想，坚持生态惠民、生态立民、生态为民，不断满足人民群众日益增长的优美生态环境需要，将健康融入生态环境保护，以有效保障和促进公众健康的视角优化生态环境保护工作的各方面和全过程，着力解决影响公众健康的生态环境问题，提供更多优质生态产品，让人民过上高品质生活。

习近平总书记关于生态环境与人民群众健康的重要论述，既深刻阐明了生态环境与人民健康的内在关系，又提出了建设健康环境的具体工作要求，既是价值观又是方法论，是做好环境健康管理工作的定盘星、指南针、金钥匙。

（二）党的十八大以来环境健康管理工作取得突破性进展

党的十八大以来，以习近平同志为核心的党中央把生态文明建设作为关系中华民族永续发展的根本大计，开展了一系列根本性、开创性、长远性工作，全方位、全地域、全过程加强生态环境保护，决心之大、力度之大、成效之大前所未有，我国生态文明建设从理论到实践都发生了历史性、转折性、全局性变化，创造了举世瞩目的生态奇迹和绿色发展奇迹，美丽中国建设迈出重大步伐，祖国天更蓝、地更绿、水更清，我国在环境质量、生态保护、绿色转型、制度体系、全球贡献等方面都取得重大成就、发生巨大变化，带动环境健康管理工作取得突破性进展，为建设美丽中国和健康中国提供了有力支撑。

1. 环境质量显著改善，人民群众生态环境获得感、幸福感、安全感持续增强

坚决向污染宣战，全力打好蓝天、碧水、净土保卫战，污染防治攻坚向纵深推进，生态环境质量持续向好，解决了一大批影响人民群众健康的突出生态环境问题。空气质量发生历史性变化，近 10 年来，全国重点城市细颗粒物（PM2.5）平均浓度下降 57%，重污染天数下降 93%，地级及以上城市 PM2.5 年均值由 2015 年的 46μg/m^3 降至 2022 年的 29μg/m^3，2020 年至 2022 年连续 3 年，都降到世界卫生

组织所确定的 35μg/m³ 第一阶段过渡值以下，空气质量优良天数的比率达到 86.5%，我国成为全球大气质量改善速度最快的国家。水环境质量发生转折性变化，地表水优良水质断面比例达到 87.9%，已接近发达国家水平，长江干流连续 3 年全线达到 Ⅱ 类水质，黄河干流首次全线达到 Ⅱ 类水质，近岸海域水质优良比例提高 18.2 个百分点，地级及以上城市黑臭水体基本消除，人民群众饮用水安全得到有效保障。土壤环境质量发生基础性变化，受污染耕地安全利用率超过 90%，重点建设用地安全利用得到有效保障，土壤污染加重的趋势得到初步遏制，土壤和地下水环境风险得到有效管控，农村生态环境明显改善，全面禁止洋垃圾入境，如期实现固体废物"零进口"目标，累计减少固体废物进口约 1 亿吨，百姓吃得更放心、住得更安心，"十二五"以来持续加大重金属污染治理力度，2020 年重点行业重点重金属污染物排放量比 2007 年下降 34% 以上，群体性儿童血铅等重金属环境健康事件得到有效控制和消除。

2. 顶层设计全面优化，环境健康监测、调查和风险评估制度持续完善

2014 年修订的《中华人民共和国环境保护法》将保障公众健康作为立法目的并首次设立第三十九条专门条款，为开展环境健康管理提供了法律依据。2016 年全国卫生与健康大会及 2018 年全国生态环境保护大会后，中共中央、国务院印发的重要文件均对开展环境健康工作、建设健康环境作出明确要求和部署，《中共中央 国务院关于深入打好污染防治攻坚战的意见》明确要求强化生态环境与健康管理，《"十四五"生态环境保护规划》要求强化生态环境与健康管理，鼓励开展区域环境健康调查评估，指导环境健康管理地方试

点，逐步将环境健康风险纳入生态环境管理制度。党中央、国务院一系列文件为加强环境健康管理提供了坚实政策依据和有力支持。近年来，生态环境部坚持预防为主、风险管理的工作原则，陆续制定发布了"十二五""十三五""十四五"3个环境健康工作专项规划及《国家环境保护环境与健康工作办法（试行）》等文件，将环境健康标准纳入国家生态环境标准体系，发布了现场调查、暴露评估和风险评估等14项技术规范，系统部署我国环境健康工作目标和行动策略，环境健康管理制度体系初具雏形并逐渐完善。

3. 决策部署有效落地，环境健康管理工作逐步实现主流化、融合化发展

组织开展一系列监测、调查和研究工作，初步掌握重点地区、流域和行业主要环境问题及其对人群健康影响的变化趋势，筛选出一批具有高环境健康风险的有毒有害污染物，环境健康底数逐渐清晰。启动新污染物治理工作，不断延伸拓展污染防治攻坚战的深度和广度。组织开展国家环境健康管理试点工作，提出了建立区域高环境健康风险源清单、强化环境健康对生态环境监管的引领作用、推动发展"环境健康＋"产业等6方面试点任务，在环境健康风险评估、环境健康风险分区分级管理等方面开展了一系列前瞻性、开创性工作，形成多项政策制度及技术方法突破，有效推动了环境健康管理落地见效。居民环境健康素养水平作为预期性指标列入《健康中国行动（2019—2030年）》，印发《中国公民生态环境与健康素养》，组织实施全国居民环境健康素养监测与素养提升工作，建立素养监测工作网络，开发传播产品，举办宣传科普活动，采取多种形式普及环境健康知识。建设6个、建成5个国家环境保护环境健康重点实验室，21个省份生

态环境系统实现了环境健康专业队伍从无到有，建成环境健康大数据综合管理系统，环境健康管理能力水平实现新提升。

（三）深刻把握当前面临的新形势新要求，奋力开创环境健康管理工作新局面

党的二十大报告系统总结了党的十八大以来我国生态文明建设取得的举世瞩目重大成就、重大变革，深刻阐述了人与自然和谐共生是中国式现代化的中国特色之一，明确提出到2035年美丽中国目标基本实现、建成健康中国的发展目标，提出一系列新理念新论断、新目标新任务、新举措新要求，对推进美丽中国建设和健康中国建设作出全面部署，为新时代新征程上协同推进美丽中国和健康中国建设、环境健康事业发展指明了前进方向，为更深层次探索健康优先、绿色发展新路子提供了重要契机。

习近平总书记深刻指出，我国生态环境保护结构性、根源性、趋势性压力尚未根本缓解，生态文明建设仍处于压力叠加、负重前行的关键期。应当看到，当前我国重点区域、重点行业污染问题仍然突出，生态环境事件多发频发的高风险态势没有根本改变。公众的生态环境意识和对环境、安全、健康的关注程度呈现爆发式增长，生态环境同人民群众对美好生活的期盼相比，同建设美丽中国的目标相比，都还有较大差距。同时，环境健康管理工作还处于起步发展阶段，很多地方对环境健康管理的认识和能力水平仍然欠缺，实践经验尚不充足，在支撑美丽中国和健康中国建设上还需要下更大的功夫。

今后5年是美丽中国建设的重要时期，习近平总书记在全国生态环境保护大会上对新时代美丽中国建设进行了深入动员，要求全面

推进美丽中国建设，加快推进人与自然和谐共生的现代化。必须以习近平新时代中国特色社会主义思想为指导，全面贯彻党的二十大精神，深入贯彻习近平生态文明思想，完整、准确、全面贯彻新发展理念，始终坚持以人民为中心的发展思想，把有效保障人民群众健康摆在生态环境保护全局更突出位置并融入生态环境管理各领域和全过程，全面加强环境健康管理，不断夯实环境健康工作基础，为科学精准开展污染防治、切实解决损害人民群众健康的突出生态环境问题提供有力支撑，助推人与自然和谐共生的美丽中国和健康中国建设。

1. 持续改善生态环境质量

坚持精准治污、科学治污、依法治污，保持力度、延伸深度、拓展广度，以更高标准深入推进蓝天、碧水、净土三大保卫战，持续改善生态环境质量，推动污染防治在重点区域、重要领域、关键指标上实现新突破。更好地统筹环境质量改善和保障人民健康需要，以更大力度切实解决好影响广大人民群众健康的突出生态环境问题。以细颗粒物控制为主攻方向，强化多污染物协同控制和区域污染协同治理，基本消除重污染天气。统筹推进水资源、水环境、水生态治理，推动重要江河湖库生态保护治理，巩固提升饮用水水源安全保障水平，基本消除城市黑臭水体。强化陆海统筹，实施重点海域综合治理，推进美丽海湾建设，保护海洋生态环境。加强土壤污染源头管控，开展固体废物综合治理和新污染物治理。强化底线思维，常态化管控生态环境风险，紧盯危险废物、尾矿库、化学品等高风险领域，强化环境风险预警防控与应急。实行最严格的安全标准和监管措施，确保核与辐射安全万无一失。坚持山水林田湖草沙一体化保护和系统治理，提升环境基础设施建设水平，推进生态保护修复和城乡人居环境整治，提供更多优质生态产品，以美丽中国建设厚植人民健康基础。

2.推动健康全面融入生态环境保护

在生态环境保护中更加突出保障公众健康的导向作用，从生态环境保护各领域和全过程强化环境健康管理。加强重点区域、行业企业、生产工艺、污染物、环境介质的管理和治理，构建包括风险识别、风险评估、风险防控在内的全过程环境健康风险管理体系。加强生态环境准入、环境影响评价、生态环境监测、生态环境标准、生态环境执法等重点监管制度建设以及生物安全、核与辐射安全、新污染物治理等重点工作领域的环境健康管理。深入推进国家环境健康管理试点工作，开展理论创新、实践创新、制度创新，基于试点经验逐步构建国家环境健康管理制度体系、技术方法体系和组织管理体系。加强环境健康科技支撑，强化科研顶层设计和统筹管理，推进环境健康科技自立自强，加强环境健康风险评估、新污染物治理等领域基础研究及管理应用研究，加快补齐技术短板。

3.构建环境健康治理体系

强化政府责任意识，把环境健康管理摆在美丽中国和健康中国建设更加突出位置，围绕有效保障和促进公众健康鼓励地方开展生态环境管理创新与实践，启动环境健康管理城市、园区等创建工作，逐步建立环境健康工作网络，建立健全环境健康管理多部门协作机制，形成中央和地方共同推进、多部门协同联动的工作格局。督促企业更好落实主体责任，研究并推广企业环境健康管理规范，引导企业在源头替代、工艺提升、污染治理、风险评估与防范、信息公开等方面主动开展环境健康管理工作，减少健康危害污染物排放。大力提升公民环境健康素养，正确引导社会组织和公众参与生态环境保护，推动形成简约适度、绿色低碳、文明健康的生活方式，形成全社会共同参与应对环境健康问题的强大合力。

二、强化食品安全监管

食品安全关系群众身体健康，关系中华民族未来，党中央、国务院历来高度重视食品安全工作。党的十九大作出"实施食品安全战略，让人民吃得放心"的重大部署，党的二十大指出"强化食品药品安全监管"。习近平总书记多次就食品安全作出重要指示批示，强调要把食品安全作为一项重大的政治任务来抓，坚持党政同责，用最严谨的标准、最严格的监管、最严厉的处罚、最严肃的问责，确保人民群众"舌尖上的安全"。

（一）食品安全的基本内涵

《中华人民共和国食品安全法》规定，食品是指各种供人食用或者饮用的成品和原料以及按照传统既是食品又是中药材的物品，但是不包括以治疗为目的的物品。

食品安全是指食品无毒、无害，符合应当有的营养要求，对人体健康不造成任何急性、亚急性或者慢性危害。除了食品本身的安全外，广义的食品安全，还包括数量安全、质量安全和营养安全。

食品安全是一个综合概念，具有多重属性。一是科学属性。食品安全的物理性风险，人们可以从感官上判断；而生物性、化学性、营养性风险看不见、摸不着，这就需要科学设置安全标准来界定，运用技术手段来识别。从本质上讲，食品安全工作就是以标准为基础、以科学为手段，发现问题、消除隐患的风险管理工作，也是一项科学工作，具有典型的科学属性。二是政治属性。习近平总书记指出，能不能在食品安全上给老百姓一个满意的交代，是对我们执政能力的重大考验。这也是践行宗旨意识的根本要求，如果食品不安全、事故频发，就有可能损害党和政府的形象，引发政治问题。三是经济属性。我国食品市场规模大、主体多，仅获得生产经营许可的主体就将近1700万家，食品小作坊、小餐饮更是不计其数。全国14亿多人每天消费超过40亿斤食品。食品安全有保障，对于拉动内需、促进消费、保障就业具有重要意义。四是社会属性。食品安全关乎千家万户，是重大基本民生，社会关注高、舆情燃点低。一旦出现问题，将直接影响社会稳定大局。五是公共安全属性。在党的二十大报告中，将食品安全工作列入"推进国家安全体系和能力现代化，坚决维护国家安全和社会稳定"板块中进行专门部署。要始终保持对食品安全问题和舆情信息的高度敏感，提升监测预警和应急处置能力。

（二）食品安全工作的基本遵循

习近平总书记高度重视食品安全工作，与时俱进地提出了一系列关于食品安全工作的新观点新论断新要求，这些重要论述是习近平新时代中国特色社会主义思想的重要组成部分，是食品安全工作的行动指南和基本遵循。

1. 食品安全是重大政治任务

习近平总书记指出，"食品安全是民生，民生与安全联系在一起就是最大的政治"，"各级党委和政府要把这项工作作为一项重大政治任务来抓"。习近平总书记明确提出保障食品安全是一项重大政治任务，这是从关系中华民族永续发展的战略层面来思考的，是从巩固党的执政根基的政治高度来审视的。要从讲政治的高度认识食品安全工作的极端重要性，切实提高政治判断力、政治领悟力、政治执行力，义不容辞扛起这份政治责任。

2. 食品安全是重大民生问题

习近平总书记强调，"食品安全关系群众身体健康，关系中华民族未来"，"实施食品安全战略，让人民吃得放心"。这充分体现了习近平总书记坚持以人民为中心的发展思想和真挚质朴的为民情怀，体现了我们党全心全意为人民服务的根本宗旨。要始终坚持人民至上，聚焦群众关切，从食品安全这件群众身边事、烦心事入手，着力解决突出问题，用实际行动践行初心使命。

3. 食品安全要遵循"四个最严"要求

习近平总书记指出，要"用最严谨的标准、最严格的监管、最严厉的处罚、最严肃的问责，确保广大人民群众'舌尖上的安全'"。习近平总书记提出的"四个最严"要求逻辑严密、体系完整，是对食品安全监管科学规律的总结和提炼。要把"四个最严"要求贯彻落实到食品安全每一项具体工作中，拿出真招实策，做到严字当头，源头严防、过程严管、风险严控。

4. 食品安全要实现"从农田到餐桌"全过程监管

习近平总书记要求，要加快建立科学完善的食品安全治理体系，坚持产管并重，严把从农田到餐桌的每一道防线。习近平总书记的重要指示不仅揭示了食品安全监管的科学规律，也确立了食品安全治理体系和治理能力现代化的科学路径，为完善食品安全治理体系明确了方向。要不断健全制度机制，构建全程覆盖、运转高效的监管格局，确保食品安全各个环节无缝衔接。

5.食品安全必须坚持党政同责

习近平总书记明确指出，确保食品安全是民生工程、民心工程，是各级党委、政府义不容辞之责。习近平总书记的重要论断，体现了党总揽全局、协调各方的政治担当，强化了各级党委对食品安全工作的领导责任。要进一步强化党政领导责任，为做好食品安全工作提供坚强的组织保障。

（三）食品安全工作成效与风险挑战

党的十八大以来，各地各部门深入贯彻落实党中央、国务院决策部署，按照习近平总书记关于食品安全"四个最严"要求，坚决守住了不发生系统性、区域性重大食品安全问题的底线，食品安全形势持续稳中向好。食品抽检总体合格率连续多年稳定在97%以上，大宗食品合格率持续保持高位，粮食加工品、食用油合格率和肉制品、国产婴幼儿配方乳粉抽检合格率分别保持在98%和97%、99%以上。

1.政策法规和标准体系不断健全

《中共中央　国务院关于深化改革加强食品安全工作的意见》印发实施，《地方党政领导干部食品安全责任制规定》出台，所有省份均制定党政领导干部食品安全责任清单，进一步强化了政策制度保障。《食品安全法》及其实施条例修订出台，各有关部门制定配套法规规章，各省（区、市）均出台食品安全地方性法规，基本建立覆盖全过程的食品安全法律体系，政府依法监管、企业依法生产经营、消费者依法维权的食品安全法治化水平不断提升。

食品安全国家标准体系"严谨性"有较大提升。截至2023年底，制定公布 1563 项食品安全国家标准，涉及 2 万多项食品安全指标，构建了与国际接轨的、相对完善的食品安全标准框架体系。吸纳多领域多学科专家学者，组建第二届食品安全国家标准审评委员会，修订食品安全标准管理制度，完善部门间标准合作机制，坚持开门制定标准，深入调查研究，不断提升标准科学严谨性。担任国际食品添加剂法典委员会主持国和亚洲区域协调委员会主席，深度参与国际食品法典标准制修订。

2. 体制机制日趋完善

市场监管总局积极落实机构改革要求，推动市场准入、监管执法、计量标准、认证认可等职能有机融合，为食品安全综合治理提供了有力支撑。国务院食品安全委员会办公室加强统筹协调，会同公安、农业农村、卫生健康、海关等部门，完善信息通报、形势会商、应急处置、通报约谈、评议考核等工作机制，跨部门联动更加顺畅高效。国家、省、市、县均设立食品安全议事协调机构，23 个省份由政府主要负责同志担任食品安全委员会主任，横向到边、纵向到底的"监管 + 协调"模式更加完善，为食品安全工作顺利开展提供了坚强体制机制保障。

食品安全风险监测评估体系不断健全，对国家食品安全风险管理发挥了重要基础支撑作用。构建了国家食品安全风险评估中心和全国 31 家省级监测分中心、20 家专项监测参比实验室、7 家食源性疾病病因鉴定实验室为支撑的监测技术网络，全国承担食源性疾病监测医疗机构达 7 万余家。食品污染物和有害因素监测点基本覆盖所有县（区）级行政区域，监测 1100 余项指标，涵盖我国居民主要消费的粮油、果蔬等 30 大类，构建了全国食品污染物数据库，提高了重大食源性疾病暴发识别能力。食物消费量调查、总膳食研究、毒理学研究等基础工作继续推进，风险评估基础数据库不断夯实，风险评估技术规范体系初步建成，风险评估能力显著提升。积极开展食品中各类化学物、微生物及食药物质等优先和应急项目评估40余项，风险评估对风险管理和风险交流的科学支撑作用进一步增强。

3. 监管执法更加严格

统筹事前事中事后监管，优化审评审批流程，开展"全覆盖"日常检查、"常态化"体系检查，完善风险监测、监督抽检等制度，完善食品安全风险预警交流体系，指导开展食品安全"你点我检""你送我检"活动，建立食品安全风险预警交流区域合作机制，加大"互联网＋预警交流"工作，发现风险、排查隐患的能力明显提升。针对群众反映强烈、突破道德底线的食品安全突出问题，各级市场监管部门敢于亮剑、严惩重处，坚决斩断违法利益链条。经过重拳整治，有效遏制了问题多发高发态势，乳制品中"三聚氰胺"、蛋制品中"苏丹红"已连续多年零检出，食品安全状况明显改善。

4. 产业基础更加稳固

随着改革持续深化和监管力度不断加大，企业活力和主体责任意识明显增强，市场秩序和消费环境持续好转。国产婴幼儿配方乳粉生产企业100％实施GMP质量管理制度，食品安全有效促进了产业发展，产业发展有力支撑了食品安全。

5. 社会共治格局基本形成

全国食品安全宣传周参与部门由首届9个增加至26个，累计覆盖10亿多人次，全国各地均举办形式多样的宣传活动，推动尚德守法理念深入人心。126个城市参与国家食品安全示范城市创建，已覆盖所有计划单列市和副省级城市。投诉举报渠道进一步畅通，消费者监督意识、维权意识持续增强，各级市场监管部门依法依规受理食品安全投诉举报，有力维护了消费者合法权益。

总体来看，各地各部门始终把保障食品安全作为彰显政治机关属性的首要职责，坚决守稳筑牢食品安全防线，圆满完成新中国成立70周年、中国共产党成立100周年、全国运动会、北京冬（残）奥会、党的二十大等重大活动食品安全保障任务，为服务"国之大者"作出了积极贡献。

与此同时，我国作为人口大国、食品生产和消费大国，产业链条长、市场主体多，食品和服务种类繁多，保障食品安全仍任重道远，风险挑战依然存在。一是源头风险不容忽视，微生物和重金属污染、农药兽药残留、超范围超限量使用食品添加剂、制假售假等问题时有发生，环境污染对食品安全的影响逐渐显现。二是主体责任落实不到位，一些生产经营者主体责任意识不强，加工操作不规范等问题时有发生。三是食品行业新业态、新模式、新资源带来的潜在风险上升，营养缺乏和营养过剩等问题共存，直接影响国民健康寿命和生活质量，也影响健康中国建设目标的实现。四是发展依然不平衡，地区间发展水平、监管能力、食品安全状况差别还比较明显。五是在工作机制方面，部门联动、资源利用、信息整合共享还不够充分，风险监测、风险评估与标准研制衔接有待强化，食源性疾病监测预警机制尚待完善。

（四）下一步食品安全工作的主要任务和改革举措

以习近平新时代中国特色社会主义思想为指导，坚决贯彻落实党中央、国务院决策部署，坚持底线思维、稳中求进、守正创新，努力改善服务，加强治理，增强保障，按照习近平总书记提出的"四个最严"要求，在食品安全领域扎实推进中国式现代化工作，助推高质量发展，切实维护人民群众生命安全和身体健康。

1.建立最严谨的标准

一是加快标准制修订，提升食品安全治理实效。立足国情、对接国际，加快制修订农药残留、兽药残留、重金属、食品污染物、致病性微生物、硒安全限量、食品添加剂、标签标识等食品安全通用标准，强化食品生产经营规范、检验方法和食品相关产品等标准，引导食品安全监管重心向源头治理和过程监管转变，打造契合国际先进风险管理理念和我国发展实际的食品安全标准体系。二是提高食品安全风险监测评估能力，为食品安全标准研制提供科学支撑。全面实施国家食品安全风险监测计划，开展毒理学研究，绘制我国重点食品污染和食源性疾病"风险地图"，强化风险监测、风险评估对标准研制的科学支撑作用。落实关于加快建设食品安全风险评估与标准研制特色实验室的要求，进一步强化国家食品安全风险监测评估和标准工作体系，做好新型食品、"未来食品"、新业态食品、新工艺食品等的安全性评价技术储备和标准规划。三是加强标准宣传解读、跟踪评价和落实执行，提升食品安全标准服务能力。加强标准的宣传与执行。让消费者正确认识食品添加剂、营养标签等各类标准及相关知识，让吃得放心有章可循。督促食品生产经营者准确理解和应用食品安全标准，维护食品安全标准的强制性，确保过程持续合规，产品质量合格。持续开展食品安全标准跟踪评价，提升标准执行过程中的指导、解答水平。加强对监管人员的培训，提高监督检查能力水平，确保标准的宣传贯彻与执行到位。四是履行国际责任，深入参与国际食品法典等工作。积极参与国际食品法典委员会和世界贸易组织各项活动，牵头或参与重要国际食品标准制定，持续研究国际组织和发达国家食品安全标准法规工作进展，借鉴完善我国食品安全标准体系。履行国际食品添加剂法典委员会主持国和亚洲区域协调委员会主席等国际事务协调职责，承办好国际食品法典相关会议，提升食品安全标准国际影响力和贡献度。

2. 实行最严格的监管

要落实习近平总书记提出的加快健全覆盖从农田到餐桌全链条的最严格的监管制度，严把从农田到餐桌的每一道防线。必须坚持源头治理、标本兼治、产管并重的原则。治标，重点解决群众反映强烈的突出问题；治本，重点构建保障食品安全的长效机制。

一是严把产地环境安全关。落实大气、水、土壤污染防治行动计划，企业废气、废水都要达标排放。特别是对有色金属冶炼、石油加工、化工、焦化、电镀、制革等重点行业企业，加强环保执法。推进农业面源污染治理行动，强化污染耕地重金属污染源头防控和安全利用，严格管控重污染耕地用途，禁止种植食用农产品。着力解决污染粮食的收购处置问题。

二是严把农业投入品使用关。严格执行农药兽药、饲料添加剂等农业投入品生产和使用规定，严禁使用国家明令禁止的农业投入品，严格落实定点经营和实名购买制度。将高毒农药禁用范围逐步扩大到所有食用农产品。指导农户严格执行农药安全间隔期、兽药休药期有关规定，防范农药兽药残留超标。

三是严把粮食收储质量安全关。不符合食品安全国家标准的粮食，经营者不得收购、贮存和销售，运输者不得运输。加强粮食烘干服务设施的配备，防止霉变引发的食品安全问题。

四是严把食品生产加工安全关。在风险高的大型食品和食品相关产品生产企业全面推行危害分析和关键控制点（HACCP）体系，鼓励获得认证。继续加强婴幼儿配方乳粉生产企业食品安全生产规范体系检查。实行生产企业食品安全风险分级管理，在日常监督检查全覆盖基础上，对一般风险企业实施按比例"双随机"抽查，对高风险企业实施重点检查，对问题线索企业实施飞行检查，督促企业生产过程持续合规。加强食品生产安全风险排查防控。加强产品的市场抽样检验，向社会公开所有检查结果和检验结果，倒逼生产经营者落实食品安全主体责任。

五是严把食品销售安全关。经营者必须对销售的食品安全承担法律责任，检出不合格的食品，消费者投诉举报，第一责任人是销售食品的经营者。要严格落实进货查验和索证索票制度，确保销售食品来自正规渠道，严格按照产品保质期进行销售；确保需要冷藏的食品在装车、运输、卸货、存储、销售各环节做到冷链物流无缝衔接，真正做到让消费者买到放心食品。

六是严把餐饮质量安全关。随着经济社会发展，居民外出就餐越来越普遍，促进餐饮业提高安全质量，关系到千家万户。加强食品安全监管要抓住餐饮业，全面落实餐饮服务食品安全操作规范，严格执行进货查验、加工操作、清洗消毒、人员管理等规定。集中用餐单位要建立稳定的食材供应渠道和追溯记录，保证购进原料符合食品安全标准。严格落实网络订餐平台责任，保证线上线下餐饮同标同质。

七是严把抽检监测和信息公开关。抽检监测是发现风险、防范风险的有效手段，对存在风险的产品，责令企业及时召回；问题严重的，立案调查，严肃惩处，停产整顿。加大食品安全信息公开力度，保障消费者知情权，有效震慑违法者，鼓励媒体监督，提升政府公信力。

3. 实施最严厉的处罚

一是完善制度基础。修订完善《刑法》中危害食品安全犯罪和刑罚规定，研究制定粮食安全保障法，推动农产品追溯入法。加快完善办理危害食品安全刑事案件的司法解释。坚决落实食品违法行为处罚到人。

二是严打食品安全犯罪。各部门强化衔接、同向发力，综合运用各种法律手段，严惩重处各类食品安全违法犯罪行为，大幅提高违法成本，持续保持高压态势。

三是强化信用惩戒。加强食品生产经营企业信用分级分类管理，将抽检不合格信息、行政处罚信息等纳入全国信用信息共享平台及国家企业信用信息公示系统，依法将相关市场主体列入严重违法失信名单。

4. 实现最严肃的问责

一是完善责任分摊机制。国务院食品安全委员会印发《关于建立健全分层分级精准防控末端发力终端见效工作机制推动食品安全属地管理责任落地落实的意见》，进一步完善地方党委和政府负总责、主要负责人是第一责任人的食品安全责任制，压紧压实属地管理责任，实行层级对应包保到人，确保找得到人、查得清事、落得了责，推动党政部门齐抓齐管、协同共治。

二是建立通报约谈制度。健全督促调度机制，按期调度各地区、各有关部门工作进展，综合研判风险、评估分析形势，保障食品安全工作扎实有序推进。

三是不断改革考核评价方式。在评议考核基础上，逐步将产业发展、社会评价、群众感知等指标纳入综合评价体系，更加客观、全面反映食品安全工作成效，更好发挥评议考核"指挥棒"作用，督促地方切实落实责任，坚决扛起食品安全政治责任。

5.强化风险监测评估能力

一是深化改革，推进食品安全风险评估向地方延伸。形成相对完善的风险评估管理规范和技术指南体系，指导和推动地方建立食品安全风险评估工作制度、健全省级食品安全风险评估专家委员会，结合地方实际工作开展食品安全风险评估研判，切实服务于地方食品安全风险管理。

二是强化风险监测研判和评估预警。开展基层综合试验区建设，发挥试验区先行先试作用，重点将风险监测预警等工作与基层治理相结合，借鉴新冠疫情联防联控经验，通过联动监测分析学校、药店、企业等食源性疾病相关信息，探索建立食源性疾病多点触发预警机制；试点运行"风险地图"，持续完善预警模块，提升监测预警自动化、智能化、可视化水平，形成阶段性经验并总结推广。

三是落实"大食物观"要求，优化"三新食品"（新食品原料、食品添加剂新品种和食品相关产品新品种）审评和食药物质目录管理。进一步修订完善"三新食品"配套的管理文件，研究运用大数据、信息化等提升"三新食品"审查质量和效率。积极协调相关部门推动食药物质目录修订工作。激发源头创新活力，促进食品产业高质量发展。

6. 推动高质量发展

推动食品产业转型升级，是提升食品安全保障水平的治本之策。不断完善食品质量标准，在食品安全国家标准基础上，探索建立食品质量标准体系，针对食品品质、加工工艺、营养成分等制定质量指标，以质量标准引领企业做优做精，满足消费者对高品质食品的需要；要强化品牌引领，深入实施食品领域品牌提升行动，推动优质优价，通过市场机制作用，引导企业主动提升自我管理、自我约束的意识和能力；加快推进质量体系认证。"十四五"期间，在规模以上食品工业企业全面推行 HACCP 等质量体系认证，推动企业提升过程控制和规范管理水平。

7. 构建社会共治格局

食品安全点多线长面广，仅依靠现有力量，难以对庞大的食品生产经营市场主体实施有效监管，还须进一步强化社会共治，提升食品安全治理效能。要推动有条件的地区探索建立食品安全志愿者队伍，发挥好"12315"平台和消费者协会作用，进一步畅通投诉举报渠道，变少数人监管多数人为多数人监督少数人；推动内部知情人举报，完善食品安全"吹哨人"制度，落实举报奖励有关规定，加强对举报人的保护；充分发挥第三方作用，借助保险、金融机构力量，推进食品安全责任保险，在前期试点基础上，鼓励各地创新保险模式、扩大承保范围、完善服务流程，引导更多企业积极参与；调动专家学者积极性，加大科普宣传和辟谣力度，科学解疑释惑；充分发挥新闻媒体监督作用，强化与各类媒体的合作，为食品安全营造良好的舆论环境。

三、强化药品安全监管

（一）强化药品安全监管是党中央在提高公共安全治理水平方面作出的重大部署

药品安全事关人民群众的身体健康和生命安全，也事关经济发展和社会和谐稳定。2015 年，习近平总书记在主持十八届中央政治局第二十三次集体学习时强调，要切实加强食品药品安全监管，用最严谨的标准、最严格的监管、最严厉的处罚、最严肃的问责，加快建立科学完善的食品药品安全治理体系。2016 年，习近平总书记在全国卫生与健康大会上强调，要把人民健康放在优先发展的战略地位，努力全方位全周期保障人民健康。党的二十大报告指出，要提高公共安全治理水平，强化食品药品安全监管。2023 年，习近平总书记在河北考察期间强调，生物医药产业是关系国计民生和国家安全的战略性新兴产业。这充分彰显了党和国家切实保障人民群众用药安全的意志与决心，在实践中扎实推进药品监管高质量发展，更好适应国家治理体系和治理能力现代化要求，为保护和促进公众健康提供有力保障。

（二）党的十八大以来药品监管工作取得显著成效

党的十八大以来，我国药品监管工作取得显著成效。坚决贯彻落实习近平总书记"四个最严"要求，坚持守底线来保安全、追高线来促发展，持续深化药品医疗器械审评审批制度改革，持续强化药品全生命周期质量监管，有效维护药品安全形势的总体稳定，推动我国从制药大国向制药强国跨越，有力保护和促进公众健康。

1. 药品监管法律法规体系更加健全完善

一是全面制修订药品监管法律法规。2019年6月颁布的《中华人民共和国疫苗管理法》是世界上首部综合性疫苗管理法律。《疫苗管理法》坚持疫苗产品的战略性和公益性，鼓励疫苗研发创新，全力保障疫苗质量安全。同年8月，新修订的《药品管理法》颁布，巩固和深化了药品审评审批制度改革成果，全面实施药品上市许可持有人制度，全面加强药品全生命周期质量管理。随着《化妆品监督管理条例》出台、《医疗器械监督管理条例》修订，药品监管法律法规体系的"四梁八柱"已基本建成。

二是系统完善配套规章、规范性文件和技术指导原则。"两法两条例"出台后，发布药品、医疗器械、化妆品相关规章14部。截至2023年底，药品、医疗器械、化妆品领域现行有效规章40余部，涵盖药品、医疗器械、化妆品研制、生产、经营、使用全过程、各环节。出台药品专利纠纷早期解决机制、药品上市后变更管理、医疗器械临床试验管理、化妆品标签管理等50多件重要行政规范性文件，细化企业落实全生命周期质量安全主体责任要求。发布药品附条件批准上市、医疗器械临床评价、化妆品安全评估等技术指导原则。截至2023年底，药品技术指导原则已达到482个，医疗器械技术指导原则达到613个，有力促进了产品研发上市。

三是持续健全标准体系。颁布实施2020版《中国药典》，形成了以《中国药典》为核心的国家药品标准体系，药品质量控制和安全保障水平明显提升。优化完善医疗器械标准体系，现行有效医疗器械标准已达1982项，与国际标准一致性程度达到90%以上。构建化妆品标准体系框架，启动化妆品安全技术规范修订工作。药品、医疗器械、化妆品标准体系的覆盖面、系统性、国际协调性不断提升。

2.审评审批制度改革持续深化

2015年，国务院印发《关于改革药品医疗器械审评审批制度的意见》，明确提高药品审批标准，推进仿制药质量一致性评价，加快创新药审评审批。近年来，药品医疗器械审评审批制度改革有序推进，审评审批流程持续优化。2018年至2023年底，149个创新药品、255个创新医疗器械获批上市，有力满足了人民群众的健康需求。国家药监局出台《关于促进中药传承创新发展的实施意见》，推动建立符合中医药特点的审评技术标准体系。2018年至2023年底，批准中药新药27个，助力中药传承创新发展。

2016年，国务院办公厅印发《关于开展仿制药质量和疗效一致性评价的意见》，率先对列入《国家基本药物目录（2012年版）》的化学药品仿制药口服固体制剂开展一致性评价，指导企业规范开展仿制药一致性评价工作。2019年以来，国家卫生健康委会同科技部、国家药监局等部门先后制定发布三批《鼓励仿制药品目录》。国家药监局扎实推进仿制药质量和疗效一致性评价工作，目前已累计有1128个品种通过或视同通过一致性评价工作，进一步满足了人民群众的用药需求。

3.深入开展药品安全专项整治

2022年以来，国家药监局按照"四个最严"要求，深入开展药品安全专项整治行动，推动建立覆盖国家、省、市、县四级的集中打击整治危害药品安全违法犯罪工作机制，严厉打击药品安全领域违法犯罪行为。一方面，联合公安部、最高人民检察院对药品、医疗器械涉嫌犯罪案件进行联合挂牌督办，及时公布典型案例，充分发挥以案释法、以案示警的作用。另一方面，协同最高人民法院和最高人民检察院修订《关于办理危害药品安全刑事案件适用法律若干问题的解释》，联合市场监管总局、公安部、最高人民法院、最高人民检察院制定药品行刑衔接办法，联合市场监管总局印发《关于进一步加强药品案件查办工作的意见》，强化对案件查办工作规范和指导，完善案件查办工作机制，落实药品安全责任，严惩重处药品、医疗器械、化妆品领域违法犯罪行为。

4. 有效维护药品安全稳定形势

一是疫苗监管取得新成效。进一步改革和完善疫苗管理体制，按照世界卫生组织疫苗国家监管体系（NRA）评估基准工具，持续完善疫苗质量管理体系，第三次顺利通过世界卫生组织 NRA 评估。每年对疫苗生产企业及获准紧急使用的新冠病毒疫苗生产企业开展全覆盖监督检查和派驻检查，完善疫苗信息化追溯体系，大力提升国家疫苗批签发能力，会同工业和信息化部、国家卫生健康委等部门强化疫苗供应保障能力。

二是集采中选产品质量安全监管持续加强。国务院办公厅先后印发《关于完善公立医院药品集中采购工作的指导意见》《关于推动药品集中带量采购工作常态化制度化开展的意见》，有关部门各司其职、密切配合，扎实推进药品集中带量采购工作。国家药监局坚持"三医"联动、服务医改大局，每年部署开展集采中选药品和医疗器械专项监管工作，实现对国家集采中选药品和医疗器械开展生产企业监督检查、在产产品抽检、药品不良反应（医疗器械不良事件）监测"三个全覆盖"。同时，全面强化企业主体责任落实和地方监管责任落实，有力保障集采药品和医疗器械的质量安全。

三是重点品种监管持续强化。每年对血液制品生产企业开展全覆盖监督检查，建设麻醉药品和精神药品追溯监管系统，基本实现麻醉药品和第一类精神药品追溯。强化无菌和植入类医疗器械、儿童及特殊化妆品等高风险产品质量监管。对药品、医疗器械、化妆品均已出台专门的网络销售监督管理办法，明确监管部门、经营企业和第三方平台的法律责任，强化网售全过程质量管理。开展医疗美容行业突出问题专项整治，严厉打击非法制售以及使用未经批准的医疗美容药品医疗器械等违法违规行为。

5.大力促进中药传承创新发展

2019年，中共中央、国务院印发的《关于促进中医药传承创新发展的意见》将"促进中医药传承创新发展"提升到了国家战略的高度。近年来，在党中央、国务院的决策部署下，中药审评审批制度改革持续深化，中药全链条全生命周期监管体系不断完善，中药监管事业和中药产业发展取得显著成效。

一是中药新药上市不断加速。国家药监局于2023年2月出台《中药注册管理专门规定》，调整中药注册分类，创新构建中医药理论、人用经验和临床试验"三结合"的中药注册审评证据体系。在相关政策加持下，我国中药新药临床试验和上市申请数量、批准数量同步增加，2018年至2023年底，已批准27个中药新药上市。

二是中药标准体系日益健全。积极构建以国家药品标准为主体、省级标准为补充的中药标准体系。颁布实施的2020版《中国药典》收载中药标准2711个，其中新增117种，修订452种。分批颁布国家中药饮片炮制规范，截至2023年底，共颁布61个品种规格。加快制定中药配方颗粒标准，截至2023年底，制定发布国家标准296个，完成省级标准备案近 7500 个，涉及品种约 700 个。

三是中药质量安全底线越发牢固。国家药监局于 2023 年 1 月专门出台《关于进一步加强中药科学监管促进中药传承创新发展的若干措施》，全面加强中药全产业链监管，严厉打击违法违规行为。中药饮片抽检质量整体合格率由 2018 年的 88% 逐年提升至 98% 左右，中成药合格率多年稳定在 99% 以上。

6. 全面加强药品监管能力建设

2021 年，国务院办公厅印发《关于全面加强药品监管能力建设的实施意见》，明确推进药品监管科学化、法治化、国际化、现代化的总体要求。全面完成《药品管理法》《疫苗管理法》《医疗器械监督管理条例》《化妆品监督管理条例》制修订工作，发布规章 14 部，颁布实施 2020 版《中国药典》，药品监管制度和标准体系的"四梁八柱"基本建立。2022 年，发布实施《药品监管网络安全与信息化建设"十四五"规划》，有序推进药品品种档案、药品安全信用档案建设，开展药品追溯数据分析，药品全生命周期数字化管理水平持续提升。

2019 年，国务院办公厅印发《关于建立职业化专业化药品检查员队伍的意见》，完善药品检查体制机制，落实检查员配置，加强检查员队伍管理，不断提升检查员能力素质，建立激励约束机制。设立长三角、大湾区 4 个药品、医疗器械审评检查分中心，服务国家区域发展战略。截至 2023 年底，全国省级药品检查员队伍规模已达到 2 万余人，进一步夯实了药品监管基础。

（三）奋力谱写药品监管现代化新篇章

近年来，药品监管事业得到了大发展、大进步，根本在于以习近平同志为核心的党中央坚强领导，在于习近平新时代中国特色社会主义思想的科学指引。全面扎实推进药品安全监管工作，要以习近平新时代中国特色社会主义思想为指导，全面贯彻落实党的二十大精神，以落实"十四五"规划为契机，以"讲政治、强监管、保安全、促发展、惠民生"为思路，认真落实"四个最严"要求，切实保障人民群众用药安全，奋力谱写中国式现代化药监篇章。

1.加强药品监管法律法规和标准体系建设

加快《药品管理法实施条例》《中药品种保护条例》修订，启动《放射性药品管理办法》《处方药和非处方药分类管理办法》等法规规章的修订，启动 2025 版《中国药典》编制，推动形成更加协同高效、系统完备的药品监管法律法规和标准体系。

2.巩固审评审批制度改革成果

进一步优化临床急需的药品、医疗器械、儿童用药、罕见病用药、国产替代产品、"卡脖子"产品的审评审批工作，推动审评工作重心前移，完善研审联动的工作机制。持续推进仿制药质量和疗效一致性评价工作，发布参比制剂目录，完善相关技术指导原则，在口服固体制剂、注射剂的基础上，稳步推进其他剂型仿制药一致性评价工作。

3.推进药品安全专项整治长效化

全面总结药品安全专项整治行动经验，围绕"防范风险、查办案件、提升能力"这一主题，部署开展药品安全巩固提升行动，全面排查化解风险隐患，督促企业落实质量安全主体责任，进一步提升合规意识、法治意识、风险意识，从源头上保障药品安全，高压严打违法违规行为，持续提升药品监管能力。

4. 强化药品质量安全监管

一是持续完善疫苗管理体制。以第三次顺利通过世界卫生组织NRA评估为契机，健全完善体制机制，推进疫苗监管各环节有效衔接，进一步完善疫苗监管质量管理体系。落实全覆盖监督检查和派驻检查，推进省级疫苗批签发机构能力建设，提升完善疫苗批签发能力。

二是持续强化集采中选产品质量安全监管。落实"三医"协同发展和治理要求，持续完善企业自查、省级药监局全覆盖检查、国家药监局专项抽查的联合检查机制，切实做好国家集采中选药品和医疗器械全覆盖抽检。

三是持续加强重点品种监管。加强对高风险产品的监督检查，充分发挥网络监测平台作用，推进工信、网信、卫生健康、市场监管等多部门联动，严厉打击违规网售行为。

5. 深入推进中药传承创新发展

进一步强化中药监管制度研究，构建符合中药特点、更加有利于中药创新发展的审评审批制度体系，进一步激发中药创新发展新活力。在中药标准体系日趋完善的基础上，研究制定《中药标准管理专门规定》，着力构建中药标准管理体系，加强对中药标准的全生命周期管理。引导和推进《中药材生产质量管理规范》落地实施，规范中药材产地加工，强化中药质量源头管理。

6. 加快推进药品监管现代化

一是加快药品监管质量管理体系建设。深入总结疫苗监管质量管理体系建设经验做法，推进加入药品检查合作计划（PIC/S）工作，提升我国药品监管国际化水平。加强省级药品监管与市场监管协同，完善跨区域跨层级药品监管协作，开展检验机构能力验证和实验室对比工作，持续推进各级检验机构质量管理建设，提高市县级监管部门执法办案能力。

二是深入推进药品监管科学研究。研究制定中国药品监管科学行动计划，出台全面强化药品监管科学体系建设实施方案。加强药品监管科学全国重点实验室建设。

三是加强技术支撑能力建设。强化药品审评能力，优化药品审评机构设置，充实专业技术审评力量。持续推进国家和省两级职业化专业化药品检查员队伍建设，不断完善药品、医疗器械和化妆品检验检测体系。

四是推进智慧监管迈上新台阶。加快推进重点品种追溯体系建设，完善品种档案和药品安全信用档案。深入推进医疗器械唯一标识工作，推动唯一标识"三医"全链条应用。

四、扎实做好新时代安全生产工作

习近平总书记在党的二十大报告中指出："坚持安全第一、预防为主，建立大安全大应急框架，完善公共安全体系，推动公共安全治理模式向事前预防转型。推进安全生产风险专项整治，加强重点行业、重点领域安全监管。"这一重要论述为新时代安全生产工作提供了根本遵循、提出了更高要求。

（一）安全生产工作取得新成效

党的十八大以来，中共中央、国务院出台了《关于推进安全生产领域改革发展的意见》，中共中央办公厅、国务院办公厅印发了《地方党政领导干部安全生产责任制规定》，党政同责、一岗双责、齐抓共管、失职追责的安全生产责任体系全面建立。以危险化学品、矿山、消防、交通运输、城市建设、工业园区、危险废物等为重点的安全生产专项整治持续稳步推进。"科技强安"专项行动初见成效，危险化学品、煤矿等重点行业领域安全生产风险监测预警系统不断完善，安全生产风险分级管控和隐患排查治理双重预防工作机制逐步建立。在党中央、国务院的坚强领导和各地各部门的共同努力下，全国安全生产水平稳步提高，事故总量、较大事故、重特大事故持续下降，安全生产治理体系和治理能力现代化不断取得新进展。

1. 织密风险防控责任网络

一是深化监管体制改革。充分发挥国务院安全生产委员会统筹协调作用，压实成员单位工作责任，健全运行机制，形成工作合力。鼓励各地根据实际情况探索创新安全生产监管体制。落实应急管理综合行政执法改革，整合行政执法职责，健全完善执法体系，强化执法队伍建设，全面提升综合行政执法质量和效能。

二是压实党政领导责任。深入学习贯彻习近平总书记关于安全生产的重要论述，强化地方党委、政府领导干部安全生产红线意识。将安全生产纳入领导干部教育培训、日常谈话和提醒内容。制定安全生产职责清单和工作任务清单。严格落实地方党政领导安全生产履责述职和"第一责任人"职责落实报告制度。完善安全生产考核巡查制度，强化考核巡查结果的运用。

2. 夯实部门监管责任

进一步落实县级以上地方各级人民政府有关部门安全生产工作职责，依法依规编制完善负有安全生产监管职责的部门权力和责任清单。完善危险化学品安全监管机制，理顺农业农村、新型燃料、综合管廊等领域安全生产监管职责。建立新产业、新业态监管职责动态调整和联合执法机制。

一是强化企业主体责任。严格落实生产经营单位主要负责人安全生产第一责任人的法定责任，健全生产经营全过程安全生产责任追溯制度。引导企业完善安全生产管理体系，健全安全风险分级管控和隐患排查治理双重预防工作机制。依法建立健全安全生产严重违法失信名单管理制度并依法实施联合惩戒。

二是严肃目标责任考核。将安全生产纳入各地高质量发展评价体系。严格实施安全生产工作责任考核，建立地方各级安全生产委员会成员单位主要负责人安全生产述职评议制度。严格落实安全生产"一票否决"和约谈、问责等制度。完善事故调查机制，加强对事故查处和责任追究落实情况的跟踪评估。

3.优化安全生产法治秩序

一是健全法规规章体系。构建以《中华人民共和国安全生产法》为核心的安全生产法律法规体系，完善安全生产法律法规"立改废释"工作协调机制。加强对安全生产执法检查、事故调查处理、行政执法案卷评查等结果的运用，推动安全生产地方立法，解决区域安全生产突出问题。

二是加强标准体系建设。加强全国安全生产有关专业标准化技术委员会建设，健全安全生产标准体系。加快推进安全生产强制性国家标准和行业标准精简整合，强化安全生产基础通用标准制定，加快新兴领域安全生产标准制修订。加强安全生产标准信息服务。

三是创新监管执法机制。开展分类分级监管执法，实行执法管辖对象和事项清单制度。全面推行行政执法公示、执法全过程记录、重大执法决定法制审核制度。加强执法监督，完善内外部监督机制。健全安全生产行政执法与刑事司法衔接工作常态化协作机制，畅通案件移送流程，提高安全生产类案件与刑事打击的衔接准度和处置精度。

四是提升行政执法能力。健全应急管理综合行政执法人员的资格准入、教育培训、考核奖惩、容错纠错等制度，推动建立专业化、职业化安全生产行政执法队伍。加强各级应急管理综合行政执法机构标准化建设和负有安全生产监管职责的部门监管能力建设。

4. 筑牢安全风险防控屏障

一是优化城市安全格局。完善规划安全风险评估会商机制、城市建设与运行安全的全生命周期管理。深化城市安全风险评估，健全城市安全风险管控体系。强化特大城市重大安全风险综合管控。强化与市政设施配套的安全设施建设，加强市政设施安全风险管控。加强对城市棚户区、城中村、城镇老旧小区与危房改造的安全监管。

二是严格安全生产准入。持续推进企业安全生产标准化建设。建立落后产能化解机制，防范产业升级过程中的系统风险。深化产业园区安全风险评估与规划布局，推进产业园区安全入园的清单管理。严格高危行业领域建设项目安全审查。

三是强化安全风险管控。强化安全风险动态监测、预警、识别、评估和处置。加快推进各行业领域安全生产风险监测预警系统建设，推进城市电力、燃气、供水、排水管网和桥梁等城市生命线及重大危险源安全风险监测预警网络建设，构建重大安全风险防控的全生命周期管理模式。

四是精准排查治理隐患。强化危险化学品、矿山等重点行业领域企业"一企一策"指导服务，加大生产企业的隐患排查治理力度。制定完善有关行业领域重大事故隐患判定标准，健全重大事故隐患治理督办制度。完善事故隐患举报奖励制度，畅通事故隐患举报渠道。

五是防范遏制重特大事故。坚持安全第一、预防为主，落实统筹发展和安全的要求，狠抓安全生产责任和措施落实，坚决防范遏制重特大事故。提高精准执法和服务水平，深化危险化学品、煤矿、非煤矿山、消防、道路运输、工贸、烟花爆竹、城市建设、农林牧渔业、功能区、危险废物等行业领域安全监管和风险隐患排查治理，夯实安全生产基层基础，不断提升本质安全水平。

5. 强化应急救援处置效能

一是夯实企业应急基础。完善应急预案管理与演练制度，加大对企业应急预案监督管理力度，加强政企预案衔接与联动。建立企业应急预案修订与备案制度。推动规模以上高危行业领域企业加强专兼职应急救援队伍建设与应急物资装备配备，建立内部监测预警、态势研判，以及与周边企业、属地政府的信息通报、资源互助机制。

二是提升应急救援能力。合理规划安全生产应急救援基地和队伍布局，加快推进重点区域、重点行业领域国家级安全生产应急救援队伍建设，提升国家矿山、危险化学品、油气开采、水上搜救、核事故、铁路交通等事故应急处置能力。完善重点城市群跨区域联合救援机制。健全安全生产应急救援社会化运行模式。

三是提高救援保障水平。完善国家、省、市、县等各级应急管理部门互联互通的安全生产应急救援指挥平台体系，提升应急救援机构与事故现场的远程通信指挥保障能力。加强应急救援基础数据库、救援实训基础设施建设，健全道路交通事故多部门联动救援救治长效机制。推进深远海油气勘探开发应急技术、国家大型原油储罐火灾抢险救援科技装备支撑体系建设。

6.统筹安全生产支撑保障

一是加快专业人才培养。加快建设一批高水平的安全技能培训和特种作业人员实操考试基地。加强安全科学与工程及相关学科建设，加强安全科学与工程专业技术领军人才和青年拔尖人才培养。加强注册安全工程师、注册消防工程师等职业资格管理，探索工程教育专业认证与国家职业资格证书衔接机制。

二是强化科技创新引领。实施重大事故防范、重大基础设施安全风险评估等国家科技计划项目，深化风险智能感知和监测预警理论与方法研究。优先发展信息化、智能化、无人化的安全生产风险监测预警装备，加快推进安全生产国家级重点实验室、技术创新中心、协同创新中心、战略理论政策智库创建。

三是推进安全信息化建设。加强重点行业领域企业安全生产风险监测预警系统建设，加快完善城市安全风险监测预警公共信息系统。建立全国统一的应急管理监管执法信息系统，全面推广应用"物联网＋执法"。引导高危行业领域企业开展基于信息化的安全风险分级管控和隐患排查治理双重预防机制建设。

7.构建社会共治安全格局

一是提高全民安全素质。实施全民安全生产宣传教育行动计划，建设国家安全生产教育平台，引导公众践行安全的生产生活方式。开展安全生产公益宣传活动，持续实施"安全生产月""安全生产万里行"系列精品活动项目。建设安全科普宣传教育和安全体验基地，加快推进企业安全文化建设。

　　二是推动社会协同治理。实行企业安全生产信用风险分类管理制度，探索建立上市公司安全生产信息强制性披露机制。鼓励有条件地区培育特色鲜明的国家安全应急产业基地。制定政府购买安全生产服务清单。鼓励社会组织参与安全生产工作。建立公众参与安全管理决策的有效渠道和合理机制。

　　三是深化安全交流合作。健全京津冀、长三角、粤港澳大湾区、成渝城市群等区域安全生产协调联动机制，加强重大安全风险联防联控。加强与东盟、上海合作组织、国际劳工组织、联合国开发计划署等合作。加强与安全生产国际标准的衔接，推动共建"一带一路"国家和地区安全生产标准互认。

（二）安全生产工作迎来新机遇、面临新挑战

　　以习近平同志为核心的党中央始终高度重视安全生产工作。"十三五"期间，习近平总书记站在新的历史方位，就安全生产工作作出了一系列重要指示批示，提出了一系列新思想新观点，反复告诫要牢固树立安全发展理念，正确处理安全和发展的关系，坚持发展绝不能以牺牲安全为代价这条红线。

　　"十四五"时期是我国在全面建成小康社会、实现第一个百年奋斗目标之后，乘势而上开启全面建设社会主义现代化国家新征程、向第二个百年奋斗目标进军的第一个五年。立足新发展阶段，党中央、国务院对安全生产工作提出更高要求，强调坚持人民至上、生命至上，统筹好发展和安全两件大事，着力构建新发展格局，实现更高质量、更有效率、更加公平、更可持续、更为安全的发展，为做好新时代安全生产工作指明了方向。但同时也要看到，我国各类事故隐患和

安全风险交织叠加、易发多发，安全生产正处于爬坡过坎、攻坚克难的关键时期。

一是全国安全生产整体水平还不够高，安全发展基础依然薄弱。一些地方和企业安全发展理念树得不牢，安全生产法规标准执行不够严格。危险化学品、矿山等高危行业产业布局和结构调整优化还不到位，小、散、乱的问题尚未得到根本解决，机械化、自动化和信息化程度不够高，企业本质安全水平仍比较低。

二是安全生产风险结构发生变化，新矛盾新问题相继涌现。工业化、城镇化持续发展，各类生产要素流动加快、安全风险更加集聚，事故的隐蔽性、突发性和耦合性明显增加，传统高危行业领域存量风险尚未得到有效化解，新工艺新材料新业态带来的增量风险呈现增多态势。

三是安全生产治理能力还有短板，距离现实需要尚有差距。安全生产综合监管和行业监管职责需要进一步理顺，体制机制还须完善。安全生产监管监察执法干部和人才队伍建设仍须加强，重大安全风险辨识及监测预警、重大事故应急处置和抢险救援等方面的短板尚须补齐。

（三）做好新时代安全生产工作的有关要求

以习近平新时代中国特色社会主义思想为指导，深入贯彻落实党的二十大和中央经济工作会议精神，增强"四个意识"、坚定"四个自信"、做到"两个维护"，紧紧围绕统筹推进"五位一体"总体布局和协调推进"四个全面"战略布局，坚持人民至上、生命至上，坚持安全第一、预防为主，强化安全生产风险专项整治，着力破解瓶颈性、根源性、本质性问题，推动公共安全治理模式向事前预防转型，全力防范化解系统性重大安全风险，坚决遏制重特大事故，有效降低事故总量，从根本上消除事故隐患，从根本上解决问题，推进安全生产治理体系和治理能力现代化，以高水平安全保障高质量发展，不断增强人民群众的获得感、幸福感、安全感。

1. 系统谋划，标本兼治

坚持总体国家安全观。树立系统观念，统筹发展和安全，将安全发展贯穿于经济社会发展各领域和全过程，努力塑造与安全发展相适应的生产生活方式，筑牢本质安全防线，构建新安全格局，更好地实现发展质量、结构、规模、速度、效益、安全相统一。

2. 源头防控，精准施治

坚持目标导向、问题导向和结果导向，科学把握安全风险演化规律，坚持底线思维，在补短板、堵漏洞、强弱项上精准发力，加快实施一批重大政策和重大工程，从源头上防范化解风险，做到风险管控精准、预警发布精准、抢险救援精准、监管执法精准。

3. 深化改革，强化法治

坚持运用法治思维和法治方式提高安全生产法治化、规范化水平，深化安全生产体制机制改革，加快形成系统完整、责权清晰、监管高效的安全生产治理体系；深入推进科学立法、严格执法、公正司法、全民守法，依靠法治筑牢安全生产屏障。

4. 广泛参与，社会共治

坚持群众观点和群众路线，充分发挥社会力量的作用，动员全社会积极参与安全生产工作，积极推进安全风险网格化管理，进一步压实企业安全生产主体责任，构建企业负责、职工参与、政府监管、行业自律、社会监督的安全生产治理格局。

第十二章　推进健康人力资源建设

"国以才立，政以才治，业以才兴。"人才是最活跃的先进生产力，是支撑发展的第一资源和核心要素。党的十八大以来，党中央作出人才是实现民族振兴、赢得国际竞争主动的战略资源的重大判断，卫生行业始终坚持人才强卫理念，全方位支持人才、帮助人才，千方百计造就人才、成就人才，着力推进形成党管人才工作格局，着力建设规模宏大、结构合理、素质优良的卫生健康人才队伍。10余年来，我国卫生健康人才队伍快速壮大，素质能力持续提高，人才结构与分布持续改善，基层卫生人才、高层次人才、卫生管理人才等各类人才统筹推进，卫生健康人才管理理念不断创新，卫生健康人才规划和法制逐步健全，卫生健康人才政策和制度日趋完善，我国卫生健康人才工作站在一个新的历史起点上。

一、党的十八大以来卫生健康人才队伍建设取得新进展

（一）卫生健康人才队伍快速发展

人才资源总量不断发展壮大。2012—2022年，我国卫生人员总量由911.6万人增加到1441.1万人、增长了58.1%；其中，卫生技术

272

人员由 667.6 万人增加到 1165.8 万人，卫生技术人员中执业（助理）医师、注册护士分别增加 181.9 万人和 272.4 万人，与 2012 年相比，分别增长 69.5%、109%；每千人口执业（助理）医师由 1.94 人增加到 3.15 人，注册护士由 1.85 人增加到 3.71 人，每万人口全科医生由 0.81 人增加到 3.28 人。

各类医疗卫生机构人员规模不断壮大。医院卫生人员由 493.7 万人增加到 874.8 万人，年均增长率为 5.9%；基层医疗卫生机构卫生人员由 343.7 万人增加到 455.1 万人，年均增长 2.9%；专业公共卫生机构卫生人员由 66.7 万人增加到 97.9 万人。

助力脱贫攻坚成效显著。党的十八大以来，尤其是从 2015 年到 2020 年，围绕打赢脱贫攻坚战的阶段性重点任务，健康扶贫工作取得显著成效。2015—2020 年，贫困地区中，832 个脱贫县卫生技术人员增加 51.4 万人，占同期全国卫生技术人员的比重由 13.6% 增加到 15.0%，年均增长率为 8.1%，高于同期全国卫生技术人员的年均增长率（5.9%）。其中，执业（助理）医师、注册护士占全国同类人员的比重也呈上升趋势，尤其是注册护士的比重由 11.8% 提高到 14.0%。160 个乡村振兴重点帮扶县卫生人力资源配备水平提高明显，卫生技术人员、执业（助理）医师、注册护士分别增长 57.1%、54.7%、89.7%，年均增长率分别为 9.5%、9.1% 和 13.7%；三区三州原国家深度贫困地区卫生人力资源配备也呈明显优化趋势。

脱贫县及乡村振兴重点帮扶县卫生人力资源配备及变化

（单位：万人，%）

年份	832 个脱贫县			160 个乡村振兴重点帮扶县			三区三州原国家深度贫困地区		
	卫生技术人员	执业（助理）医师	注册护士	卫生技术人员	执业（助理）医师	注册护士	卫生技术人员	执业（助理）医师	注册护士
2015	108.6	40.3	38.2	16.4	5.4	5.7	10.0	3.4	3.4
2016	117.0	42.8	42.9	17.9	5.8	6.5	10.7	3.6	3.7
2017	128.4	46.5	49.1	19.7	6.3	7.6	11.4	3.9	4.1
2018	136.8	49.3	53.5	21.2	6.8	8.3	11.9	3.9	4.4
2019	149.2	52.9	61.1	23.6	7.4	9.6	13.0	4.2	5.0
2020	160.0	58.0	66.1	25.7	8.3	10.7	13.9	4.6	5.5
增量	51.4	17.7	27.9	9.4	2.9	5.0	3.9	1.2	2.1
增长率	47.3	44.1	73.0	57.1	54.7	89.7	39.3	33.9	62.6
年均增长率	8.1	7.6	11.6	9.5	9.1	13.7	6.9	6.0	10.2

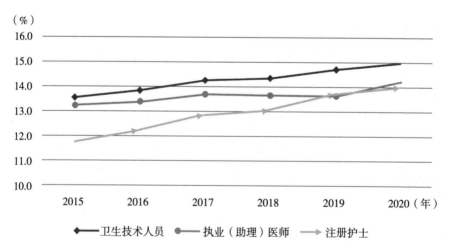

2015—2020 年 832 个贫困县卫生技术人员等占全国同类人员的比重

人才结构持续优化。专业化程度不断提高。党的十八大以来，卫生技术人员占卫生人员的比重由73.2%提高到80.9%；医护比长期倒置问题得到根本性扭转并持续优化，由1∶0.95优化到1∶1.17；全科医生的吸引力不断增加，全科医生总量由11万人增加到46.3万人，截至2022年底，注册为乡村全科执业助理医师的人数达到9.6万人；村卫生室中执业（助理）医师、注册护士的比重分别为36.7%和14.9%，与2012年相比分别增加19.7个百分点和12.0个百分点。2012—2022年，每千农村人口村卫生室人员由1.56人增加到1.83人。

专业结构逐步优化。2012—2020年，中医类别执业（助理）医师占医师总量的比重由14.1%提高到17.2%；非公立医疗卫生机构卫生技术人员占全国卫生技术人员的比重由24.3%提高到25.8%；紧缺专业人才进一步缓解，儿科、精神科、康复医学科执业（助理）医师比重逐步提升。

卫生健康人才素质能力持续提高。党的十八大以来，卫生技术人员中大学本科及以上学历占比由26.7%提高到45.4%，其中，研究生及以上学历增加3.2个百分点；本科及以上学历执业（助理）医师增加17.6个百分点；从机构看，截至2022年底，医院、疾病预防控制机构本科及以上学历卫生技术人员均超过一半，医院本科及以上执业（助理）医师比重达到77.4%。

2012—2022年，医疗卫生机构高级职称卫生技术人员比例由7.6%提高到10%，其中，高级职称执业（助理）医师比重由15.5%提高到21.3%；疾病预防控制中心、社区卫生服务中心、乡镇卫生院高级职称卫生技术人员分别增加14.1个百分点、3.6个百分点和3.7个百分点。

　　基层人才队伍规模不断壮大。基层人才一直是我国卫生人才工作的重点,党的十八大以来,我国出台一系列政策措施加强基层卫生人才队伍建设。一是持续开展订单定向免费医学生培养计划。始终坚持从哪里来到哪里去,逐步提高农村生源的录取比例,并重点补充到村卫生室和艰苦边远地区乡镇卫生院。二是实施人才项目,补充基层卫生人才。党的十八大以来,持续开展西部卫生人才培养项目,着力提高西部农村的医疗技术水平,2013年至今,该项目扩展到18个中西部省份,为中西部地区培养2000余名专业技术骨干人才;为解决基层(乡镇)全科医生紧缺的问题,2013年底,国家卫生计生委等五部委共同制定了《关于开展全科医生特设岗位计划试点工作的暂行办法》,在安徽、湖南、四川、云南等4个中西部省份开展全科医生特设岗位计划试点工作,在县级公立医疗机构专门设置,并将所聘全科医生派驻乡镇卫生院工作的非常设岗位,鼓励和引导医疗卫生人才到基层医疗卫生机构从事医疗工作,2017年将全科医生特设岗位计划实施范围逐步扩大到19个省份。三是多措并举提升基层卫生人才服务能力。继续开展万名医师支援农村卫生工程、三级医院对口帮扶贫困县县级医院、医疗人才"组团式"援助等重大人才项目和工程。此外,国务院办公厅于2015年和2017年分别出台《关于推进分级诊疗制度建设的指导意见》《关于推进医疗联合体建设和发展的指导意见》,对促进优质医疗卫生资源下沉,提高基层卫生人才服务能力和促进基层卫生人才队伍建设起到非常重要的作用。截至2022年底,我国基层医疗卫生机构卫生人员达到455.1万人,其中,全科医生达到46.3万人。2015年国务院办公厅印发《关于进一步加强乡村医生队伍建设的实施意见》以来,乡村医生队伍也进一步加强,村卫生室执业（助理）医师和卫生员的比重快速提高，截至 2022 年，注册为乡村全科执业（助理）医师的人数达到 9.6 万人，其中 71.7%（6.86 万人）分布在村卫生室。

高层次人才优势不断厚植。2021 年，在中央人才工作会议上，习近平总书记提出，要坚持人才引领发展的战略地位，坚持"四个面向"，加快建设世界重要人才中心和创新高地。党的十八大以来，我国坚持以提升医学创新能力和医疗卫生技术水平为核心，大力开展高层次、创新型、复合型临床人才培养与优秀创新团队建设，高层次卫生专业人才数量逐年增加。医疗卫生行业两院院士 200 余人，连续 8 届累计评选出突出贡献中青年专家 704 人，2020 年卫生科研人才总量达到 12.44 万人。我国医学科学取得多项国际领先重大成就，在多个领域形成领跑和并跑，涌现出一大批具有重大国际影响力和竞争力的杰出人才，2022 年，我国全球前 2% 顶尖科学家达到 9013 位，其中生命健康领域 693 人，此外我国自然指数、全球人才竞争力指数等均快速增加，国际影响力显著提升。

卫生管理队伍专业化程度不断提升。卫生健康事业发展离不开高素质的管理队伍，国家一直重视卫生管理人才的培养和建设。随着公立医院高质量发展的不断推进，尤其是要实现第三个转变（把医院资源配置的重点转向人力资源发展上），管理人才队伍建设将发挥关键作用。截至 2021 年底，我国卫生管理人员数量达到 81.8 万人（包含同时担负管理任务和业务工作的人员 35.8 万人）。党的十八大以来，围绕专业化、职业化方向，开展了系列卫生管理人员培训，行业管理水平不断提高，医疗卫生机构内部的预算、成本、采购、资产、内控、运营、绩效等制度体系不断健全，管理效能不断提升。2016 年，中央组织部、国家卫生计生委联合制定《公立医院领导人员管理暂行办法》，从进、管、出等各环节，建设一支岗位职责明晰、考核规范、责权一致的职业化、专业化卫生管理队伍。

（二）卫生健康人才管理理念不断创新

党的十八大以来，中国特色社会主义进入新时代，人才发展面临新的形势，人才的内涵和范畴也在不断变化，面对世界百年未有之大变局，人才强国战略与以往相比，有了更为具体、更高层次的内涵。

卫生健康人才工作重要性更加凸显。2021年，中央人才工作会议召开，提出要坚持党管人才，坚持"四个面向"，深入实施新时代人才强国战略，加快建设世界重要人才中心和创新高地。中央人才工作会议突出强调人才引领发展的战略地位，强调人才要服务高质量发展和高水平科技自立自强。2022年，党的二十大审议通过《中国共产党章程（修正案）》，增写"充分发挥人才作为第一资源的作用"。同时，党的二十大报告中，把教育、科技、人才工作摆在更加突出的位置，专列部分进行重点部署，极大地深化了全党全国对人才重要性的认识，极大地凸显了人才工作在实现第二个百年奋斗目标新征程中的地位和作用。在卫生领域，人才强卫、人才优先的理念成为广泛共识，以往卫生工作中"见物不见人""重设施轻人才"的现象逐步得到扭转，越来越多的单位开始搭建激励一线人才在干事创业和价值创造中能够自由涌现、脱颖而出的体制平台，充分激发人才作为第一资源蕴藏的巨大创新发展活力和潜能。

尊医重卫的社会氛围日渐形成。新冠疫情发生以来，无数医务工作者奋战于救治一线，为守护人民群众生命健康负重前行，成为人们心中的"最美逆行者"，用实际行动践行了"敬佑生命、救死扶伤、甘于奉献、大爱无疆"的崇高精神，形成了"生命至上、举国同心、舍生忘死、尊重科学、命运与共"的伟大抗疫精神。2020 年 9 月 8 日，为表彰在抗击新冠疫情斗争中作出杰出贡献的功勋模范人物，弘扬他们忠诚、担当、奉献的崇高品质，授予钟南山"共和国勋章"，授予张伯礼、张定宇、陈薇"人民英雄"国家荣誉称号，授予童朝晖等1499 名同志"全国抗击新冠肺炎疫情先进个人"称号，授予武汉市金银潭医院等 500 个集体"全国抗击新冠肺炎疫情先进集体"称号。习近平总书记多次就保护关心爱护医务人员作出重要指示批示，国家和地方也出台了一系列政策措施关心关爱医务人员，医患关系空前和谐，医患间彼此信任、相互尊重。

（三）更具行业特色的卫生健康人事人才管理制度不断完善

以用为本的人才评价制度逐步完善。按照中央"加快建立以创新价值、能力、贡献为导向的人才评价体系"的改革要求，2021 年，人力资源社会保障部、国家卫生健康委、国家中医药局联合印发《关于深化卫生专业技术人员职称制度改革的指导意见》，将医德医风考核放在人才评价首位，坚持实践导向，突出评价卫生专业技术人员的业绩水平和实际贡献，坚决破除卫生领域唯论文、唯学历、唯奖项、唯"帽子"等倾向，建立完善临床医生执业能力评价指标体系，积极推进卫生专业技术人员职称制度改革。

体现医务人员价值的薪酬制度逐步深化。在 2017 年公立医院薪酬制度改革试点的基础上，2021 年，人力资源社会保障部、财政部、国家卫生健康委、国家医保局、国家中医药局共同印发《关于深化公立医院薪酬制度改革的指导意见》，提出要适应公立医院综合改革要求，强化公立医院公益属性，坚持劳动、知识、技术、管理等要素按贡献参与分配，实施以增进知识价值为导向的分配政策，健全与岗位职责、工作业绩、实际贡献紧密联系的分配制度。文件出台后，各地结合自身实际，围绕合理确定薪酬水平、优化薪酬结构、落实内部分配自主权、完善考核评价制度、拓宽经费来源等进行了积极探索，形成了如福建省和三明市等一些典型做法和创新实践，符合行业特点、体现医务人员技术劳务价值的薪酬制度改革逐步向纵深推进。

关心关爱医务人员的人才激励机制逐步健全。新冠疫情发生后，党中央、国务院高度重视对医务人员的关心关爱，先后出台一系列关心关爱医务人员的措施，激励医务人员全力以赴投入疫情防控，弘扬医务人员不怕牺牲、无私奉献的精神。2021年，国家卫生健康委牵头发布保护关心爱护医务人员长效机制的指导意见，围绕保障医务人员工作条件、维护身心健康、提高薪酬待遇、落实职称人才倾斜政策、加强人文关怀、创造安全的执业环境、弘扬职业精神等7个方面提出18条措施，着力推进构建关心关爱医务人员的长效机制。随后各地先后出台相关政策，对奋战在疫情一线的医务人员提供支持，完善在职称晋升、职务提拔、继续教育方面的政策支持方案，拓展医务人员的晋升通道和发展空间。

（四）卫生健康人才规划和法制逐步健全

规划先行，引导卫生健康人才建设发展。在国家卫生健康规划和总体人才工作的指导下，先后制定《医药卫生中长期人才发展规划

（2011—2020 年）》《"十三五"全国卫生计生人才发展规划》《"十四五"卫生健康人才发展规划》等系列规划文件，针对我国发展阶段和卫生人才面临的形势，提出不同时期卫生人才建设的目标、任务和措施，对卫生人才队伍建设和人才工作起到统领作用。

卫生健康人才法制化水平大幅提升。长期以来，国家把保障人民健康放在优先发展的战略位置，各项基本医疗卫生法律制度逐步健全，卫生健康人才管理逐步进入法制化轨道。2020 年 6 月《基本医疗卫生与健康促进法》正式实施，这是卫生健康领域的第一部基础性、综合性法律，其中单列医疗卫生人员专章，明确建立医疗卫生人员培养、评价、薪酬和奖励等人事人才管理制度，强调全社会应当关心、尊重医疗卫生人员，"禁止任何组织或者个人威胁、危害医疗卫生人员人身安全，侵犯医疗卫生人员人格尊严"。2021 年，第十三届全国人民代表大会常务委员会第三十次会议通过《医师法》，明确将"保障医师合法权益，规范医师执业行为，加强医师队伍建设"写入立法目的，规定每年 8 月 19 日为中国医师节，提出全社会应当尊重医师，关心爱护医师，推动在全社会广泛形成尊医重卫的良好氛围，开启了我国立法加强对医务人员这一特殊职业群体权益保障的新篇章。

经过近些年的高速发展，我国卫生健康人才队伍建设取得长足发展，但必须看到，我国卫生健康人才工作同新形势新任务新要求相比还有很多不适应的地方。表现在：一是卫生健康行业战略科学家、顶尖人才、"卡脖子"技术攻关人才、基础研究人才等仍然不足。据统计，全球前 2% 顶尖科学家我国占比不足 1%，而同期我国能源与战略技术领域顶尖科学家超过 15%。二是卫生健康人才结构与分布有待优化。基层卫生人才和公共卫生人才仍是我国卫生健康人才队伍的短板和弱项，全科、重症医学、呼吸、精神科、传染病、老年医学等人才仍然较为紧缺，老年护理从业人员队伍建设基础薄弱，注册护士、药师（士）、技师（士）等能力素质有待进一步提升。三是卫生健康人才制度和环境需要进一步创新。卫生人事制度改革尚须加大突破力度，如何妥善解决编外用人问题尚未破题，薪酬激励机制须进一步加大改革创新力度。医疗卫生机构的投入和补偿机制还不尽完善，医务人员社会认可度还有待提升。这些问题，不少是长期存在的难点，需要继续下大力气加以解决。

二、卫生健康人才发展面临的形势

（一）卫生人力资源是卫生资源配备的最大短板

经过多年高速发展，我国卫生健康领域各方面取得长足进步，软、硬件卫生资源配备得到较大提升。截至 2021 年底，我国每千人口医疗卫生机构床位数 6.69 张，其中，每千人口医院床位数为 5.25 张，医院床位数配备超过 OCED 国家平均水平 4.88 张[1]，达到 OECD 国家偏上水平。但在卫生人力资源的配备上，与发达国家相比仍有较大差距，截至 2021 年底，我国每千人口医生数、注册护士数分别为 3.04 人、3.56 人，均低于 OECD 国家 3.22 人、8.70 人的平均水平[2]，

---

① 29 个 OECD 国家公布 2021 年医院床位数，该平均值为 29 个国家平均水平。

② 每千人口医生数、注册护士数分别涉及 30 个、28 个 OECD 国家，其中，丹麦、芬兰、日本、瑞典未公布 2021 年数据，现用 2020 年数据计算每千人口医生数、注册护士数。

尤其是护士的配备水平仅高于墨西哥，与其他国家相比差距较大，卫生人力资源仍是我国医疗卫生资源配备的最大短板。

卫生人力短板不仅体现在数量上，能力素质的短板更为严峻。近年来，我国卫生技术人员的服务能力不断提升，但人才质量和水平仍有待提高，如我国执业（助理）医师中，执业助理医师占16%；注册护士中，拥有本科及以上学历占比仅30%左右。此外，基层卫生人才素质和能力还不高，难以满足居民日益增加的健康服务需求。随着卫生健康事业进入高质量发展阶段，卫生健康人才建设亟须把质量问题摆在更为突出的位置，着力提升发展质量和效益。

（二）卫生健康人才工作内涵与范畴尚需进一步拓展

新冠疫情促使全社会疾病与健康观念的极大转变，推动人民群众健康意识和健康素养的持续提升，健康需求快速增加。在大卫生大健康视角下，更应聚焦生命全周期、健康全过程，从生理、心理、社会等多角度，构建全学科体系、全方位服务的健康管理，将维护人民健康的范畴从传统的疾病防治拓展到影响健康的各个领域。与此相适应，卫生健康人才的内涵也随之发生变化。除了传统的医、药、护、技等卫生专业技术人才，诸如老年健康、职业健康、托育、健康服务业等相关领域的人才也需要一并纳入卫生健康人才范畴；此外，为处理好专业化分工越来越细与健康需求越来越综合的矛盾，实现卫生人力类别、技能与需求、服务模式相匹配，一些新专业、交叉复合型人才也需要加强关注，统筹推进这些人才的培养、开发、建设和管理。而在实际工作中，这些人员机构分布杂、专业范围广、职责分工不清或存在不同程度交叉，分类和统计困难，为人才服务和管理工作带来挑战。

（三）贯彻预防为主保障公共卫生安全，需要大力加强公共卫生人才队伍建设

当前，公共卫生体系是国民健康领域亟待解决的问题之一，而专业技术人才短缺是公共卫生体系短板中的短板。近 10 年来，我国公共卫生队伍建设滞后，尤其 2014 年以后队伍发展几近停滞，疾病预防控制机构和卫生监督机构卫生人员绝对量逐年减少，公共卫生类别执业（助理）医师数量和占执业（助理）医师总数的比例均在降低，公共卫生专业人才数量不够、能力不高、活力不足的问题突出，成为影响国家公共卫生防护网的瓶颈之一。国际上，公共卫生人才门类多、作用大、职业地位较为突出。如环境和职业健康专业人员、理疗师、营养师和营养学家等是与医生、护士、助产士等并列的职业类别，其中环境和职业健康人员约占卫生人员的 1.16%，平均每万人口 0.74 人，凸显了环境、职业、营养等公共卫生人员的职业地位和较高的配备水平。"十四五"期间，构建强大的公共卫生体系，筑牢国家公共卫生防护网，需要下大力气解决公共卫生人员配备不足的问题，大力加强公共卫生人才队伍建设，提升公共卫生体系服务能力。

（四）构建整合型医疗卫生服务体系，更加强调特定卫生人力的适宜技能组合和精细化团队合作

能够应对健康服务需求的有效卫生人力的基础在于实现卫生人力的供给和技能与人口需求、服务模式相匹配。当前，我国正在推进健康领域供给侧结构性改革，着力构建优质高效的整合型医疗卫生服务体系，而整合型医疗卫生服务更强调特定卫生人力的适宜技能组合，即由合适的人提供合适的服务，这给现行的卫生人力组合和管理方式带来新的挑战。首先，需要考虑如何盘活并充分利用现有人力，实现跨机构跨专业合作，依据卫生服务需求组建灵活有效的团队，提升现有人力的使用效率。其次，如何更有效地定位各类卫生人力职责，调整现有专科医生、全科医生、护理人员以及其他卫生人员的配备结构，以及对新产生的人才门类如何界定、如何发展及如何发挥作用等都需要通盘考虑。最后，提供整合型医疗卫生服务需要具备多样且可持续的技能结构，但目前卫生人力资源面临专业化分工越来越细与健康需求越来越综合的矛盾，如何在人力配备与团队合作中设计合理的工作流程、明确职责任务分工、制定激励措施等，也需要充分考虑。

（五）实现创新驱动发展，需要创新卫生健康人才政策和治理体系

"十四五"期间，面向人民生命健康，必须坚持创新驱动发展战略，通过创新优化资源配置、形成发展新动能，推动医疗卫生机构从依靠药品等物耗资源转向人才、科技等创新要素，增强发展动力和活力。一是需要加强高层次医学人才建设，造就更多国际一流的医学科技领军人才、创新团队和青年科技人才后备军，充分发挥引领作用，推动医学科技创新。二是国家以高水平对外开放打造国际合作和竞争新优势，推动构建人类卫生健康共同体，需要大力加强国际卫生人才建设，提升我国参与全球卫生健康治理的能力。三是创新人才政策，激发卫生健康人才活力。目前，对卫生健康人才的治理完全依托于所在卫生事业单位，人事管理制度层级严格，跨专

业、跨机构的人才组合和服务团队所需的灵活的激励和职业结构受到僵化规则的制约，适应新需求、新模式的人才培养和使用制度还需要大力探索和创新，不断提高与健康服务模式相适应的人才治理体系，尤其是灵活的人才激励机制，以促进各类人才之间、机构之间、层级之间的有机协同。

三、下一步推动卫生健康人才发展的政策措施

（一）医德为先，持续加强医务人员职业道德建设

医务人员是人民群众健康的守护者，是医疗卫生服务的供给者，担负着防病治病、救死扶伤、保护群众健康的神圣职责，与每一名群众的健康权益息息相关。新冠疫情发生之后，习近平总书记多次褒扬医务工作者在打赢疫情防控阻击战、保障全国人民生命安全和身体健康中作出的重要贡献，"在抗击新冠肺炎疫情的关键时刻，广大医务工作者不负党和人民重托，白衣为甲、逆行出征，舍生忘死、奋力苦战，用血肉之躯筑起阻击病毒的钢铁长城，用实际行动诠释了医者仁心和大爱无疆"，这些褒扬和赞誉，是以习近平同志为核心的党中央对医务人员重大贡献和社会地位的充分肯定。要持续加强医务人员职业道德建设，以党建工作为引领，塑造医务人员职业精神，以教育培养为手段，培育医务人员职业精神，以考核评价为抓手，引导医务人员职业精神建设，同时，完善医务人员职业精神激励机制，将薪酬待遇与患者满意度、服务质量相挂钩，充分调动医务人员提高自身职业精神修养的积极性。

（二）提高质量，加快建设卫生健康人才高地

随着我国内外部形势加速演进，国际局势不确定性、不稳定性明显上升，加之新冠疫情全球大流行的持续影响，科技创新成为关键变量，卫生健康成为抢占未来科技竞争制高点的重要领域。实现高水平科技自立自强、提升卫生健康领域科技含量，人才是重要支撑，应将人才队伍能力建设摆在更加突出的位置，进一步强调和遵循医学人才成长规律，提高人才培养质量，加快建成具有中国特色、更高水平的医学人才培养体系。面向世界科技前沿、面向人民生命健康，以提升自主创新能力和解决卫生健康重大技术问题为核心，在医学科技前沿领域造就一批具有深厚科学素养和前瞻判断力的科学家，加大对青年人才的支持力度，加强高层次、创新性、复合型临床人才培养与优秀青年创新团队建设，加快建设生命健康人才高地，厚植我国高层次人才优势。

（三）突出重点，完善卫生健康人才发展战略布局

着眼于补齐短板，加快推进公共卫生人才队伍建设。健全各类公共卫生机构人员配置标准，着力提升公共卫生人员能力素质，提高公共卫生人员的专业化水平。科学设置公共卫生岗位，健全符合公共卫生工作特点的人才评价体系，畅通公共卫生人才职业发展和晋升路径。完善对公共卫生机构投入和补偿机制，加大投入保障力度，提高人员待遇，激发人员活力，增加人才吸引力。

立足基层导向，加快推进基层卫生人才队伍建设。适应社会需求和医疗卫生服务体系的转变，始终坚持"以基层为重点"的工作方针，把发展壮大医疗卫生队伍的重点放在农村和社区，以解决基层人才来

源、提高岗位吸引力、激发基层人才队伍活力为着力点，切实发挥各项政策措施的集合效应，多渠道引才用才，打造专业化、规范化的乡村医疗卫生队伍。

适应健康需求，加强老年、婴幼儿等重点人群健康服务人才队伍建设。积极应对人口老龄化及人口政策的变化，聚焦重点人群健康需求，加大老年医学、老年护理、康复、营养、医养结合、健康管理、社工心理健康等专业人才的培养力度，建立健全托育服务人才专业化培养体系，统筹医疗、预防、康复、保健等各类人才资源配置。

（四）遵循行业特点，持续深化卫生健康人才制度机制改革

"十四五"时期，按照中央深化人才发展体制机制改革的总体要求，遵循卫生健康行业特点和人才成长规律，坚持立破并举，下大力气破除束缚卫生健康人才发展的体制机制障碍，不断完善符合卫生健康行业特点的人事人才管理制度。

以行业需求为导向，提高医学人才培养与社会需求之间的适应性和契合度。进一步明确医学人才培养标准，优化医学学科专业、类型、层次结构和区域分布，加强人才供需平衡监测。健全住院医师规范化培训制度要求，提高培训质量，加大全科、公共卫生等紧缺人才规范化培训力度，落实住院医师规范化培训"两个同等对待"（面向社会招收的普通高校应届毕业生培训对象培训合格当年在医疗卫生机构就业的，在招聘、派遣、落户等方面，按当年应届毕业生同等对待。对经住院医师规范化培训合格的本科学历临床医师，在人员招聘、职称晋升、岗位聘用、薪酬待遇等方面，与临床医学、中医专业学位硕士研究生同等对待）的政策要求。推进继续医学教育创新发

展，根据医务人员能力和岗位需求，分层分类开展针对性继续医学教育。

注重实践导向，健全以服务水平、质量和业绩为导向，以社会和业内认可为核心的人才评价机制。遵循卫生健康行业人才成长规律和工作实际，按照中央"加快建立以创新价值、能力、贡献为导向的人才评价体系"的改革要求，深化卫生专业技术人员职称制度改革，建立不同层级、不同类型、不同发展阶段人才职称评价标准。

适应服务需求，完善人才流动配置机制。完善公立医疗机构人员编制标准。对公立医院，重点是综合考虑各级各类公立医院的功能定位、服务数量、技术难度、服务效率，结合建立分级诊疗制度、公立医院高质量发展等的改革导向，分层分类建立公立医院人员编制标准，妥善解决公立医院编外用人问题。对公共卫生机构，重点是动态核定公共卫生机构人员编制。对基层医疗卫生机构，重点是动态调整、"有编即补"、足额保障。此外，强调创新编制管理方式，根据服务需求和医共体建设情况，探索按区域核定医疗卫生人员编制总量。积极探索编制周转池制度，盘活用好存量事业编制，提高编制使用效率。

坚持公益属性，全面推进医疗卫生机构薪酬制度改革。"十四五"时期，将按照国家收入分配制度改革的总体要求，贯彻落实"两个允许"（允许医疗卫生机构突破现行事业单位工资调控水平，允许医疗服务收入扣除成本并按规定提取各项基金后主要用于人员奖励），将薪酬制度改革与公立医院高质量发展、疾病预防控制体系现代化建设、基层卫生综合改革等同谋划、同部署、同推进，扎实推进建立立足我国国情、符合医疗卫生行业特点、体现知识价值导向、突出公益属性的薪酬体系。

第十三章　积极推进健康产业发展

健康产业是以维护和促进健康为目的，为公众提供健康相关产品和服务的生产活动集合，涉及面广、产业链长、融合度高、带动效应强。促进健康产业高质量发展是推进健康中国建设、维护和保障人民群众健康的一项重要任务，既是保障和改善民生、满足人民高品质幸福美好生活的需要，也是加快建设现代化经济体系的重要抓手，不仅关系人民健康，而且关系经济社会发展，对推进健康中国建设，深化卫生健康领域供给侧结构性改革，加快构建以国内大循环为主体、国内国际双循环相互促进的新发展格局具有重要意义。

一、发展健康产业的重要意义

（一）发展健康产业是贯彻以人民为中心的发展思想，更好满足人民高品质健康需求的必然要求

党的十九届五中全会提出，"扎实推动共同富裕，不断增强人民群众获得感、幸福感、安全感，促进人的全面发展和社会全面进步"。党的二十大报告提出，"必须坚持在发展中保障和改善民生，鼓励共同奋斗创造美好生活，不断实现人民对美好生活的向往"。"十四五"

时期，我国将由中等收入国家跃升为高收入国家，人民生活将由全面小康逐步走向共同富裕，中等收入群体占全体人民比重将会显著提高，城乡居民家庭恩格尔系数有望持续下降，居民消费结构加速向发展型、服务型转变，人民多层次、多样化健康服务需求将进一步增长，且品质要求进一步提升。2013—2021 年，城镇、农村居民人均医疗保健消费支出增幅分别为 121.9% 和 136.4%，远高于同期人均现金消费支出增幅，对扩大优质医疗卫生资源服务供给、改善卫生健康供给质量提出更高要求。同时，我国人口发展进入关键转折期，老龄化进程继续加速，妇幼、老年、职业人群等全周期健康服务需求快速增长。随着工业化、城镇化、人口老龄化、疾病谱变化以及生态环境、生活行为方式变化，慢性病已成为居民健康主要威胁，由此带来的疾病负担以及重大传染病防控形势仍然严峻，面临多重健康风险挑战，这些都需要进一步夯实医疗卫生服务体系设施设备基础，提升人才等要素资源水平，转变卫生健康发展方式。

健康产业以人民健康需求为导向，以维护和促进身心健康为目的，针对生活行为方式、生产生活环境、医疗卫生服务等全影响因素，旨在为健康人群、亚健康人群、患病人群等全人群，提供集预防、治疗、康复、健康促进等一体化、差异化、全方位、全周期的服务，高度契合人民群众健康需求新特点以及社会发展新形势，通过精准对接新时代人民群众的健康需求，加快培育和发展健康产业，有利于消除体制机制桎梏，促进资源要素的优化配置与合理流动，提高供给体系的质量与效率，能够统筹健康相关的资源要素，推动健康服务体系和服务模式转型升级，为人民群众提供更加系统连续、更高品质的全方位全周期健康服务，更好地满足广大人民群众日益增长的高品质健康需求。

（二）发展健康产业是加快构建新发展格局，助力国内国际双循环相互促进的重要举措

党的二十大报告强调，"高质量发展是全面建设社会主义现代化国家的首要任务"，要求加快构建以国内大循环为主体、国内国际双循环相互促进的新发展格局。中共中央、国务院印发《扩大内需战略规划纲要（2022—2035年)》，明确将"提供多层次医疗健康服务"作为实施扩大内需战略、培育完整内需体系的重要任务加以部署。从国际上看，健康产业已经成为各国特别是西方发达国家抢占全球产业链价值链中高端制高点，推动经济体系和产业体系转型升级，增强国家竞争力和综合国力的重要内容。

健康产业涉及一、二、三产业，涵盖医疗、医药、保险、养老、旅游、互联网、休闲健身、食品等诸多领域，涉及范围广、链条长、关联性高、带动效应强。国际上普遍认为健康产业是能够发挥经济"稳定器"作用的重要领域。许多国家特别是发达国家都把健康投资作为国家重要的战略性投资，把健康产业作为打造未来竞争优势、抢占战略高地的关键领域。从居民消费支出情况看，2021年我国居民人均医疗保健消费支出2115元，比2020年（1843元）增长14.76%，增幅高于食品烟酒、衣着、居住、生活用品及服务、交通通信，仅次于教育文化娱乐（27.90%）和其他用品及服务（23.16%）。从国际上看，健康旅游在全球100多个国家(地区）开展，超过一半的国家(地区）将健康旅游确定为国民经济支柱性产业，具有较强的辐射带动作用。加快健康产业高质量发展，有利于推动我国经济转型升级，助力

建设现代化产业体系，促进生物医药产业、高价值医学装备制造、高端健康医疗旅游等领域加快发展，在更好满足国内市场需求基础上加快实现"走出去"，融入国际市场提升产业和龙头企业影响力竞争力，推动健康相关战略性新兴产业融合集群发展，打造新的发展引擎，既是进一步推动国民经济高质量发展的"牵引器"和推动力，也是培育发展新动能必不可少的"催化剂"。

（三）发展健康产业是助力由"人口红利"向"健康红利"转变，增强经济社会发展安全和韧性的重要保障

"十四五"我国人口发展进入关键转折期，人口增长势能减弱，实现适度生育水平压力较大，少儿比重呈下降趋势，老龄化进程继续加速，对实施积极应对人口老龄化国家战略，提升出生人口和劳动者健康水平提出新的更高要求。世界银行研究认为，过去40年来，全球大约8%—10%的经济增长归因于人类健康的改善。从联合国人类发展指数（HDI）看，2021年我国调整后健康指数水平及排名（0.848，第44位）显著优于教育（0.573）、收入（0.567）领域，已经超过美国（0.828）。同时，健康是人力资本的重要组成部分，且其对经济增长的贡献率高于教育人力资本，从世界银行人力资本指数看，2020年我国人力资本指数为0.65，在174个国家中排第45位，其中健康方面指标"5岁儿童存活率""成人存活率"分别位列第36位和第40位，有力提升了我国人力资本总体水平，有效保护了经济增长潜力。总的来看，我国人口还将长期保持规模优势，劳动力资源仍然丰富，"人口红利"将继续存在，"健康红利"对经济社会发展的促进作用也将日益凸显。健康产业是维护居民健康、提高人力资本的重要手段，通

过持续维护和改善健康，促进"人口红利"更多的转化为"健康红利"，有利于增强经济社会发展的内生动力，维护经济社会发展稳定。从国际上看，健康产业已经成为提升国民健康水平、增加就业、维护经济社会稳定的重要行业领域。

发展健康产业是现代国民经济的重要组成部分，也是社会文明水平和社会治理能力的重要内容。通过制度和政策创新，有利于健全健康产业法律体系，完善产业政策支撑保障体系，完善产业标准和规范体系，加强全行业综合监管建设，推动构建符合现代化经济体系要求的健康产业制度，有效统筹政策责任落实和市场配置资源基础作用发挥，对创新社会治理方式、保障产业政策实施、提升社会安全感、提高人民群众获得感和满意度具有重要意义。

（四）发展健康产业是强化卫生健康领域科技创新能力，提升产业核心竞争力的关键支撑

习近平总书记指出，必须走出适合国情的创新路子，特别是要把原始创新能力提升摆在更加突出的位置，坚持面向世界科技前沿、面向经济主战场、面向国家重大需求、面向人民生命健康。2019年8月，国家发展改革委等21部委联合印发《促进健康产业高质量发展行动纲要（2019—2022年）》，明确提出要以鼓励创新、科技支撑为基本原则，将创新驱动作为健康产业发展的重要战略基点，加快关键技术和创新产品研发应用，提高健康产业科技竞争力。

随着新一轮科技革命和产业变革加速到来，生命技术和生物科学不断取得新突破，基因工程、分子诊断、干细胞等重大技术加快应用转化，新一代信息技术推动传统医疗服务模式转变，精准医学、生物治疗、智慧医疗等技术的不断创新为疾病防控以及创新性地解决临床诊疗难题提供了新的选择，以生物合成、药物的靶向递送、精确药物治疗、新一代抗体工程制药等技术为代表的一批重大技术的突破和应用转化对医药产业发展具有革命性意义；同时，医疗装备特别是高水平医疗装备也是一个国家综合国力的显著标志，是维护人民身体健康和生命安全的重要物质基础，持续提升我国医疗设备产业自主研发技术水平，加快关键核心技术攻关，突破技术装备瓶颈，实现高端医疗装备自主可控也必须依靠科技创新。健康产业是知识技术密集、创新创造活跃的产业体系，发展健康产业有利于进一步激发健康领域高水平医院、研究型企业、科研机构、高等院校等的创新活力，推动生命科学和生物技术、重大疾病防控技术、创新药物、先进医疗装备等前沿领域加速突破，推动一系列核心关键技术和重大成果应用转化，增强我国健康领域原始创新能力和核心竞争力，为提升健康服务能力、增强产业发展效能和产业竞争力提供技术保障和物质基础。

二、我国健康产业发展现状

2016 年，中共中央、国务院印发《"健康中国 2030"规划纲要》，提出了"建立起体系完整、结构优化的健康产业体系""成为国民经济支柱性产业"的目标和任务要求。《中共中央关于制定国民经济和社会发展第十四个五年规划和二〇三五年远景目标的建议》提出加快发展健康产业，作为全面推进健康中国建设的重要任务。总的来看，近年来我国健康产业总体发展势头良好。

一是产业规模显著扩大。2020 年健康服务业总规模达到 8 万亿元的目标已经如期实现,《"十四五"国民健康规划》进一步提出了2025年不低于11.5万亿元的目标。健康产业在各地经济发展中的带动作用持续显现。如,浙江省2019年健康产业总产出达9315亿元,较2015年增长72.76%,占GDP比重达到6%,成为国民经济支柱性产业,"十三五"期间年均增速达到12.03%,高于同期全省GDP增长速度。贵州省2022年健康医药产业总产值1210.76亿元,已成为全省9个产值超千亿元产业之一。江苏省2020年健康产业规模达到14593亿元,成为优化产业结构、促进转型升级的重要支撑力量。

二是产业体系日趋完整。产业结构持续完善,产品和服务不断丰富,除医疗服务外,健康管理与促进、医养康养、托幼、运动健康、健康旅游、"互联网+医疗健康"等新业态新模式蓬勃发展,形成健康与相关产业跨领域协同融合发展态势。其中,商业健康保险快速发展,2015—2021年商业健康保险赔付支出相对于卫生总费用的比重从1.86%提高到5.24%,对产业链上下游延伸的支撑作用大为提高。

三是产业布局逐步优化。各地立足自身特色,依托并充分发挥自然、人文、生态、区位、技术等比较优势,推进差异化、集群化、组团式发展,以高端医疗、中医药特色、养生保健、康复疗养、休闲养生等为不同的主导产业推进集聚发展,改造升级传统业态,壮大新业态,延长产业链,形成若干具有较强区域影响力和辐射力的健康产业集群。面向新药研发、生物技术开发、创新医疗器械、医疗服务、"互联网+医疗健康"的创业投资活力增强,健康领域孕育的上市企业、龙头企业、"独角兽"企业越来越多。

四是产业科技竞争力持续提升。面向人民生命健康大力推进科技创新,平台建设和人才储备不断强化,诊疗技术、疫苗、新药与医疗器械等领域创新能力快速提升，科技创新对于国民健康的保障作用和对产业发展的驱动作用不断彰显。分子生物学、基因组学、蛋白质组学等生命科学领域不断取得创新突破，具备了向科技最前沿进军的实力储备；诊疗技术研发与适宜技术推广、规范化诊疗方案建立等取得显著成效，恶性肿瘤、心脑血管疾病等重大疾病标准规范诊疗体系初步建立；新药研发技术体系初步建成，国家战略性药品自主保障能力大幅提升；全数字 PET–CT、骨科手术机器人系统、质子重离子治疗系统、心室辅助装置等高端产品成功实现国产化；布局建设了 50 家国家临床医学研究中心，5 个国家级转化医学国家重大科技基础设施。

总体来看，健康产业发展仍存在一些亟待解决的问题。一是科技支撑力依然不足。优质医疗资源总量不足且区域布局不均衡，高水平医院在健康产业发展中的"策源地"作用发挥不充分，"产业链、创新链、价值链"缺乏深度融合，创新驱动的重要战略基点作用发挥不够，科技含量不高，跨界融合不充分。二是产业集中度依然较低。总体缺乏具有较强创新能力和国际竞争力的大型企业，龙头企业带动效应不强，产品和服务总体仍处于中低端水平，集群集聚发展有效模式和路径仍待探索，需要加快产业转型升级和向全球产业链高端迈进。三是供需适配性仍须提升。健康产业与健康消费"供需"双侧统筹发力机制有待完善，一些领域存在低水平重复建设、同质化布局等问题，一些领域则存在较大的供需缺口，亟须强化需求引领和问题导向，围绕人民主要健康问题和影响因素，在健康中国建设整体推进中推动健康产业高质量发展。四是人才和标准等基础支撑不足。健康产业人才培养供给短缺始终是制约产业发展的突出短板，高端科研创新人才、复合型经营管理人才和适宜技术技能型人才普遍供给不足。同时，健康产业新业态新模式相关机构、设施、人员、服务等要素与管理服务标准体系不健全，监管体系建设相对滞后，现行分业监管模式难以适应产业融合集聚发展要求，产业协同共享、法律和知识产权服务、研发孵化、成果转化应用等符合我国国情的专业化中介服务不足，新业态、新模式审慎包容有效的监管制度体系亟待完善。

三、健康产业发展面临的新形势

健康科技创新与转化应用竞争态势日趋激烈。加快发展健康产业、提升健康科技保障能力，关系国家安全和综合竞争力。美国、日本、英国、欧盟等都将健康领域作为国家发展的战略布局重点，出台了推动生命科学和医疗健康相关产业发展的国家战略举措，提出脑计划、癌症登月计划、基因组医学 2025 计划、个体化医学研究行动计划等，并在人才、平台和政策方面予以保障，通过健康产业发展巩固提升国家综合竞争力、掌握全球健康治理话语权和战略主动。健康产业范围广、链条长，虽然具有广阔的市场空间和发展机遇，但产业价值链中高端竞争同样激烈，特别是在传统健康产品制造和新兴健康融合业态领域面临着来自欧美发达国家和许多新兴经济体的双重竞争。面对日益复杂激烈的国际竞争，必须聚焦国家战略和健康保障需求，加强多学科交叉融合和多主体高效协同，加快关键技术和创新产品研发应用，把创新驱动作为健康产业发展的重要战略基点。

人民群众健康消费需求加快升级。全社会对健康的认识进一步深化，"每个人是自己健康第一责任人"的理念深入人心，居民多样化、个性化健康需求快速增长，呈现出新旧消费方式趋于融合，具有品质化、智能化、精准化、自主化等特征。健康服务供给呈现出向线上拓展和向社区、家庭下沉延伸趋势；健康消费方式不断创新，线上线下消费方式趋于融合；老年人、婴幼儿、女性、"80"和"90"群体等不同群体的健康消费需求和行为特征对健康消费发展产生重要影响；健康保险服务和健康产品消费快速增长，医药产业规模和质量明显提升，健康旅游等新兴业态领域消费持续快速增长。2020年9月，国务院办公厅印发《关于以新业态新模式引领新型消费加快发展的意见》，提出新型消费发挥了重要作用，要"积极发展互联网健康医疗服务"，加快研发可穿戴设备、移动智能终端、智能家居、医疗电子、医疗机器人等智能化产品。2022年12月，中共中央、国务院印发《扩大内需战略规划纲要（2022—2035年）》，将"提供多层次医疗健康服务"作为重要内容，明确"提升供给质量，国内需求得到更好满足"等目标。这些都要求进一步聚焦多层次多元化健康需求，有效发挥健康消费的基础性作用，加大非治疗性健康产品和服务供给，加快以健康为中心的产品和服务、模式跨界整合，大力倡导健康消费理念、瞄准健康新消费新趋势，加快培育壮大健康供给新产品新业态新模式，统筹解决消费意愿和消费能力不足问题，健全和稳定健康产业链，助力实现经济发展与民生保障的协同互促。

推进高水平对外开放，推动构建人类卫生健康共同体，为健康产业开放发展赋予新的使命。党的二十大报告提出，要"依托我国超大规模市场优势，以国内大循环吸引全球资源要素，增强国内国际两个市场两种资源联动效应，提升贸易投资合作质量和水平"。随着中国日益走近世界舞台的中央，在全球健康治理体系中发挥着日益重要的作用，健康产业要素流动频繁，国际国内市场联系密切广泛。随着国际环境变化和我国共建"一带一路"倡议实施，客观上需要通过健康产业创新发展扩大对外开放空间，拓展合作领域和交往模式，吸收借鉴健康产业先进做法和经验，提升国内外市场特别是"一带一路"沿线国家和地区的影响力和美誉度。要通过健康相关产业发展和要素流动，统筹健康相关的社会效益和经济效益提升，持续增强我国健康领域软实力，积极参与全球卫生健康治理，推动医疗服务、医学创新、人文交往、经贸往来等多层次立体化合作，为共同构建人类卫生健康共同体贡献力量。

四、新时代推动健康产业高质量发展的新要求

根据党中央、国务院关于发展健康产业的部署，综合国民经济和社会发展总体规划、卫生健康发展规划以及科技创新、中医药、体育、文化、旅游、养老等领域规划政策，对"十四五"时期推动健康产业高质量发展提出了新任务新要求。

（一）助力现代化产业体系建设，更好地服务构建新发展格局

进一步发挥健康产业促消费、惠民生重要作用，把实施扩大内需战略同深化供给侧结构性改革有机结合起来，以健康产业高质量发展助力加快构建以国内大循环为主体、国内国际双循环相互促进的新发展格局。持续发展健康服务、医药制造等健康产业，适应个性化、差异化、品质化健康消费需求，推动生产模式和产业组织方式创新，持续扩大优质健康产品和服务供给，推动供需协调匹配。支持提供多层次医疗健康服务，全面提升消费服务质量，改善消费环境，积极扩大

健康相关服务消费。推动健康相关制造业高端化、智能化、绿色化发展，助力高水平医疗服务等现代服务业同先进制造业、现代农业深度融合。推动医药工业创新发展，鼓励新药研发创新和使用，加快临床急需重大疾病治疗药物的研发和产业化，支持优质仿制药研发。促进高端医疗装备和健康用品制造生产，开展原创性技术攻关，推出一批融合人工智能等新技术的高质量医疗装备。围绕健康促进、慢病管理、养老服务等需求，重点发展健康管理、智能康复辅助器具、科学健身、中医药养生保健等新型健康产品，推进智能服务机器人发展。

（二）增强卫生健康服务体系能力，提升基本公共服务均等化水平

健全公共卫生体系，提高公共卫生服务能力。强化城乡基层医疗卫生服务网底，增强常见病多发病诊治、公共卫生、健康管理和中医药服务能力，提升传染病筛查、防治水平。按照常住人口规模和服务半径统筹基本公共卫生服务设施布局和共建共享，促进基本公共卫生服务资源向基层延伸、向农村覆盖、向边远地区和生活困难群众倾斜。促进优质医疗资源扩容和区域均衡布局，建强以公立医疗机构为主体的三级医疗卫生服务网络，促进公立医院高质量发展，推进国家医学中心、国家区域医疗中心、省级区域医疗中心和县级医院建设。支持社会力量提供多层次多样化医疗服务，鼓励发展全科医疗服务，增加专科医疗等细分服务领域有效供给。积极发展中医药事业，着力增加高质量的中医医疗、养生保健、康复、健康旅游等服务，积极发展个性化就医服务。

（三）强化关键核心技术攻关，提升健康科技创新和成果转化应用水平

贯彻创新驱动发展战略，坚持面向世界科技前沿、面向经济主战场、面向国家重大需求、面向人民生命健康，加强卫生健康领域关键共性技术、前沿引领技术和颠覆性技术创新，聚焦国家战略和健康保障需求，以不断满足人民群众对美好生活的向往为导向，加强生物、信息、材料、工程等多学科交叉融合，突破一批保障人民健康、促进健康产业发展的关键技术和产品。推进高校、科研院所、医疗机构、企业等创新主体高效协同，探索适用不同研究需求的协同创新模式，有效汇聚科技创新资源，激发创新活力，提升创新成果临床转化效率。聚焦打造卫生健康领域国家战略科技力量，推动国家实验室、国家工程研究中心、国家技术创新中心等重大平台载体基地建设。推进医学科技创新体系的核心基地建设。依托国家医学中心、国家临床医学研究中心等，集中力量解决重大疾病防治、医学核心技术攻关与转化应用、创新药品和医疗设备等领域"卡脖子"问题，加快提升临床医学研究和转化能力。加强疾病防控和公共卫生科研攻关体系与能力建设，汇聚力量协同开展重大传染病防控全链条研究。

（四）推动中医药产业高质量发展，促进中医药传承创新

统筹推进中医药现代化、产业化，推动中医药事业和产业高质量发展。推动实施中医药现代化关键技术装备项目，提升中医药技术装备水平、产业创新能力及产业化水平，在关键技术装备方面取得突破，为科学研究和产业发展提供支持和保障。围绕中药种植、生产、使用全过程，充分发挥科技支撑引领作用，加快促进中药材种业发

展，大力推进中药材规范种植，提升中药饮片和中成药质量，推动中药产业高质量发展。依托国家中医药综合改革示范区建设，在服务模式、产业发展、质量监管等方面先行先试，打造一批中医药事业和产业高质量发展高地，发挥示范带动作用。推动中医药产业走向世界，鼓励社会力量持续建设一批高质量中医药海外中心。依托国内中医药机构，拓展建设一批高水平中医药国际合作基地。鼓励和支持社会力量采取市场化方式，与有合作潜力和意愿的国家和地区共同建设一批友好中医医院、中医药产业园，提升中医药国际影响力，助力构建人类卫生健康共同体。

（五）推进健康相关业态融合发展，培育打造健康产业集群集聚发展

促进健康与养老、旅游、互联网、健身休闲、食品等产业融合发展，壮大健康新业态、新模式。支持面向老年人的健康管理、预防干预、养生保健、健身休闲、文化娱乐、旅居养老等业态深度融合，创新发展健康咨询、紧急救护、慢性病管理、生活照护等智慧健康养老服务。发展壮大老年用品产业，大力开发满足老年人衣、食、住、行等需求的老年生活用品。促进老年用品科技化、智能化升级，发展健康促进类康复辅助器具，推广智慧健康养老产品应用。强化国有经济在健康养老领域有效供给。推动健康旅游发展，加快健康旅游基地建设。立足健全现代旅游业体系，加快旅游业供给侧结构性改革，加大优质旅游产品供给力度，推动"健康＋旅游"融合发展，依托特色地理景观、自然资源和生态资源等打造康养旅游目的地，结合医养康养等打造核心度假产品和精品演艺项目。加快数字健康发展和新型基础设施建设，进一步优化要素配置和服务供给，推动健康产业转型升级。培育数字健康经济产业新业态，发展基于数字技术的健康服务，完善数字健康产业链、供应链和创新链。推动全民健身与全民健康深度融合。选择教学科研资源丰富、医疗服务能力强、产业实力雄厚的城市或区域，以高水平医院为基础，完善综合协同政策，打造健康产业集群。打造中医药健康服务高地和学科、产业集聚区。

（六）夯实健康产业人才队伍支撑，提升产业高质量发展要素保障水平

加强院校教育培养，制定健康产业人才培养引导性专业目录，调整优化医学教育专业结构，加强紧缺人才培养。以医学双一流建设院校为基础，加快培养基础医学、药学、医疗器械、医学新材料、医疗信息化等方向的高素质研究型人才。扩大全科医生、老年医学、老年护理、康复治疗、中医养生等相关专业人才培养规模。加强卫生职业教育，引导社会资本举办健康产业相关职业院校（含技工院校），支持增设健康服务相关专业和课程，在护理、养老服务等领域扩大对初中毕业生实行中高职贯通培养的招生规模。深入推进产教融合，支持建设培育健康产业实用技术技能人才的产教融合实训基地。扩大养老护理、公共营养、母婴护理、保健按摩、康复治疗、健康管理、健身指导等人才供给。引导健康产业企业、科研单位建立以知识贡献、价值贡献为导向的科技人才评价标准，强化科技创新创业、科技成果转化、知识产权收益分配、人事制度改革等政策实施。完善健康产业金融服务、科技成果转化等支持政策，加强健康产业中介组织建设，发挥行业组织和第三方专业机构优势。

第十四章 深入开展健康中国行动 和爱国卫生运动

爱国卫生运动是我们党把群众路线运用于卫生防病工作的伟大创举和成功实践，是我们党全心全意为人民服务根本宗旨在卫生健康工作中的具体体现，是中国特色社会主义事业的重要组成部分。在爱国卫生运动开展70周年之际，习近平总书记作出重要指示，要求更加有针对性地开展爱国卫生运动，切实保障人民群众生命安全和身体健康。深入学习领会习近平总书记重要指示精神，继承发扬爱国卫生运动优良传统，对提高社会健康综合治理能力、推进健康中国建设具有重要意义。

一、爱国卫生运动的发展历程与历史成就

保护人民健康是中国共产党的初心使命所在。1933年，毛泽东同志指出"发动广大群众的卫生运动，减少疾病以至消灭疾病，是每个乡苏维埃的责任"，发动群众开展了大规模卫生防疫运动，"灌输卫生常识于一般穷苦群众"，向着污秽和疾病及"顽固守旧邋遢的思想习惯"做坚决的斗争，开创了群众性卫生运动的先河。

　　新中国成立后，面对城乡疫病流行、群众缺医少药的状况，党和政府在加强卫生机构建设的同时大力开展群众卫生运动，减少和防止疾病发生。1952年3月，为防御美军细菌战，中央成立防疫委员会，发动群众开展了以消灭病媒虫害、预防控制传染病为主的卫生运动。1952年12月，毛泽东同志题词"动员起来，讲究卫生，减少疾病，提高健康水平，粉碎敌人的细菌战争"。"卫生工作与群众运动相结合"被列入党的卫生工作方针，中央防疫委员会正式更名为中央爱国卫生运动委员会，周恩来、习仲勋同志亲自担任前两届委员会主任。各地区、各部门以"除四害"、讲卫生、整治环境为重点，广泛发动群众，有效控制了鼠疫、血吸虫病等重大疾病流行。

　　改革开放以来，爱国卫生运动逐步走上专业化、制度化、规范化发展轨道。1982年12月，"国家开展群众性的卫生活动"被写入宪法，确立了爱国卫生运动的法律地位。各地区广泛开展"五讲四美"活动，深入推进"两管五改"（管水、粪，改水井、厕所、畜圈、炉灶、环境），持续开展"三讲一树"（讲文明、讲卫生、讲科学、树新风）活动，以农村为重点推进"三清三改"（清污泥、清垃圾、清路障，改水、改厕、改路），扎实推进国家卫生城市创建，为应对非典等重大疫情和突发公共卫生事件、维护保障人民健康作出重要贡献。

　　党的十八大以来，爱国卫生运动进入了新的发展时期。习近平总书记强调，要继承和发扬爱国卫生运动优良传统，发挥群众工作的政治优势和组织优势，持续开展城乡爱国卫生整洁行动，加大农村人居环境治理力度，建设健康、宜居、美丽家园。新冠疫情发生以来，习近平总书记多次就做好爱国卫生工作作出重要指示批示，强调要坚持预防为主，深入开展爱国卫生运动，推进城乡环境整治，完善公共卫生设施，提倡文明健康绿色环保生活方式。按照党中央、国务院的部署，爱国卫生运动始终坚持党委领导、政府主导、多部门协作、全社会参与，以健康城市和健康村镇建设、卫生城镇创建、城乡环境卫生整洁行动、农村"厕所革命"等为载体，组织发动群众开展了一系列卓有成效的活动，大力推进健康中国建设，从环境卫生治理进入全面社会健康治理新时代，取得了新的显著成效。

（一）城乡人居环境卫生状况发生巨变

农村自来水普及率达到84%，改变了广大农民世世代代直接饮用江、河、湖、塘、沟水和土井水的历史，越来越多的农民喝上了安全卫生水。全国农村卫生厕所普及率提高到73%，改变了农村厕所脏陋不堪的落后状况，越来越多的农民使用上了卫生厕所。村庄绿化覆盖率达到32.0%，绝大多数村庄基本实现干净整洁有序。全国地级及以上城市平均空气质量优良天数比率为86.5%，细颗粒物（$PM_{2.5}$）平均浓度同比下降，地表水水质优良（Ⅰ—Ⅲ类）断面比例提高到87.9%，城市人均公园绿地面积增长到14.78平方米，城市越来越健康宜居。

（二）人民群众健康文明素质大幅提高

爱国卫生运动不仅关系人民身体健康，而且是人们精神状态、思想面貌、道德观念、科学文化水平的综合反映。新中国成立初期，轰轰烈烈的爱国卫生运动像普及文化知识一样向劳苦大众普及了卫生常识，形成了"以卫生为光荣，以不卫生为耻辱"的社会风尚。改革开放之后，爱国卫生运动成为社会主义精神文明建设的重要内容，通过广泛深入的宣传教育，群众健康意识持续提高，基本卫生健康习惯日益深入人心。2021年，我国人均期望寿命提高到78.2岁，居民健康素养水平提高到24.5%，经常参加体育锻炼人数比例达到37.2%，热爱健康、追求健康的新风尚蔚然成风。通过爱国卫生运动，改观念、改环境、改行为，在除病防害、改造环境的同时激发和弘扬了爱国主义、集体主义精神，增强了全社会现代科学观念、公共道德观念和法治观念，有力提高了全民族身心健康素质和全社会综合文明程度，充分显示了"移风易俗、改造国家"的巨大作用。

（三）国家公共卫生安全得到有力保障

爱国卫生运动用群众工作的方法解决社会性卫生问题，通过有效的社会动员，构筑起联防联控、群防群控、专群结合的"防疫大堤"，探索出一条预防控制疾病的有效办法，使我国在经济社会文化相对落后的情况下以较低的投入创造了较高的健康绩效。新中国成立以后，通过爱国卫生运动，很快控制和消除了鼠疫、霍乱、天花、白喉等烈性传染病，基本控制了血吸虫病、疟疾等寄生虫病，人均预期寿命从35岁快速提高到1980年的67岁，摘掉了"东亚病夫"的帽子。70多年来，爱国卫生运动强化了全社会大卫生大健康意识，将预防为主方针转化为全社会共同行动和跨部门联合行动，有效降低了蚊蝇鼠蟑等病媒生物密度，控制了鼠疫等急性传染病，降低了伤寒等肠道传染病、登革热等虫媒传染病传播风险，2020年全国消除疟疾目标如期实现，血吸虫病流行县（区）均达到传播控制、阻断或消除标准，包虫病流行基本得到控制，所有重点地方病县（区）实现控制消除目标。特别是在抗击新冠疫情斗争中，广大人民群众和基层干部共同行动，集中开展环境卫生清理整治，有效降低了疫情通过环境传播的风险。全方位多层次开展健康科普，大力倡导文明健康绿色环保生活方式，群众防病意识明显提升，筑牢了疫情防控的社会大防线。

（四）有效提升了社会综合治理水平

通过卫生城镇创建等载体，爱国卫生运动搭建了"人民城市人民建、人民城市人民管"的共建共治平台，不仅市容环境和公共基础设施全面升级，而且提高了城乡综合治理水平，取得了良好的经济效益和社会效益，成为一个地区综合发展水平和治理能力的重要标志，成为推动社会经济高质量协调发展的重要载体。同时，卫生城镇创建啃的都是硬骨头，解决的都是长期积累下来的老大难问题，有效推动了政府治理能力的提高和群众获得感幸福感的增强。截至2022年底，全国现有国家卫生城市（区）占比已经达到66.3%。

（五）为全球贡献了中国模式与经验

爱国卫生运动赢得了国际社会的充分肯定和高度评价。2013年和2017年，世界卫生组织先后授予中国政府"健康（卫生）城市特别奖"和"社会健康治理杰出典范奖"，表彰爱国卫生运动取得的辉煌成就。世界卫生组织指出，爱国卫生运动"为全球跨部门的健康行动提供了最早的典范之一，远在'健康融入所有政策'成为全球口号之前，中国就已经通过爱国卫生运动践行着这一原则；远在'健康城市'理念诞生之前，爱国卫生运动就已经通过更好的环境和个人卫生创造了它们；远在世界其他国家开始讨论健康的社会决定因素之前，中国就已经制定出一套解决这些问题的框架"。

二、新时代开展爱国卫生运动的重要意义

习近平总书记多次就爱国卫生运动作出重要指示，强调"爱国卫生运动是我们党把群众路线运用于卫生防病工作的成功实践"，"我们要继承和发扬爱国卫生运动优良传统，发挥群众工作的政治优势和组织优势"。党的二十大报告提出："深入开展健康中国行动和爱国卫生运动，倡导文明健康生活方式。"开展爱国卫生运动是以人民为中心发展思想的重要体现，是推进健康中国建设的重要抓手，也是实现中国式现代化的内在要求。

（一）深入开展爱国卫生运动是加快推进健康中国建设的必然要求

随着工业化和城镇化深入推进、人口老龄化加快、生活方式变化，我国面临多重疾病负担并存、多重健康影响因素交织的复杂局面，传统传染病防控形势仍然严峻，慢性病负担日益沉重，常见精神障碍和心理行为问题人数逐年增多，环境污染、食品安全、职业健康等问题突出。当前，人民健康需求发生了变化，群众的期盼已经从"讲卫生"转变为追求"更健康"。保障14亿多人的健康，不能仅靠医疗卫生的"小处方"，更要靠社会综合治理的"大处方"。党的二十大报告强调推进健康中国建设，提出到2035年建成健康中国的远景目标，对健康中国建设的全面性、整体性、协同性、均衡性提出更高要求。爱国卫生运动是有效的社会健康治理模式，既是预防为主和把健康融入所有政策的有效载体，也是推进健康中国建设的重要机制。深入开展爱国卫生运动，构建健康中国建设的全民参与机制和全民行

动体系，从源头上统筹应对复杂的健康影响因素，强化健康问题的系统综合治理，有效改善人居环境，引导每个人主动践行文明健康生活方式，引导每个企业和单位自觉践行有利于健康的生产方式，推动各级政府形成有利于健康的治理方式，才能从根本上维护和促进人民健康，把推进健康中国建设任务落实落细。

（二）深入开展爱国卫生运动是维护国家公共安全的重要保障

随着全球气候变化和生态脆弱性上升，随着人类活动范围扩大和跨境流动频繁，全球持续面临传染病流行风险。从我国看，一些已经控制或消除的传染病面临再流行风险，鼠疫等传统烈性传染病威胁仍然存在，突发公共卫生事件处于易发多发期。习近平总书记强调，"防范化解重大疫情和重大突发公共卫生风险，始终是我们须臾不可放松的大事"。防范应对重大疫情和突发公共卫生风险，既要靠专业高效的医疗卫生队伍，更需要打好群防群控的"人民战争"。爱国卫生运动是有效改善人居环境、从源头降低传染病传播风险的重要举措，是"联防联控、群防群控、平急结合、群专结合"的重要载体和平台，是维护国家公共卫生安全的社会性防疫机制。深入开展爱国卫生运动，建立有效的社会动员机制，有效整合资源、凝聚力量，让每一个人成为公共卫生安全的维护者，每一个社会"细胞"成为维护公共卫生安全的坚强堡垒，才能从根本上筑牢公共卫生安全屏障。

（三）深入开展爱国卫生运动是加强和创新社会治理的有力抓手

当前，群众不仅对物质文化生活提出了更高要求，在安全、环境、健康等方面的要求也日益增长。基层治理是国家治理的基石，卫生健康治理是基层治理的重要内容，是推进国家治理体系和治理能力现代化的基础工程。随着群众健康意识快速提高，健康问题日益成为基层治理的"最大公约数"。爱国卫生运动是卫生健康领域独有的群众性工作机制，已经成为创新基层治理的有效载体，也是政府、社会、个人共建共治共享的重要平台，是助推国家治理体系和治理能力现代化的有力抓手。充分发挥爱国卫生运动的制度优势、组织优势、文化优势和群众优势，把卫生健康工作深度融入每一个基层网格，把健康内涵延伸到每一个社会"细胞"，有利于丰富基层治理内容，拓宽群众参与渠道，推动社会治理和服务重心下移、资源下沉，形成社会治理强大合力。

（四）深入开展爱国卫生运动是培育和践行社会主义核心价值观的有效载体

健康是现代化最重要的指标，健康素养特别是个人健康责任意识和自我健康管理能力，是公民文明、科学素养的重要内容，是国民素质的重要标志。改变顽固的习惯是很不容易的事情，生活行为方式也是最难扭转的。爱国卫生运动以爱国主义和集体主义精神为力量源泉，是社会主义精神文明建设的重要内容，也是检验精神文明建设成果的重要标志。深入开展爱国卫生运动，向广大人民群众宣传普及卫生健康知识，有利于持续发挥移风易俗作用，引导每个人都树立自我健康责任意识、主动负起维护自己健康的责任、摒弃不良行为习惯，有利于营造培育和践行社会主义核心价值观的良好社会氛围，并使之内化为群众的自觉追求、融入日常生产生活之中，有利于提振全社会的精神力量，弘扬以爱国主义为核心的民族精神，凝聚实现中华民族伟大复兴的强大力量。

三、加快落实新时代爱国卫生运动各项重点任务

实践证明，开展爱国卫生运动是我们党坚持以人民为中心执政理念的具体体现，是贯彻健康优先发展思想的具体举措，是行之有效的全民共建共治共享平台和社会健康管理模式，在推进健康中国建设新征程上必将发挥更大作用。随着我国经济社会发展特别是社会主要矛盾发生变化，爱国卫生工作也面临一些新形势新挑战，一些短板领域和薄弱环节不容忽视，城乡区域间存在不平衡、社会动员机制有待创新、队伍和能力普遍弱化，不能适应推进健康中国建设的客观需要。

2022 年 12 月 26 日，习近平总书记在爱国卫生运动开展 70 周年之际作出重要指示指出，"70 年来，在党的领导下，爱国卫生运动坚持以人民健康为中心，坚持预防为主，为改变城乡环境卫生面貌、有效应对重大传染病疫情、提升社会健康治理水平发挥了重要作用。希望全国爱国卫生战线的同志们始终坚守初心使命，传承发扬优良传统，丰富工作内涵，创新工作方式方法，为加快推进健康中国建设作出新的贡献。当前，我国新冠疫情防控面临新形势新任务，要更加有针对性地开展爱国卫生运动，充分发挥爱国卫生运动的组织优势和群众动员优势，引导广大人民群众主动学习健康知识，掌握健康技能，养成良好的个人卫生习惯，践行文明健康的生活方式，用千千万万个文明健康小环境筑牢疫情防控社会大防线，切实保障人民群众生命安全和身体健康"。为深入学习贯彻落实习近平总书记关于开展爱国卫生运动的重要指示精神，2022 年 12 月 31 日，全国爱国卫生运动委

员会印发了《贯彻落实习近平总书记关于开展爱国卫生运动重要指示精神的通知》，突出以制度建设为根本，以长效机制完善为关键，以改革创新为动力，就扎实开展当前和今后一段时期的爱国卫生工作提出了具体要求。

（一）强化顶层设计和能力建设，健全爱国卫生制度体系

一是加强领导体系。各级爱国卫生运动委员会是党领导人民同疾病和不良卫生健康习惯作斗争的组织形式，是代表政府实施社会卫生管理的有效机制。要进一步健全党委领导、政府主导、多部门协作、全社会参与的统筹协调工作机制，推动各级党委、政府将深入开展爱国卫生运动作为一项重要职责和民生工程，列入政府重要议事日程，确保各项任务措施落细、落小、落实。

二是强化工作体系。当前，各地普遍存在组织机构弱化、人员队伍弱化、协调功能弱化等情况，难以适应新时代爱国卫生运动的需要。习近平总书记指出，"各级党委和政府要把爱国卫生工作列入重要议事日程，在部门设置、职能调整、人员配备、经费投入等方面予以保障"。《国务院关于深入开展爱国卫生运动的意见》也提出明确要求。各地要进一步强化爱国卫生工作体系建设，在部门设置、职能调整、人员配备、经费投入等方面予以保障，街道（乡镇）、社区（村）、机关、企事业单位要明确专兼职爱国卫生工作人员，推动爱国卫生各项工作落实到城乡基层。加强爱国卫生工作人员能力建设，提高统筹谋划、协调动员、科学管理等能力。要及时总结和推广各地各部门的典型经验和做法，建立定期通报机制，对工作突出、成效明显的给予表扬，对作出重要贡献的按照国家有关规定予以表

彰，对措施不力、工作滑坡的给予批评并督促整改，推动爱国卫生运动向纵深发展。

三是健全法治体系。充分总结爱国卫生运动70多年历史经验，加快推动国家层面《爱国卫生条例》立法进程，将实践证明行之有效的好经验、好做法总结提升为法律制度，进一步明确爱国卫生工作的目标任务、工作方法、管理措施和各方责任，各地也要及时修订完善地方爱国卫生法规规章，完善爱国卫生相关技术标准，推进爱国卫生工作走上规范化、法治化轨道，提高依法治理、科学治理水平。

四是构建政策研究和技术支撑体系。深入开展爱国卫生政策理论研究，充分发挥社会组织、专业机构、高等院校和科研院所等作用，加强爱国卫生技术指导、政策咨询和宣传引导。加强爱国卫生信息化建设，充分利用大数据、人工智能等新技术开展爱国卫生工作，提高科学决策和精细管理能力。统筹健康中国建设、卫生城镇创建、健康城镇和健康细胞建设，建立爱国卫生综合监测评价体系，完善动态精准管理机制。

（二）以发动群众参与为路径，全面打造健康宜居环境

适应新型城镇化和乡村振兴战略要求，全面总结新冠疫情防控暴露出的短板问题，健全环境卫生治理长效机制，加快城乡垃圾、污水、厕所等公共卫生基础设施建设，深入开展城乡环境卫生大清理、大扫除、大整治，完善环境卫生长效管护机制，全面改善城乡人居环境。

一是提升薄弱环节环境卫生水平。聚焦与群众生活密切相关的环境卫生热点、难点问题，在背街小巷、老旧小区、城中村、城乡接合

部等重点区域和建筑工地、农贸市场、小餐饮店等重点场所，深入开展环境卫生集中整治，常态化开展清脏治乱大扫除，彻底清理卫生死角和杂物，清运积存垃圾，进一步完善环境卫生设施和长效管理机制，为群众营造美丽宜居环境。强化重点公共场所卫生管理机制，完善机场、车站、公交、地铁、商场、超市、宾馆饭店、写字楼等人员密集场所卫生设施，进一步完善街道社区、乡村的环境卫生设施及保洁制度。持续推进农贸市场合理布局和标准化建设，规范市场功能分区设置，完善农（集）贸市场卫生设施，维护好市场及周边环境卫生。

二是实施农村人居环境整治提升行动。因地制宜巩固农村"厕所革命"成果，加快农村卫生厕所普及，分区分类推进农村生活污水治理。健全完善农村生活垃圾收运处置体系。深入实施农村人居环境整治提升五年行动，加强农村黑臭水体治理，持续推进村庄清洁和绿化行动，实现村庄公共空间及庭院房屋、村庄周边干净整洁，持续建设宜居宜业和美乡村。

三是强化病媒生物防制。健全病媒生物监测网络，加强病媒生物监测，及时掌握病媒生物密度、种属和孳生情况，科学制定防制方案。强化病媒生物防制队伍建设，提升防制能力。坚持日常防制和集中防制、专业防制和常规防制相结合，积极开展以环境治理为主、药物防制为辅的病媒生物防制工作。全面排查病媒生物孳生的各类重点场所，以地下室、地下车库、民防工程等地下积水环境和人群集中活动场所为重点，发动企事业单位、社区、村（居）委会和城乡居民强化环境卫生治理，全面消除病媒生物孳生地，从源头上降低病媒生物密度，有效降低传染病通过媒介生物传播风险。

（三）以预防为主、防治结合为原则，提升重大疾病和全周期人群健康服务能力

全面总结评估健康中国行动实施进展与阶段成效，聚焦当前和今后一个时期影响国民健康的重大疾病和突出问题，突出重点人群，充分发挥爱国卫生运动优势，将爱国卫生工作与传染病、慢性病防控等紧密结合，整合各方面资源和力量，健全工作协同机制，健全全社会落实预防为主的制度体系，靶向干预、综合施策，持续推进一批重大专项行动，提高全方位全周期健康服务能力，强化早诊早治早康复。

一是加强传染病、寄生虫病和地方病防控。巩固新冠疫情防控成果，加强流感、登革热等重点传染病监测和分析研判，有效防控霍乱、鼠疫、手足口病、麻疹等重点传染病。继续将艾滋病控制在低流行水平。全面实施病毒性肝炎防治措施，开展消除丙肝公共卫生危害行动。加强肺结核患者发现和规范化诊疗，实施耐药高危人群筛查。强化疫苗预防接种。巩固重点寄生虫病、地方病防治成果，持续保持消除疟疾状态。

二是强化慢性病综合防控和伤害预防干预。实施慢性病综合防控策略，逐步建立完善慢性病健康管理制度和管理体系，推动防、治、康、管整体融合发展。提高心脑血管疾病、癌症、慢性呼吸系统疾病、糖尿病等重大慢性病综合防治能力，强化预防、早期筛查和综合干预。推进"三高"（高血压、高血糖、高血脂）共管。加强伤害预防干预，实施交通安全生命防护工程，加强儿童和老年人伤害预防和干预，减少儿童溺水和老年人意外跌倒。

三是完善心理健康和精神卫生服务。健全社会心理健康服务体系。加强抑郁症、焦虑障碍、睡眠障碍、儿童心理行为发育异常、老

年痴呆等常见精神障碍和心理行为问题干预。提高常见精神障碍规范化诊疗能力。推广精神卫生综合管理机制，完善严重精神障碍患者多渠道管理服务。

四是提高全生命周期健康服务与保障能力。实施母婴安全行动提升计划，实施出生缺陷综合防治能力提升计划。加快推进托育服务专业化、标准化、规范化。实施学龄前儿童营养改善计划，实施健康儿童行动提升计划，加强对儿童青少年视力不良、肥胖、龋齿、心理行为发育异常等风险因素和疾病的筛查、诊断和干预。加强职业健康保护，强化职业健康危害源头防控和风险管控，完善职业病诊断和救治保障。实施老年人失能预防与干预、老年人心理关爱、老年口腔健康、老年营养改善和老年痴呆防治等行动，推动开展老年人健康综合评估和老年综合征诊治，提升老年医疗和康复护理、医养结合发展水平。

（四）以卫生城镇创建和健康城镇建设为抓手，提高社会健康综合治理能力

适应推进健康中国建设要求，全面推进卫生城镇创建和健康城镇建设，推动从环境卫生治理向全面社会健康管理转变，探索有效工作模式，推动把全生命周期健康管理理念贯穿城市规划、建设、管理全过程各环节，全面夯实健康中国建设微观基础。

一是创新推动卫生城镇创建。以农村为重点，以国家卫生城镇标准和管理办法落地实施为契机，强化人居环境改善、饮食习惯、社会心理健康、公共卫生设施等方面内容，鼓励全域创建，进一步提升卫生城镇创建质量，引导各地有效破解环境卫生管理难题，全面提升公

共卫生环境设施建设和管理水平。

二是全面开展健康城镇和健康细胞建设。适应经济社会发展和健康中国建设需要，因地制宜开展健康城市建设，充分发挥典型示范引领作用，建成一批健康城市建设样板。指导各地开展村、社区、企业、机关、医院、学校、家庭等健康细胞和健康乡镇、健康县区建设，培育打造一批建设样板。完善健康城市建设评价指标体系，定期开展建设效果评价，探索开展基于大数据的第三方评价，推动健康中国建设落地见效。

三是加快建立健康影响评估制度。在前期试点工作的基础之上，进一步推动建立健康影响评估制度，从重大公共政策制定着手，逐步促进将健康融入重大政策、重大项目，不断提升防范化解重大公共卫生风险能力，全力推动将健康融入所有政策。

（五）以健康知识普及为重点，有效提升全人群健康素养水平

以社会主义核心价值观为引领，充分发挥爱国卫生运动的组织优势和群众动员优势，将爱国卫生运动作为社会主义精神文明建设的重要载体，全面总结推广新冠疫情防控中的好经验、好做法，全方位倡导文明健康绿色环保生活方式，推动形成良好社会风尚，提升全社会文明程度。

一是提高群众健康素养。完善健康教育长效机制，推动把提升全民健康素养纳入国民教育、公民道德建设全过程，开展健康科普进村镇、进社区、进机关、进企业、进学校、进家庭活动，在全社会弘扬健康文化。整合资源、创新形式，为重点人群提供科学、精准、优质的健康科普，推动健康知识入脑入心，筑牢"每个人是自己健康第一

责任人"的健康理念，提升群众健康知识水平和个人自主健康技能。

二是推动将健康理念转化为健康行为。2021年1月，全国爱国卫生运动委员会、中央精神文明建设指导委员会等印发了《关于开展倡导文明健康绿色环保生活方式活动的意见》，在全国持续开展倡导文明健康绿色环保生活方式活动。在总结评估活动实施进展和成效的基础上，继续将倡导文明健康绿色环保生活方式作为巩固疫情防控成果的具体举措持续深入推进，充分利用爱国卫生月等各类活动，开展"爱卫新征程　健康中国行"等主题实践活动，引导各地将节点性活动与经常性活动相结合，讲文明、铸健康、守绿色、重环保，将疫情期间形成的好做法、好习惯、好经验长期坚持下去。继续依托爱国卫生工作网络和新时代文明实践中心（所、站），鼓励和引导群众做好个人防护，继续坚持常通风、勤洗手、少聚集、戴口罩等良好卫生习惯，养成合理膳食、适量运动、戒烟限酒、心理平衡的健康生活方式。鼓励有条件的地区制定出台相关法律法规或规范性文件，督促居民践行文明卫生习惯。将文明健康绿色环保生活方式作为卫生城镇创建、健康城市建设和文明城市、村镇、单位创建的重要内容，发挥示范引领作用。

（六）以基层治理为平台，创新社会动员长效机制

加快爱国卫生与基层治理工作融合，推进村（居）民委员会公共卫生委员会建设，推动形成自上而下行政动员与自下而上主动参与相结合的群众动员机制。依托乡镇人民政府（街道办事处）、村（居）民委员会等基层组织及机关、企事业单位，发挥工会、共青团、妇联、计生协等群团组织作用，以基层爱国卫生工作人员为主，以家庭

医生、社会工作者、物业服务人员、志愿者等组成的兼职爱国卫生队伍为辅，培训一批群众身边的健康指导员，组建一批群众健康自主互助管理小组，提高基层公共卫生和健康管理能力水平。发挥群团组织作用，完善城市健康公约、社区居民公约、村规民约，推广周末大扫除、卫生清洁日活动、健康积分等有效经验，推动爱国卫生运动融入群众日常生活，建设人人有责、人人尽责、人人享有的社会健康共同体。

第十五章　推动构建人类卫生健康共同体

党中央、国务院历来高度重视卫生健康领域国际合作交流，党的十八大以来，习近平总书记对卫生健康国际合作交流作出一系列重要指示批示，提出构建人类卫生健康共同体的重大倡议。我国卫生健康事业与国际社会的合作交流持续深化，为促进我国卫生健康改革与发展、增进世界人民健康福祉作出积极贡献。

一、深入参与全球卫生治理，积极贡献中国力量

我国持续加强与世界卫生组织等国际组织的务实合作，深入开展多双边机制合作。习近平总书记多次会见世界卫生组织总干事，并于2017年历史性访问世界卫生组织总部，见证中国政府与世界卫生组织签署《关于"一带一路"卫生领域合作的谅解备忘录》；2020年在第73届世界卫生大会视频会议开幕式上发表致辞，提出构建人类卫生健康共同体重大倡议，为全球卫生健康合作指明方向。近十年来，我国坚持以公平正义为理念，积极主动参与全球卫生治理，为完善全球卫生治理架构贡献中国力量和中国智慧，推动可持续发展议程的实施，促

进健康公平可及。

（一）积极参与国际规则和标准制定

担任世界卫生大会副主席、世界卫生组织执委会成员、联合国艾滋病规划署规划协调局主席、人口与发展南南合作伙伴组织理事会主席和亚太经合组织卫生工作组牵头人等重要职务，在全球治理中持续发挥中国影响。积极组织参加世界卫生大会、联合国人口与发展委员会等重要理事会议和金砖国家、二十国集团、上海合作组织、亚太经合组织等机制会议，成功举办第九届全球健康促进大会、第七届和第十二届金砖国家卫生部长会议等重要活动。在世界卫生组织主提并通过药品可及、传统医药、儿童安全用药、癫痫防控等多项决议，在世界卫生大会期间牵头举办卫生体系、初级卫生保健、健康扶贫、疟疾消除、人口与发展等 8 场主题边会，支持中方专家参加世界卫生组织技术会议，为全球卫生健康事业贡献中国智慧和中国方案。主动参与全球卫生应急行动，5 支国际应急医疗队获得了世界卫生组织认证。2017 年，世界卫生组织西太区向我国政府颁发"社会健康治理杰出典范奖"，表彰我国爱国卫生运动所取得的成就。2021 年成功通过世界卫生组织疟疾消除认证，中国疟疾防控经验被纳入世界卫生组织技术指南。传统医学正式纳入最新《国际疾病分类》体系。成功加入国际癌症研究机构（IARC）。我国医疗卫生机构、人员多次获得世界卫生组织基金奖。

（二）双边和区域对话机制逐渐完善

卫生健康被纳入多项国家级战略、经济、人文、科技及商贸交流机制，参与成果文件磋商，举办配套活动，在大国合作交流中的地位和作用凸显。以中俄人文合作委员会、中德政府磋商等大国人文交流合作机制、卫生对话为平台，通过高层政策对话、务实项目合作、双向人员交流等形式，积极开展双边卫生健康合作。充分利用中国—东盟、中日韩、大湄公河次区域经济合作机制、中亚区域经济合作机制等区域合作机制，加强与相关国家在公共卫生、初级卫生保健、医学教育培训、健康产业、传统医药等领域合作，推进区域卫生健康合作走深走实。

二、"健康丝绸之路"成果丰硕，助力"一带一路"合作

2016年，习近平总书记在乌兹别克斯坦提出了推进"健康丝绸之路"建设的重要倡议，健康成为"一带一路"重要组成部分。自"健康丝绸之路"倡议提出以来，卫生健康领域不断加强与"一带一路"参与国家和国际组织交流合作对接，取得了明显成效。

（一）努力维护全球卫生安全

建成"一带一路"公共卫生合作网络、热带医学联盟、包虫病防治联盟等合作平台，加强了与有关共建国家传染病防控合作。我国公共卫生专家赴几内亚、利比里亚、塞拉利昂、菲律宾、尼泊尔等国开展疫情防控和自然灾害紧急医学救援，和有关国家携手共同抗击新冠疫情。

（二）积极促进相关国家卫生发展

建立"一带一路"医学人才培养联盟、医院合作联盟、卫生政策

研究网络等合作平台，开展中国—东盟"健康丝绸之路"人才培养计划，为有关国家培养卫生专业人才。赴巴基斯坦、柬埔寨、苏丹、牙买加、乌兹别克斯坦等国开展"光明行"和"爱心行"活动，帮助治疗当地的白内障患者和先心病儿童。多次赴南太平洋岛国开展义诊，与湄公河流域的国家、中亚、蒙古国等周边国家开展跨境医疗合作服务。

（三）继续推动卫生创新合作

结合我国重大新药创制、艾滋病和病毒性肝炎等科技专项，深化与相关国家科研机构在重大新药创制和疾病防治等领域联合研究和技术攻关；建立"一带一路"健康产业可持续发展联盟，提高相关国家健康服务可及性和可负担性。

三、创新卫生援外工作，援外医疗亮点纷呈

党的十八大以来，我国更加积极主动地承担大国责任，为发展中国家提供力所能及的医疗援助。在多方的共同努力下，我国与发展中国家的医疗卫生合作取得了长足的进步，形成了合作机制更加成熟、合作内容更加丰富、合作渠道更加多样、参与主体更加多元、投入规模更快增长的良好发展态势。

（一）援外医疗队赢得广泛赞誉

自 1963 年起，我国开始向有需要的发展中国家派出中国医疗队。党的十八大以来，中国援外医疗队服务受援国患者 2000 余万人次，

开展数千次巡诊义诊活动，累计培训当地医务人员 2 万余人次，同时，积极开展各类学术交流和宣传教育活动，给当地留下了"带不走的医疗队"。中国医疗队在受援国开展高难度手术，带去了先进、适宜的医疗技术，填补了当地医学史上许多空白。新冠疫情发生以来，派驻在 50 多个国家的中国医疗队在全球抗疫战场上坚守阵地、奋发作为，深入一线协助受援国开展疫情防控和救治工作，共计发布公告、指南 4000 余份，培训当地医务人员 5.4 万人次，救治新冠患者 2 万余人次，部分队长被聘为受援国疫情防控委员会成员。同时，医疗队注重创新形式，因地制宜推出"队长热线""云门诊"等便民服务，开展送疫情防护知识、送医疗技术服务、送健康包的"三送服务"活动。此外，医疗队员积极参与"春苗行动"，为海外中国公民接种新冠疫苗，并为我国 200 万海外公民和华人华侨提供健康咨询和医疗服务，助力海外中资机构率先复工复产。在撤侨队伍、危险乱局、跨国转运中，医疗队勇挑重担，圆满完成各项任务，积极为我国中资机构、海外公民提供医疗保障，为"一带一路"建设保驾护航。我国医疗队践行了习近平总书记提出的"不畏艰苦、甘于奉献、救死扶伤、大爱无疆"精神，促进了受援国医疗卫生事业发展和人民健康水平提高，获得了当地政府和人民高度赞誉。多国元首、政府首脑亲自为医疗队授勋，2000 余人次获受援国政府、我国驻外使领馆颁发的表彰奖励。

（二）不断创新卫生援外工作

多年来，卫生援外事业不断开拓创新、提质增效，逐渐形成了以医疗队为基础，创新项目、短期义诊和能力建设等多点开花的全方位、立体式工作格局。一是推进对口医院合作机制建设，帮助 22 个国家建立了心脏外科、重症医学、腔镜等 25 个重点专科中心和 7 个中医中心，填补了数千项技术空白。二是实施"小而美"巡诊义诊活动。在 30 多个国家开展"光明行"活动，在加纳、坦桑尼亚、柬埔寨等国实施 200 余台"爱心行"先天性心脏病手术，帮助患者重见光明、重获生命。三是开拓公共卫生合作。在埃博拉疫情期间，派出 1200 余名医务人员和公共卫生专家援助西非抗击疫情，共计收治 800 多名患者，完成 1.2 万余人次公共卫生培训，实现"打胜仗、零感染"目标；支持非洲疾控中心建设，实施援塞拉利昂固定生物安全实验室技术援助项目，协助多国防控黄热病、鼠疫、寨卡等疫情；与坦桑尼亚、津巴布韦、赞比亚等国实施疟疾、血吸虫病防控项目。四是开发卫生健康人力资源。通过"请进来"与"走出去"相结合的方式，为受援国培养各类卫生专业人才 2 万余人次，真正实现了"授人以渔"。

四、实施国际合作项目，服务卫生健康事业高质量发展

党的十八大以来，我国积极与世界卫生组织等国际组织和相关国家、地区围绕医改、疾病防控、人口老龄化等重点领域开展合作交流，实施合作项目，为推动健康中国建设和卫生健康事业发展引入了新思路、新理念，提供了技术支持。

（一）持续与国际组织开展合作项目

同世界卫生组织开展双年度合作项目，在医改、老龄化、卫生应急、传染病及慢性病防控等卫生健康重点领域实施政策研究和试点项目。通过西部卫生行动以及"构建优质高效医疗卫生体系，实现全民

健康覆盖"医改试点项目，促进改善了我国西部地区的卫生状况并推广了整合型医疗卫生服务体系建设经验。顺利完成联合国儿童基金会第七、第八周期国别合作项目及双年度合作项目，积极实施联合国人口基金第七、第八和第九周期卫生与人口领域项目，以及性与生殖健康、青少年等领域项目，助力了国内政策制定能力和卫生体系建设能力的提升，为推进健康中国建设发挥了重要作用。

（二）双边合作项目稳步发展

实施中美新发再发传染病项目、艾滋病防治项目，中英全球卫生支持项目，中法结核病防治项目等双边合作项目，助力卫生健康事业高质量发展。盖茨基金会支持的中国农村基本卫生保健项目、儿童营养与健康项目、凉山艾滋病防治和健康扶贫项目，实现既定目标，高质量按时收官，助力脱贫攻坚。日本财团支持的中日笹川医学奖学金项目顺利转型升级，为我国培养了一批医学领域领军人才。实施中国—澳大利亚—巴布亚新几内亚三方疟疾防控合作项目，探索了三方卫生国际合作模式，积累了合作经验。

五、贯彻"一国两制"，海峡两岸及港澳地区卫生健康交流合作得到新发展

全面准确贯彻"一国两制"方针，坚持体现一个中国原则的"九二共识"，秉持"两岸一家亲"理念，与港澳台地区互学互鉴，支持港澳融入国家卫生健康发展大局，推动两岸专业领域交流交往，卫生健康领域与港澳台地区交流得到新发展。

（一）充分发挥港澳台独特优势，助力内地医疗卫生事业发展

港澳台地区在医院管理、卫生应急和基层健康等领域有着丰富和宝贵的经验，为内地卫生健康事业的发展提供良好借鉴，为内地优化医疗资源配置，满足人民群众多元化医疗服务需求发挥了积极作用。同时广大港澳台同胞和社会各界心系祖国卫生健康事业发展，慷慨赠款，为健康中国建设补短板、促试点。

（二）推动港澳台地区融入国家卫生健康发展大局

积极促进卫生健康领域各项惠港澳台政策落实落地，依托粤港澳大湾区、前海深港现代服务业合作区、横琴粤澳深度合作区、福建平潭综合实验区等平台，支持港澳台同胞抓住祖国卫生健康事业发展机遇，共享发展红利。为港澳台居民在常驻地行医执业、就医和获得公共卫生服务提供便利，出台支持措施。邀请港澳加入中国代表团，共同出席世界卫生大会等国际性会议，参与国家援外工作，支持澳门国际应急医疗队通过认证，发挥港澳独特优势，携手参与全球卫生治理。

（三）支持港澳台抗击新冠疫情

与港澳台地区持续分享疫情信息和开展技术交流。根据特区政府的需要，向港澳派出了核酸检测队伍，帮助提升检测能力，派出专家指导病人救治。加强隔离设施建设，保障港澳疫苗和防疫物资供应，全力支持港澳抗击疫情。与中国台湾地区分享疫情防控技术资料，加强疫情信息通报，多次举办两岸疫情防控专题会议，交流防控经验。

六、深化抗疫国际合作，彰显大国担当

新冠疫情发生以来，习近平总书记从构建人类卫生健康共同体的高度，亲自指挥、亲自部署、亲自参与疫情防控国际合作，为全球抗疫合作指明了方向。中国始终坚定支持世界卫生组织在协调全球抗疫合作中的领导作用，与各方加强信息共享、专业交流、技术合作。派遣抗疫专家组，向其他受疫情影响的国家提供援助和技术支持，赢得国际社会广泛认同和相关国家高度赞扬。

（一）与世界卫生组织及有关国家和地区保持密切沟通，公开透明分享疫情信息

疫情发生后，中国第一时间发布新冠病毒基因序列等信息，第一时间发布核酸检测引物和探针序列，第一时间公布诊疗方案和防控方案，及时主动通报疫情信息。积极支持世界卫生组织开展新冠病毒全球溯源工作，积极同世界卫生组织及有关国家沟通交流疫情防控政策，最大限度地争取了国际社会对我国疫情防控政策的理解和支持。

（二）广泛分享抗疫中国经验，中国抗疫理念深入人心

通过多双边平台，与全球180多个国家和国际组织举办疫情防控技术交流活动，建立网上"知识中心"和国际合作专家库，毫无保留地同全球分享防控和诊疗方面的中国经验、技术、做法和策略，多国参照中国方案修改本国疫情防控指南。

（三）派遣抗疫专家组，向相关国家提供力所能及的帮助

向全球34个国家派出38批抗疫专家组，助力提升当地抗疫水平。专家组响应快、覆盖广、影响大，与受援国就疫情防控深入交流座谈，深入病毒检测实验室、方舱医院等抗疫一线，分享中国经验、开展技术指导和培训。专家组得到受援国高度重视和热烈欢迎，多个国家政府首脑亲自到机场迎送，8个国家政府授予专家组荣誉勋章。

卫生健康是各国人民共同的追求，改善人民的健康状况是各国政府和社会的共同责任，而国际交流合作则是推动卫生健康水平共同提高的重要途径。全球抗击新冠疫情的三年实践，让卫生健康工作更加受到各国政府和全世界人民的广泛关注。卫生健康合作已经成为元首外交和全球治理的重要内容，在国际交流合作中的作用越来越凸显。在此背景下，习近平总书记立足全球视野，高瞻远瞩地提出人类卫生健康共同体理念，得到国际社会高度认可，也为做好卫生健康外事工作营造了有利的国际环境。与此同时，我国医学科技和健康产业发展水平日益提升，医疗技术经验在发展中国家具有较高的比较优势，为做好相关工作提供了有力支撑。卫生健康国际交流合作将继续以共筑人类卫生健康共同体为己任，积极落实全球发展、安全、文明三大倡议，为维护我国和全球卫生安全不懈努力。

后　记

党的二十大从全面建设社会主义现代化国家的高度，对推进健康中国建设作了进一步部署，提出了新的更高要求。为帮助广大党员干部和社会各界深入学习领会党的二十大精神，准确把握推进健康中国建设的部署及要求，更好地指导开展实际工作，我们组织编写了本书。

本书编写组由毛群安担任组长，许培海担任副组长，具体参与编写的有：丁东、于世利、马旭东、王冀、王璐、王开宇、王旭丹、王秀峰、王健生、王蓉蓉、甘戈、叶家辉、由晓柳、付婷、司光、朱莉、朱沛东、朱洪彪、乔琛、任静、刘凯、刘金峰、刘海涛、齐小宁、米锋、苏毅鑫、李恒、李大川、李正懋、李英华、杨峰、杨霆、杨金瑞、邴媛媛、吴天文、吴翔天、何炤华、余璐羽、张利、张晖、张萌、张妮莉、张晨光、陈波、陈晨、陈菊茹、努兰别克·哈森别克、金玉军、周帅、周文君、周传坤、胡光、胡桃、姚宏文、秦坤、桂熠、夏刚、徐冲、徐娇、郭燕红、黄欣、黄磊、黄炳昭、傅卫、谢章澍、雷正龙、裴广、樊兴平、霍宏伟、冀永才。

作为人民出版社策划出版的"强国读本"系列图书之一，本书由全国爱卫办、国家卫生健康委牵头组织，生态环境部、市场监管总局、体育总局、国家医保局、国家中医药局、国家疾控局、国家药监局等多个部门共同编写。在编写过程中，国家卫生健康委干部培训中心（党校）负责具体组织协调，国家卫生健康委卫生发展中心负责组织有关专家进行统稿，人民出版社等有关单位和同志给予了大力支持。在此，谨对所有给予本书帮助、支持的单位和同志表示衷心感谢。

由于时间较紧，本书难免存在不足之处，敬请广大读者对本书提出宝贵意见。

本书编写组

2024 年 5 月 16 日